本书分享的新药发现故事，既有淡化功利的基础研究，又有激烈的市场博弈，为制药行业许多有志于创新药研发的同仁们提供了精彩的学习教案。今天新药发现领域的研究、思路、策略，都能在本书中找到源头。

俞德超　信达生物董事长

过去几年中国在生物医药创新药的开发中取得了惊人的发展，本书不但阐述了现代医药的发展史，还介绍了最新的生物医药前沿进展，既通俗易懂，又趣味盎然；有助于促进整个社会资源向真正有创新价值的科学技术方向倾斜。让民众在增进自身健康管理的同时，增加思辨能力，去伪存真，鼓励真正的科技创新！

传奇生物创始人，前首席科学官（CSO）**范晓虎**

本书通过里程碑药物发现的案例介绍，让读者一窥"现代药物发现"的诞生与进化，并引发对伴随新药开发而产生的竞争、伦理与监管等问题的思考。

邵黎明　复旦大学教授，上海市药物研发协同创新中心主任

生物医药科学不断发展的动力，就蕴含在学科历史之中。本书不仅系统地阐述了新药发现历程，还对诸多医学思想进行了哲学溯源，是一部百科全书式的药物科学史著作，值得每个人珍藏。

中国技术创业协会副理事长兼生物医药园区工作委员会秘书长 **芮国忠**

这本书让人既激情澎湃，又深自警省。科学家不仅有理性与思考，还充满了感性与冲动。作者以准确、精炼的描述与分析，勾勒出生命科学与制药业并肩发展的宏大图景。

王喆　上海长森药业董事长

本书描述了制药企业的崛起、竞争和发展，同时介绍了科学家们跌宕起伏的人生历程。作者通过简洁精炼的文笔，为我们描绘了波澜起伏的创新药发展史！

潘刘阳　转化医学网 CEO

新药史话

从万能药
到生命科学前沿

彭雷 / 著

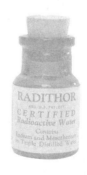

清华大学出版社
北京

内 容 简 介

历史上"万能药"泛滥，各类学说伴随科学技术的发展被提出，炼金术推动近代化学的创立。随着科学发展，药品监管体系形成。工业革命以及国家间的竞争，又不断塑造世界制药业的格局。

脊髓灰质炎疫苗研发竞赛最终使生物制品监管加强；血源性疾病的风险加快了基因重组乙肝疫苗竞赛；竞争的移植医学团队，促使靶向药物设计理论趁着资本的风口出现。单克隆抗体技术极大地改变了免疫治疗的面貌，在抗体人源化的道路上，各家学术争鸣、专利纠纷不断……正是这些竞赛与纷争，促使医药产业更加繁荣。

人类短短数千年的历史，记录了无数次疾病带来的灾难。唯有用科学方法发现更多药物和疫苗才能战胜疾病。本书通俗易懂、内容精彩丰富，分析鞭辟入里，既为新药发现提供启示，又深度科普了生命科学知识。相关领域人士及科学爱好者不容错过。

图书在版编目（CIP）数据

新药史话：从万能药到生命科学前沿 / 彭雷著.—北京：清华大学出版社，2022.7
ISBN 978-7-302-61249-0

Ⅰ.①新… Ⅱ.①彭… Ⅲ.①新药—药学史—世界 Ⅳ.①R97-091

中国版本图书馆CIP数据核字（2022）第115449号

责任编辑：胡洪涛　王　华
封面设计：傅瑞学
责任校对：欧　洋
责任印制：杨　艳

出版发行：清华大学出版社
　　　　　网　　　址：http://www.tup.com.cn, http://www.wqbook.com
　　　　　地　　　址：北京清华大学学研大厦A座　　　　邮　　编：100084
　　　　　社 总 机：010-83470000　　　　　　　　　　邮　　购：010-62786544
　　　　　投稿与读者服务：010-62776969, c-service@tup.tsinghua.edu.cn
　　　　　质量反馈：010-62772015, zhiliang@tup.tsinghua.edu.cn
印 装 者：三河市东方印刷有限公司
经　　销：全国新华书店
开　　本：165mm×235mm　　印　　张：28　　插　页：1　　字　　数：352千字
版　　次：2022年7月第1版　　　　　　　　　　　　　印　　次：2022年7月第1次印刷
定　　价：85.00元

产品编号：093979-01

序　言

人类医药史的开端，在记录了文明早期科学探索智慧之光的同时，也混杂着神学巫术，充斥着思想禁锢。近代以来，随着现代科技突飞猛进，特别是化学的发展和生物科技的革命，新药发现一路高歌，结出累累硕果。

从草药治疗到化学治疗，再到靶向治疗、免疫治疗、细胞治疗，新药发现伴随着基础研究突破，发展为一个复杂创新系统。政府和市场这两个方面共同支撑起了新药发现的创新系统。这个创新系统首先不是资金支持，而是对专利等知识产权的保护。知识传播体系与国际接轨，形成全球性的网络，保证了创新系统的开放性，这对于新药发现至为重要。

科学界中争论是难免的，我们需要有合理的处理机制，能够让科学工作者建立有效的沟通和有序的竞争氛围，让企业有一个公平发展、优胜劣汰的市场环境。

突如其来的新冠疫情，让世界陷入了动荡和不安，人类对于自然的挑战仍须抱有敬畏和警觉。正如本书中所呈现的，新药发现是在学说争论、科学竞赛和专利纠纷中一路曲折前行的。只要坚持创新发展，持之以恒，我们就能获得更多的新药作为武器，不但可以战胜疫情，更能在生命健康领域引领世界前沿。

陈凯先

中国科学院院士

目　录

第一章
万能药从未远去

农民的糖蜜：大蒜

卡洪医学莎草纸（Kahun medical papyrus，前 1900 年左右）是古埃及的医学文献，主要内容涉及妇科疾病与健康，其中列举的草药有番泻叶、蜂蜜、亚麻、松焦油、茴香、龙胆子、刺五加、大蒜等几十种。

希波克拉底（Hippocrates，前 460—前 370）喜欢使用蜂蜜、醋作为药物治疗疾病。他提出"药食同源"这一概念，即"让你的食物成为你的药"，大蒜是药食同源最好的例子之一。希波克拉底认为，大蒜可以治疗感染、外伤、肿瘤、麻风等疾病。大蒜是少数几种至今仍被用于印度医学、中国医学和欧洲医学这三大治疗体系的草药之一。

早在 6000 年前，古巴比伦人就开始种植大蒜，他们用蒜汁涂身和擦洗婴儿，把大蒜串起来挂在脖子上作为装饰品。

古希腊医生佩达尼乌斯·迪奥斯科里季斯（Pedanius Dioscorides，40—90）在《药物学》（*De Materia Medica*）中提到大蒜，认为"它能疏通动脉"。同时期的盖乌斯·普林尼·塞孔都斯（Gaius Plinius Secundus，23 或 24—79，古罗马官员、博物学家，世称老普林尼）更是热情地称颂大蒜，他在《自然史》（*Naturalis*

Historia）中为大蒜列出了 61 种适应证，认为它作用广泛而实用：治疗痔疮，缓解牙疼，祛除肠道寄生虫，疑似治疗肿瘤，治愈癫痫，驱赶毒蛇，治疗毒蛇咬伤，击退蝎子和其他野兽，治疗狗的咬伤，辅助睡眠，改善血液循环……甚至有催情作用。

影响西方医学长达一千余年的克劳迪亚斯·盖伦（Claudius Galenus，129—199，也被称为"帕加玛的盖伦"，Galen of Pergamon）称大蒜为"农民的糖蜜"，可以治疗多种疾病。

在 18 世纪的英国，可以在多种药物制剂中找到大蒜。人们经常用葡萄酒、醋、油或蜂蜜浸泡大蒜，提取出辛辣成分，供内服或外用。

法国科学家路易·巴斯德（Louis Pasteur，1822—1895）于 1858 年发表文章，认为蒜汁有杀菌的效果。在第一次世界大战中，俄国军队就使用大蒜汁作为消毒药水，涂于纱布或绷带上医治枪伤，以防细菌感染。在"二战"中，苏联军队因为抗生素严重不足，仍大量使用大蒜。大蒜也一度被称为"俄国盘尼西林（penicillin，青霉素）"。八路军和新四军的军医也用大蒜防治感冒、疟疾及急性胃肠炎等疾病，以增强战士体质。

如今，全世界对大蒜的兴趣仍在增加，相关论文数量不断增长。研究认为，经常食用大蒜可以降低血压、血液胆固醇水平，大蒜对体内白色念珠菌等致病微生物起到抑制作用，还可以作为一种蠕虫药物，并有其他有益的作用。

大蒜的药物制剂在世界各地常见，其中一些被标准化为有效成分"大蒜素"。在美国，大蒜产品也较受欢迎，在天然食品商店、超市和药店广泛销售。

中国对大蒜入药有悠久的研究历史，但后来，佛教、道教认为其气味浑浊，将其列入禁忌，地位就尴尬了，应用远不如西方广泛。近代以来，大蒜又广为种植。2010 年，全球大蒜产量达到 1760 万吨，中国以 1360 万吨居世界首位。

不过，真正被中国奉为万能药的是茶。

连接东西方文明的桥梁：茶

在科学尚未出现的古代中国，茶叶的药用保健价值已被记录和传颂，最神乎其神的是"神农与茶"的传说。《神农本草经》上记载："神农尝百草，日遇七十二毒，得荼而解之。"

"荼"是古代"茶"的异体字。通过考古发现，《神农本草经》成书于秦汉之际，说明至少在战国时期人们已经开始吃茶。

关于茶（叶）的药用，从历代论述中可以找出许多。

陶弘景（456—536）《杂录》：苦茶轻身换骨，昔丹丘子、黄山君服之。

陆羽（约733—约804）《茶经》：茶之为用，味至寒，为饮最宜精行俭德之人。若热渴、凝闷、脑疼、目涩、四肢乏、百节不舒，聊四五啜，与醍醐、甘露抗衡也。

中国是茶树的故乡，世界上大多数国家的茶树都源自中国。有意思的是，无论是宋代传入日本的茶叶，还是明清时期传入欧洲的茶叶，一开始都是作为药品推广流传的，后来演变为习俗饮用品。如今，英国每年要消费600亿杯茶。

日本荣西禅师（1141—1215）两次渡海到南宋，求禅问道，并把茶籽带回了日本，写了本《吃茶养生记》，主要论述茶的药物性能。书中称誉"茶为万病之药"。1215年，镰仓幕府第三代将军源实朝（1192—1219）患热病，被荣西禅师献上的茶治愈，从此茶在日本盛行，荣西禅师也被尊为日本茶祖。

1511年，葡萄牙人乘坐大帆船占领马六甲，从而打通了中国沿海贸易网、印度洋贸易网和地中海贸易网。其后几十年，葡萄牙舰队多次北上，以武力开路，但都被明朝军队击退。直到1557年，葡萄牙人才占据了澳门。从此，澳门—马六甲—印度果阿—葡萄牙里斯本这条长达19 000多千米的航线，成为葡萄牙的经济命脉。中国商品包括茶叶经由这一航线，源源不断地输入欧洲。

通过英国内战（清教徒起义，Puritan Revolution）上台的护国公（Lord Protector）奥利弗·克伦威尔（Oliver Cromwell，1599—1658）去世后，其子理查德·克伦威尔（Richard Cromwell，1626—1712）无力控制局面，英国共和制的共荣联邦（commonwealth，实为军事专制）再也无法维系。1660年，长期流亡在外的查理二世（Charles Ⅱ，1630—1685）被邀请回到伦敦，并于次年4月正式复辟。很快，政治婚姻被提上日程，他向葡萄牙国王若昂四世之女——布拉甘萨的凯瑟琳（Catherine of Braganza，1638—1705）求婚被许可。他不但得到了80万英镑的陪嫁，还得到了丹吉尔、孟买两地。在凯瑟琳去往英国的大帆船上，除了嫁妆外，还有她喜欢的茶叶。

彼时，茶叶早已传入英国，不过，都是放在药店里销售，而且价格颇为昂贵。

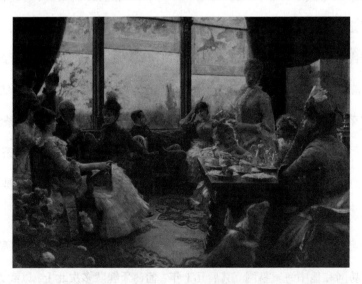

《下午茶》（*Five O'clock Tea*），美国画家朱利叶斯·勒布朗·斯图尔特（Julius LeBlanc Stewart，1855—1919）1884年完成于巴黎
图片来源：https://jamarattigan.files.wordpress.com/2017/09/t71.jpg

凯瑟琳喝不下英国宫廷的麦芽啤酒，她要求继续饮用她最喜欢的饮料——茶。于是，英国贵族们开始效仿这位受欢迎的王后。而澳门也为英国东印度公司提供了茶叶贸易的便利。

环绕半个地球的茶叶贸易逐年增加，成为清朝中期英国贸易逆差的主要原因，促使东印度公司发展鸦片贸易，进而引发了鸦片战争，给中国儒家文化带来了自元朝之后的又一次危机。

无所不能的鸦片

鸦片，是古代一种流传甚广的"万能药"。

在《伊利亚特》中，荷马（Homer，前9世纪—前8世纪）描述过花园里种植的罂粟，这意味着罂粟的种植时间可以提前到公元前8世纪。后来，亚里士多德（Aristotle，前384—前322）认为罂粟花有麻醉性，盖伦也认为它有镇痛作用。

据史书记载，唐朝乾封二年（667）拂霖国（即大秦，东罗马帝国）遣使献"底也伽"。底也伽是当时西方的灵药，它的主要成分是鸦片等，可以治痢疾、解毒、镇痛等。

在宋代，罂粟的籽和壳被当成治疗痢疾的特效药，宋人甚至认为，用罂粟配药能解毒、治痔疮。苏轼（1037—1101）有诗："道人劝饮鸡苏水，童子能煎莺粟汤"，"莺粟"即罂粟。许多宋人还将罂粟制品视为保健品，而根本未注意其成瘾性和毒性。

宋末，蒙古军队多次西征，从西方带来不少罂粟制品。元朝名医朱震亨（1281—1358）提醒人们，注意罂粟的危害。

朗德姆（laudanum，鸦片酊）是帕拉塞尔苏斯（Paracelsus，1493—1541）

配制的一种药剂，含有黄金、珍珠粉等，其主要成分是鸦片。这个名字或许是帕拉塞尔苏斯从拉丁语（ladanum，意为"赞美"）改造而来的，现在仅指鸦片的酒精酊剂——10%的鸦片粉溶于高纯度的蒸馏酒中。朗德姆甫一出现，就大受欢迎。一个著名的使用者是提出血液循环理论的医生威廉·哈维（William Harvey，1578—1657）。

哈维在剑桥大学学习艺术与医学，毕业后到意大利帕多瓦大学深造。近代科学先驱伽利略·伽利雷（Galileo Galilei，1564—1642）当时就在那里执教。哈维在意大利学习到了静脉瓣的知识。回到伦敦后，他与英王詹姆斯一世（James I，1566—1625）的御医的女儿结婚，事业发展顺利，还于1607年成为英国内科学院（College of Physicians）会员，其本人也在科学界非常活跃。

哈维持续进行解剖学研究，他可以连续几个小时做实验，并且不放过任何一个细节。1618年，他正式担任王室御医。他在1628年发表了《论心脏和血液运动》（*Anatomical Exercise on the Motion of the Heart and Blood in Animals*）一书，原文为拉丁文，1653年才出英文版。在书中，他诚挚赞美："（心脏）像一个王国的国王，是整个王国的基础……所有的权力都从他而来，所有的恩典都源于他。"虽然他的理论被教会批判，业务量下降，但由于受到英国王室的庇护，哈维并没有遇到什么危险。

可是，王室很快与议会发生矛盾，继而内战爆发。清教徒克伦威尔新建的"新模范军"击败了王室军队。战争结束后，哈维被罚款200英镑。虽然他的理论获得了越来越多的认可（他是近代史上少数几位在世时看到自己理论被认可的人），哈维仍然生活在痛苦之中。他患有痛风、肾结石等疾病，于是在晚年嗜好朗德姆酊剂，并且成瘾。

英国医生托马斯·西德纳姆（Thomas Sydenham，1624—1689）写了多部医学书籍，被许多欧洲医学院校当作教材，他还推动了分类学运动。当时，疾病的概念并不明确，他认为人、动物、植物相关的每一种疾病都有不同的性质。西德纳姆强调诊疗中要仔细观察，被称为"英国的希波克拉底"。对于鸦片，他盛赞："在所有上帝赐予人民缓解痛苦的灵药中，没有一个能比鸦片应用更广泛，效果更显著。"

托马斯·多弗（Thomas Dover, 1660—1742）是西德纳姆的学生。多弗小时候曾患天花，西德纳姆使用放血疗法、饮用啤酒、在通风凉爽的环境中卧床休养等方法，使多弗痊愈。

多弗从剑桥大学毕业后，有过一段行医经历。不过他被航海冒险吸引，多次担任船长，组织出海。在航海途中，他还救了一位滞留荒岛的人——亚历山大·塞尔柯克（Alexander Selkirk，1676—1721），给了丹尼尔·笛福（Daniel Defoe，1660—1731）写作《鲁滨逊漂流记》的灵感。

多弗通过航海探险，积累了大量财富。在西班牙王位继承战争中，英国进一步鼓励海盗行为，私掠船（privateer）获得的财富可以全部留下（以前要上缴王室三分之一）。多弗的财富热情也被点燃，他和布里斯托（Bristol，英国港口城市）的政要、商人一起组织了一个辛迪加海盗船队。起初他们抢夺颇丰，但很快不少船员染病，最终只能低价处理抢来的财物。多弗一行于1711年回到英国，又被东印度公司以"侵犯其在特定海域的贸易垄断权"起诉，赔偿了6000英镑。

英国当时执政的托利党党首罗伯特·哈利（Robert Harley，1661—1724）想从西班牙在南美的利益中分一杯羹，他的一位律师朋友向他推荐了多弗。成立于1711年的英国南海公司（The South Sea Company）是一家特许贸易公司，由托利党人策划，并由英国政府发行1000万英镑的短期国债组建。据说笛福也参与了这家公司的成立策划。

很快，多弗入职南海公司，担任公司在南美布宜诺斯艾利斯的代表，把南美的兽皮、木材等货物运回英国，并从英国中转奴隶到南美。

表面上这是一家专营南美洲贸易的特许公司，但实际上是一个协助政府融资的私人机构，分担政府因战争而欠下的债务。南海公司业务稀少，直到多弗于1717年被辞退，一共才开展了三次航海运输。

1720年，南海公司打起英国长期国债的主意，与英格兰银行竞争，并通过贿赂、虚假宣传等，使议会通过"南海计划"，营造出美好前景。结果公司股价短时间涨了数倍，全民狂热，但泡沫最终破灭。为应对金融市场的动荡，英国议会专门出台《泡沫法案》（Bubble Act），辉格党人上台。

多弗被辞退后，转变为职业股民，天天往伦敦的交易所跑。南海金融泡沫事件中，多弗血本无归，大科学家艾萨克·牛顿（Isaac Newton，1643—1727）也在这只股票上蚀本离场。

多弗只得重操旧业，干起医生老本行。他很快发明了一种制剂——多弗粉剂（Dover's Powder），由吐根、钾盐、甘草、鸦片研磨而成，放入葡萄酒中饮用。多弗粉剂受到了普遍欢迎，很快传遍整个欧美，多弗也免于贫困。

英国医生理查德·米德（Richard Mead，1673—1754）是传染病学的先驱，他将鸦片描述为"世界上最高尚的药物之一"，不过，米德在《毒物的机制描述》（A Mechanical Account of Poisons）一书中主张谨慎使用鸦片，他认为过量使用鸦片会导致呼吸困难，表现出类似醉酒的症状，他称之为"挥发性精神"。

1837年，美国纽约医生约翰·B.麦克蒙（John B.McMunn，约1803—1867）发明了一种鸦片酊替代品，在鸦片与酒精混合之前先用乙醚处理异味。"麦克蒙的鸦片灵药"（McMunn's Elixir of Opium）成为美国畅销的止痛药，并治疗"歇斯底里症"、癫痫、抽搐、百日咳、狂犬病、破伤风，甚至"神经易怒症"。

与此同时，鞋匠佩里·戴维斯（Perry Davis，1791—1862）与儿子在 1839 年制作了一种鸦片制剂——蔬菜止痛药（Vegetable Pain-Killer），后来改称佩里·戴维斯止痛药，并于 1845 年申请了专利。它其实也由酒精、鸦片及一些草药混合制成，可以外敷，也可内用。他们夸耀这种药物是"纯蔬菜""任何家庭都不应该没有它"。在之后 40 年中，它走出美国，成为全球知名的药物。美国内战中，多种鸦片类制剂被大量使用，据估计，约 40 万士兵因药物原因导致鸦片上瘾。

除了这些鸦片万能药外，还有一些用于儿童的鸦片药物。"斯蒂克尼与颇尔的止痛糖浆"（Stickney&Poor's Paregoric Syrup）其实是 46% 的乙醇溶液，每盎司[①]含有 0.1 克鸦片。它专门为新生儿和婴儿制备，仅乙醇含量就比伏特加、威士忌或朗姆酒（40% 乙醇）高，其中鸦片含量相当于 11.7 毫克吗啡，这肯定会让婴儿入睡。"温斯洛夫人的舒缓糖浆"（Mrs. Winslow's Soothing Syrup）生产于 1845 年，她在为婴儿做护士的时候，发明了这种配方制剂，每盎司含有 65 毫克吗啡，也被用于安抚婴儿和幼儿。

一开始，鸦片被葡萄牙人和荷兰人作为药品输入中国，很快流传开来。雍正七年（1729）清廷发布鸦片禁令。不过，1793 年，英国人乔治·马戛尔尼（George Macartney，1737—1806）使团访华失败后，外国走私鸦片迅速增加。

英国东印度公司的贸易方式是，向殖民地印度输入纺织品，并把当地生产的鸦片输入到中国，换取中国的茶、丝和白银，再输入回英国。英国向中国输入鸦片在 19 世纪前 40 年暴增，数百万中国人染上毒瘾，家破人亡。中英关于鸦片的矛盾最终导致鸦片战争。

---

① 　1 盎司 ≈28.35 克

到 20 世纪初，世界认识到鸦片对人类的危害。在美国的提议下，1909 年 2 月 1 日—26 日，"万国禁烟大会"（The International Opium Commission）在上海外滩汇中饭店（今和平饭店南楼）召开。

唐国安（1858—1913，曾是第二批公派留美幼童。首任清华大学校长，彼时正处理美国庚款留学计划的"游美学务处"事宜）担任中方代表，陪同立宪派大臣两江总督端方（1861—1911）参加会议。唐国安在万国禁烟大会上发表了英文总结性禁烟演说，代表中方提出了四项议案。大会推动各国于 1912 年 1 月在海牙召开国际禁毒会议，签订了第一个国际禁毒公约《海牙禁止鸦片公约》，鸦片的使用才被逐步禁止。

大麻从印度走向世界

大麻原产于亚洲中部，6000 多年前在中国就有种植。大麻是有多种用途的高价值作物，产品包括食用油、可食用的大麻籽、牲口饲料、大麻纤维。中国古代人很早就用大麻纤维制作绳索、渔网，以及平民百姓的衣服布料。

早在公元前 5 世纪，中亚的游牧民族斯基泰人就会焚烧大麻以供宗教和娱乐的需要。大麻种子燃烧时产生的烟雾使人慢慢进入迷幻状态，从而纵情唱跳。

汉魏时期的名医华佗（约 145—208）曾用"麻沸散"作为外科手术的麻醉剂，据推断其中有大麻的成分。

最崇尚大麻的是古印度，印度传统医学阿育吠陀（Ayurveda，指生命的知识）的医者以口服大麻药剂治疗疟疾等传染病或风湿等疼痛。到莫卧儿王朝（1526—1857）时，大麻的使用在印度达到顶峰。

威廉·布鲁克·奥肖内西（William Brooke O'Shaughnessy，1809—1889）把大麻制剂从印度带到英国，又把电报从英国带到印度。

奥肖内西生于爱尔兰，当时爱尔兰还是英国的殖民地，后来他进入当时世界最好的大学之一——爱丁堡大学，学习化学、医学、法医毒理学和解剖学。当时，用于医学解剖的尸体严重不足，他所用的尸体就是由臭名昭著的杀人犯威廉·伯克（William Burke）和威廉·黑尔（William Hare）提供的。

1829 年，奥肖内西从爱丁堡大学毕业，希望能到伦敦从医，但是却拿不到医生执照。他只得开了间实验室，帮助诊所、医院、法院对一些组织、样本做化学分析。

1831 年，伦敦流行霍乱。当时，社会流行瘴气理论（miasma theory），病原微生物理论尚未出现。奥肖内西通过研究，认为霍乱病人呕吐、腹泻，导致了体内水分和电解质急剧流失，于是提出通过补液治疗霍乱的方法。

1831 年 12 月 29 日，奥肖内西给《柳叶刀》（*The Lancet*）（于 1823 年在伦敦创刊）杂志投稿，介绍了他的血液分析结果。他指出"霍乱的大量腹泻会导致脱水、电解质消耗、酸中毒和氮潴留""治疗必须依靠静脉补充缺乏的盐和水"，研究成果发表于 1832 年 3 月。

医生托马斯·拉塔（Thomas Latta，1796—1833）看到文章后，迅速在临床中应用了补液疗法，这种方法改善了霍乱病人的状况，拯救了约半数病人的生命，在当时是一项了不起的壮举。同时，这也是有史以来第一个通过静脉注射方法治疗病人的大型临床试验。当年 6 月，《柳叶刀》杂志专门刊文赞扬这一疗法。

奥肖内西的发现为他赢得了荣誉，他被英属东印度公司招揽，来到孟加拉，为鸦片生产提供分析服务，并且作为医生被派往驻孟加拉军队的医疗机构考察，还参与建立了加尔各答医学院，并担任化学和药物学教授。

他还写了印度药用植物的第一本英语教科书，即《孟加拉药房》（*Bengal*

Dispensatory）（1842）和《孟加拉药典》（*Bengal Pharmacopoeia*）（1844）。

1839年，奥肖内西发现大麻有止痛作用。他根据当地配方设计了一种大麻酊剂，首先在老鼠、狗、兔子和猫身上进行安全性试验，然后进行人体临床试验。他观察了大麻制剂对风湿病、狂犬病、霍乱和破伤风病人的疗效，包括一名40天大的抽搐婴儿。病人们对大麻疗法反应良好，有的甚至在几天内从濒死状态恢复到"强健状态"。

其中一个用大麻制剂治愈的破伤风病例表现出谵妄等副作用，他推测可能是"酊剂中的酒精引起的"，并告诫医生注意使用时的剂量。他认为，自己的临床研究说明大麻是极有价值的抗痉挛药物。

1839年，奥肖内西向加尔各答医学和物理学会宣读了他的大麻研究论文。尽管早期的植物学家和探险家在描述他们的旅行时偶尔会提到大麻，但直到奥肖内西宣读这篇40页的论文后，医学界才真正了解到大麻疗法。论文还对大麻在印度、波斯古代医学应用方面进行了历史性回顾。

1841年，奥肖内西带着自己的研究成果回到英国，科学界争先恐后地用他的配方制作出强效的酊剂和提取物，努力识别和分离大麻中的活性成分。王室御医J.罗素·雷诺兹（J.Russell Reynolds，1828—1896）也向维多利亚女王（Alexandrina Victoria，1819—1901）推荐它治疗痛经。很快，奥肖内西在1843年被选为皇家学会会员。

短时间内，奥肖内西的大麻酊剂在英国广泛传播，进而传播到全世界。欧洲和美国的医生尝试用大麻治疗多种疾病，而不仅仅是治疗癫痫，有美国医生声称大麻对怀孕期间的呕吐特别有帮助。

名声大噪之后，奥肖内西于1844年重返印度。早在1838年，他就做过电报实验，用绝缘铁丝在加尔各答的胡格利河（Hooghly River）水下携带电信号，这是世界上第一次成功的水下电报，但没有引起关注。奥肖内西返回印度时，从职务看来，他是造币厂的化验师，负责将印度几十种不同的货币与标准货币统一起来。不过，他却提出了在印度建立电报网的想法，这一想法很快得到了英国驻印度总督的支持。

奥肖内西很快被任命为第一任电报总监（后来的总干事），1855 年，他设厂自制电报机（从英国进口成本太高），利用当地的劳动力和原材料，建成了亚洲第一个电报系统，使印度各地的通信速度从几周缩短到几小时。

印度的现代化与中国一样，和当地的殖民地化息息相关。在这一过程中，当地草药也传到全世界。

早期医学对肌瘤、子宫内膜异位症、子宫息肉、多囊性卵巢综合征，甚至癌症都知之甚少，而 19 世纪的医生则将所有子宫不规则现象总结为"器质性损害"。大麻在短时间内成为妇科灵药，且各大药店和诊所均把它当成一种万能药出售。1883 年，《英国医学杂志》（*British Medical Journal*，BMJ）还刊出医生用大麻酊治疗大出血的文章。

20 世纪初的南极探险是人类探险史上悲壮的一页。罗阿尔德·阿蒙森（Roald Amundsen，1872—? ）和罗伯特·斯科特（Robert Scott，1868—1912）都携带大麻酊剂，用于治疗绞痛等其他病症。

斯科特团队比阿蒙森团队迟了一个月到达南极极点，并且，斯科特在返程中与其余 4 位队友先后遇难，而阿蒙森也在 1928 年的一次探险中失踪。美国于 1957 年在南极点设立的科学考察站就命名为阿蒙森—斯科特站，它是世界纬度最高的考察站，不过由于过于危险，已经弃置。

20 世纪初，医学界发现大麻类制剂非但不能给治疗带来良好的效果，反倒使病人情况更加严重，于是，国际社会开始禁止大麻。

1970 年美国国会通过了《全面预防和控制毒品滥用法》，加强对毒品和成瘾性药物的管制。然而，仅仅 30 年后，美国对大麻等毒品的管制从原本的"全国明令禁止"变成了"多州免于处罚"，甚至"合法"。据联合国报告，北美地区消费的大麻金额已经超过了酒精等饮品，这背后有着深刻的反宗教、反传统等文化原因。

古柯饮料与可卡因

在阿蒙森和斯科特的南极探险中，他们除了携带大麻制剂外，还带了可卡因药片，以维持他们在南极探险中的耐力。后来也有传记说，他们携带的只有可卡因溶液，目的是滴入眼中"治疗雪盲症"。

奥地利医生、心理学家西格蒙德·弗洛伊德（Sigmund Freud，1856—1939）曾自信地表示，对人类思想观念改变最大的三次科学发现分别是：改变了人类世界观的哥白尼的日心说；改变了人类生命观的达尔文的进化论；以及自己正在研究，即将改变人类自我观的精神分析。而他的精神分析其实与可卡因有着重要关联。

1862 年，一场根瘤菌病席卷法国的葡萄庄园，葡萄酒产量骤减。次年，一个 25 岁的年轻化学爱好者安杰洛·马里亚尼（Angelo Mariani，1838—1914）在巴黎制造了一种古柯红酒的专利药。他在波尔多葡萄酒中浸入古柯叶，使溶液中每盎司含有 6 毫克的可卡因活性成分。这种饮料一下子得到了全世界的喜欢，国王和王后、教皇和总统、科学家和发明家、作家和舞蹈家都在饮用它。

在塞纳河畔的实验室里，马里亚尼开发了多种古柯类饮料，但只有马里亚尼古柯红酒（Vin Tonique Mariani）被全世界关注。据称，教皇利奥十三世（Leo XIII，1810—1903，1878 年任教皇，致力于恢复教皇国）还授予马里亚尼梵蒂冈金质奖章。

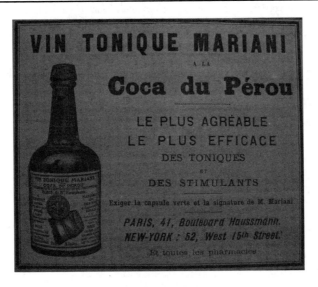

最早的古柯酒

图片来源：http://gayatrek.com/wp-content/uploads/2016/01/
Pub-Vin-Mariani-Coca.jpg

很快，它的仿制者在欧洲出现了，比如梅特卡夫的古柯酒（Metcalf's Coca Wine），强调了它是一种"提神剂"，以及有治疗神经痛、失眠和沮丧的疗效。

而在美国，药剂师约翰·史蒂斯·彭伯顿（John Stith Pemberton，1831—1888）于1884年在亚特兰大推出了"彭伯顿的法国古柯酒"（Pemberton's French Coca Wine）。不过，亚特兰大是美国三K党的大本营，三K党支持禁酒，因为他们认为酒精使黑人变得冲动暴力，危害治安。当地于1885年颁布禁酒的法律，彭伯顿被迫用苏打水代替葡萄酒，可口可乐就这样问世了。

在古柯酒如日中天之际，年轻的弗洛伊德也对古柯的提取物产生了兴趣。彼时，弗洛伊德因生物学研究小有名气，德国默克公司以及当地的知名药房都关注到了他。

1884 年，弗洛伊德让德国默克公司供应古柯提取物，即可卡因，以研究其生理作用，特别是检查其能否治疗鸦片成瘾。他还建议朋友、眼科医生利奥波德·柯尼希施泰因（Leopold Königstein，1850—1924）检查可卡因的麻醉作用对眼睛酸痛的效果。

柯尼希施泰因的朋友卡尔·科勒（Karl Koller，1857—1944）得知这一消息后，就对可卡因进行了一系列的实验，首先自己使用，而后动物实验，发现了可卡因的局麻作用。科勒决定在德国眼科学会的年度大会上（1884 年 9 月 15 日在海德堡召开）宣布他的结果，不过，由于费用原因，他让自己的朋友代他宣读论文，并演示了可卡因的角膜局麻效果。1884 年 10 月，科勒在《柳叶刀》杂志发表了自己的论文。

另一个版本是，弗洛伊德向一位肠痛的朋友推荐了一种 5% 的可卡因溶液，导致后者舌头和嘴唇感到麻木，科勒得知了这一事件，进行了跟踪研究。

无论是哪个版本，都让弗洛伊德感到郁闷，因为科勒在研究可卡因的这段时期，他正陪未婚妻旅游。而柯尼希施泰因也得到了类似的结果，但比科勒迟了近一个月。虽然弗洛伊德在 1884 年年底发表了一篇关于可卡因的文章，但毕竟错过了这一发现，后来，他在自传中仍然流露出遗憾。

自此，可卡因开始在医学界流行。弗洛伊德称赞可卡因的优点，认为它能治疗抑郁症和阳痿。据称，弗洛伊德在对病人做精神分析时，使用这一药物消除病人的紧张情绪。

1890 年，在美国可以用 50 美分买到一盒"艾伦的可卡因药片"（Allen's Cocaine Tablets）来治疗花粉症、喉咙痛或头痛，还可以治疗神经质和失眠等心身疾病。事实上，可卡因的刺激特性不但不能消除紧张和失眠，反而会增加心率，加剧焦虑症状，并引发睡眠障碍。

许多药用饮料和补药添加了可卡因，不少还当作补脑药使用。而长期服用可卡因会严重扰乱饮食和睡眠模式，出现精神病性妄想和幻觉，更不用说戒断后的严重抑郁。当可卡因和酒精一起使用时，会产生可卡乙碱（cocaethylene），它对心脏和神经的毒性明显高于可卡因，并导致更严重、更持久的症状。

人们对其影响的日益担忧导致可口可乐在 1903 年将可卡因从配方中移除。1914 年美国通过《哈里森法案》（*Harrison Act*），开始管制可卡因。1920 年，可卡因在美国被禁止使用，但那时，它已经作为毒品有了一个成熟的市场。

砷：从继承者粉末走向长寿灵药

1815 年，拿破仑·波拿巴（Napoleone Buonaparte，1769—1821）从流放地厄尔巴岛潜回法国。哪知在远征埃及时就跟随他的老部下、著名数学家让-巴普蒂斯·约瑟夫·傅里叶（Jean-Baptiste Joseph Fourier，1768—1830）却反对他东山再起，愤怒的拿破仑派人把傅里叶抓来，痛骂了一顿，但仍任命他为罗讷省行政主官（prefect of the Rhone），年薪 6000 法郎。不过，傅里叶从来没领到过这份薪水，因为短短两个月后，兵败滑铁卢而心灰意冷的拿破仑接受了被流放的命运，六年后，拿破仑死于南大西洋上英属东印度公司控制的圣赫勒拿岛。有研究称其死于砷中毒。

自古以来，砷作为毒药被人们熟知。在砷的化学检测手段还未出现之前，称得上是一种"完美毒药"。白砷（砒霜，三氧化二砷）是没有味道的，其溶于水后也只会让水变得稍微有点甜，砷中毒的症状很容易被忽略，并与其他病症混淆，如腹泻、呕吐等，所以也曾被称为"白色霍乱"。

三硫化砷（arsenic trisulfide）是一种黄色矿石，自古以来就被用作颜料。另一种色素是二硫化二砷，用于染发。三氧化二砷是第一种用于药用的砷化合物，它最初是在 5000 年前作为铜冶炼的副产品而获得的。

虽然帕拉塞尔苏斯认为它在治疗癌症、溃疡和伤口方面都是有效的，但他警告说，砷的毒性太大。

工业革命对各类金属的需求大幅上涨，而副产品三氧化二砷的产量也节节攀高。不少企业将这些廉价砷制成老鼠药、除虫药等产品获利。砷如此易得，导致砷投毒案件剧增。它作为毒药被冠以"继承人粉末"的称号。

1832 年，一个嫌犯被指控在咖啡里放砷毒害自己的祖父。由于涉及财产数额较大，法庭请著名的科学家迈克尔·法拉第（Michael Faraday，1791—1867）分析受害者的胃内容物和咖啡残渣。法拉第在 1830—1851 年担任伍利奇皇家军事学院的化学教授，学院就在案发地附近。

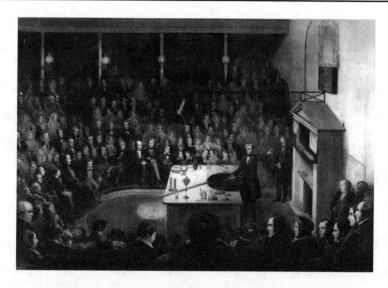

1859 年，法拉第在圣诞节作科学报告，题目为"物质的力"（Forces of Matter）。他曾作过十几次类似的报告。

图片来源：http://blog.sciencemuseum.org.uk/wp-content/uploads/2018/12/SSPL_10301289_HighRes.jpg

法拉第当时正全神贯注于电磁学研究，他把任务交给了助手詹姆斯·马什（James Marsh，1794—1846）。马什在伍利奇皇家军火库工作，于1830—1846年兼职法拉第的助手，深得法拉第信任。1830年，马什开发了用于迫击炮的螺旋时间引信和冲击管。

于是，马什被检方征召。他将可疑样品与硫化氢和盐酸混合进行标准试验，得到了黄色的三硫化砷，说明样本含有砷。不过，当马什向陪审团出示这些三硫化砷时，它们因放置一段时间已经变质，最终嫌犯被无罪释放。

马什对此很恼火，为此他想出了一个更好的测试方法，将含有砷的样品与硫酸和锌混合，产生砷化氢气体。气体被加热后，分解成单质砷，当它遇到低温的表面时，会呈现出一个银黑的沉积物。这一检测方法的灵敏度达到0.02毫克。1836年，马什在《爱丁堡哲学杂志》发表了这种测试方法。

马什检测法为砷中毒提供了坚实的法医学技术支撑。不过，砷投毒案件数量并未下降，直到英国政府决定对砷类化学品进行管制。

1834年，德国化学家罗伯特·威廉·本生（Robert Wilhelm Bunsen，1811—1899）系统地研究了砷酸盐和亚砷酸盐，他发现三氧化二铁可以与砷结合成亚砷酸铁，形成既不溶于水也不溶于体液的化合物，于是认为水合三氧化二铁可以作为砷中毒的解毒剂。

很早以前，砷就成为一种药物制剂，其中最著名的是托马斯·福勒（Thomas Fowler，1736—1801）发明的福勒溶液（Fowler's solution）。福勒是一名英国医生，他在1786年报道了砷在治疗疟疾、发热和周期性头痛方面的作用。他在林肯郡流行的一种含砷的"无味的疟疾滴剂"基础上，发明了以自己名字命名的含有1%的亚砷酸钾溶液。

1865年，柏林医生利绍尔（Lissauer）使用福勒溶液，改善了一名患有急性白血病的年轻妇女的病情。从此，福勒溶液开始在白血病治疗中使用，这种情形持续到 20 世纪 40 年代，第一种细胞毒性药物问世后。

1858 年，探索了中非大部分地区的苏格兰医生、传教士戴维·利文斯通（David Livingstone，1813—1873）推荐使用福勒溶液治疗昏睡病（由舌蝇传播的锥虫寄生虫病，也称锥虫病）症状。在整个 19 世纪，福勒溶液被广泛认为是治疗疟疾、皮肤病、舞蹈病、水肿、狂犬病和腺体阻塞的良药。即使在 20 世纪 40 年代，福勒溶液也成为治疗恶性贫血的补药。

1851 年，当时的奥匈帝国有一桩中毒诉讼案，引发关于"噬毒癖"的争议。一位瑞士医生、博物学家约翰·雅各布·冯·楚迪（Johann Jakob von Tschudi，1818—1889）在《维也纳医学杂志》就此事发表了一篇文章。他在文中介绍了施蒂利亚地区（今天属于奥地利）的食砷者，他们多年以来一直坚持着摄入小剂量的砷，似乎把这种毒物当成了保健品。他们的目的要么是获得一个滋润的肤色和健康的外表，要么是为了适应高海拔山区对身体的影响。

砷的单质形态毒性较低，人体不易吸收。但三氧化二砷对大鼠的口服半数致死量只有 14.6 毫克 / 千克。对一个体重为 50 千克的成年人来说，0.1 克足以致命。所以，食砷者们立刻引起了科学界的关注。特别是一些英国学者，纷纷质疑食砷者的真实性。经过十年左右的争议和持续研究，科学界大体认可了这群特殊食砷者的存在。

有了食砷者做宣传广告，砷成为一种流行的美容产品，不少公司推出了含砷化妆品，如含砷香皂等。当时流行多款美肤砷片（arsenic complexion wafers）产品，服用者可以小剂量服用，以期通过摄入砷而达到美白的目的，如西姆斯医生的美肤砷片（Dr. Simms' Arsenic Complexion Wafers）和坎贝尔医生的美肤砷片（Dr. Campbell's Arsenic Complexion Wafers）。

在 19 世纪的泛滥专利药物中，通常都会加入砷。砷和汞都可以用来治疗梅毒。还有的将砷与铁混合用于心脏病治疗。德国科学家保罗·埃尔利希（Paul Ehrlich，1854—1915）于 1910 年发现了洒尔佛散（Salvarsan，又称砷凡钠明，arsphenamine），用于治疗梅毒，被称为"神奇子弹"。

直到 20 世纪 90 年代，一些有机砷仍被用于肠道寄生虫感染，但因其显示出致癌作用，美国、欧洲和其他地方的砷制剂都已被撤销。

20 世纪 80 年代，张亭栋等人报道，静脉注射砷制剂可以缓解急性早幼粒细胞白血病病人的病情。2001 年，美国食品药品监督管理局（Food and Drug Administration，FDA）批准了一种在早幼粒细胞白血病中注射福勒溶液的专利配方。2003 年，三氧化二砷（Trisenox®）被重新用于治疗特定的血液恶性肿瘤。

水银（汞）：受炼金术士推崇，因梅毒而盛行

我国古代常用的丹砂、朱砂或石朱砂，学名硫化汞（HgS），其色泽艳红、美丽。新石器时期的仰韶文化层和龙山文化层里均发现"涂朱"（朱砂）遗物。从商朝开始，丹砂被用作颜料。

1973 年，长沙马王堆汉墓出土的帛书中的《五十二药方》，是现已发掘的中国最古医方，其中有四个药方应用了汞，例如用丹砂、雄黄混合，治疗疥疮等症。

丹砂加热就可以释放出汞。汞是常温下唯一呈液态的金属，东方称之为水银，而西方称之为"快银"（qicksilver）。

这种金属吸引了人们。古代炼丹士希望通过汞的炼制，得到长生不老药。东晋葛洪（283—363）花了很多时间炼汞烧丹，并在《抱朴子》一书记载了汞的提炼方法。

因为汞能溶解黄金等金属制成"汞齐"，所以古人使用汞，从河流的沉积物

中提取黄金。汞溶解黄金后，又可以通过蒸馏回收。

9世纪左右，阿拉伯医生就用汞与动物脂混合，制作成软膏，治疗皮肤和眼睛感染。而西欧通过十字军东征，引进了这种药物。

在黑死病暴发的时候，无计可施的医生们"祭出"了水银熏蒸疗法，让人呼吸水银蒸气来对抗黑死病。

帕拉塞尔苏斯本名霍恩海姆（Hohenheim）。他年轻时（1507年起）与一些同伴在全欧洲游学，据说到过巴塞尔大学、图宾根大学、维也纳大学、维滕堡大学、莱比锡大学、海德堡大学和科隆大学等，不过，结果却让他很失望。他认为大学没有自己想要学的东西，"一个医生，要做一个旅行者。知识就是阅历……"。帕拉塞尔苏斯认为，客栈老板、理发师和马夫的粗俗语言比亚里士多德、盖伦和阿维森纳（Avicenna，980—1037）的枯燥的经院哲学更有意义和常识。

1516年左右，他开始使用帕拉塞尔苏斯（Para-Celsus，Para指超过）这一名字，因自诩超过了古希腊百科全书式的学者奥利乌斯·科内留斯·塞尔苏斯（Aulus Cornelius Celsus，前25—50，居住于罗马城，抵触基督教）。

帕拉塞尔苏斯把化学和医学结合起来，他还发现了锌（称之为劣等金属），他和追随者们倾向于使用净化药物，特别是汞、锑、铁、砷、铅、铜及其盐类和硫等矿物质，代替传统的复杂草药制剂。

帕拉塞尔苏斯正式给酒精（alcohol）命名，还发现鸦片易溶于酒精。他制成的"朗德姆鸦片酊"长期占据药典的重要位置。

1524年，帕拉塞尔苏斯回到故乡瑞士，在巴塞尔大学执教，全欧洲的学生纷纷到这里听他讲课。当时欧洲正在发生轰轰烈烈的宗教改革。马丁·路德（Martin Luther，1483—1546）是宗教改革运动发起人、基督教新教的创立者之一。1520年路德在德国多个城邦和市民的支持下当众烧毁教皇通谕及一些教律。

1525 年，三大骑士团之一的条顿骑士团第 37 代大团长也在路德的影响下，断绝与罗马教廷的关系，并在骑士团控制的领地建立了普鲁士公国，成为公爵，被称为普鲁士的阿尔贝特（Albert of Prussia，德语：Albrecht von Brandenburg-Ansbach，1490—1568）。他向自己的叔叔、当时的波兰国王效忠。由此，普鲁士成为历史上第一个新教国家。

虽然帕拉塞尔苏斯称自己与路德无关，但 1527 年，他在一次对学生、市民公开讲课之前，效仿路德，举办了一个放火仪式，将阿维森纳、盖伦等人的书籍付之一炬。并且与路德一样，他也用德语讲课、写作，而不是那个时代学术界通用的拉丁文。

帕拉塞尔苏斯重视化学胜过数学，重视实用化的定量，轻视抽象几何的证明。更重要的是，他把功利的炼金行为提升到哲学层面。帕拉塞尔苏斯主张三

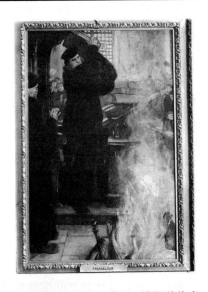

帕拉塞尔苏斯在一次公开讲课前烧书
图片来源：https://tse4-mm.cn.bing.net/th/id/OIP.j1n0ElFMNlx3VMB
Cnur4aAHaKP?pid=ImgDet&rs=1

要素理论，认为人体中起作用的三要素是：硫、汞、盐，它们分别对应着人的精神、灵魂（给肉体活性的东西）、肉体。

从帕拉塞尔苏斯开始，汞的地位不断提高。汞本来是炼金术中的七种金属之一（金、银、汞、铜、铅、铁、锡）。而炼金术士们渐渐确信汞超越了固态和液态、尘世和天堂、生命和死亡。汞的符号也用来表示占星术中同名的行星——水星（Mercury）。这种金属通常也用蛇来表示。

单单炼金术的推广不会引发太多汞中毒事件。汞的大面积应用，是因为梅毒的流行。15 世纪末，梅毒在欧洲流行开来，最先被称为"高卢病"，后来有学者称其"源自美洲"，并从美洲找到了灵药愈创木脂（也称"圣木"）。因为晚期梅毒病人的皮肤大面积溃烂，带给社会恐慌，汞之类的矿物药物被确立为梅毒的标准治疗方法。

帕拉塞尔苏斯是汞治疗梅毒的积极提倡者，他写了多本关于梅毒的书，其中认为汞比愈创木脂治疗梅毒更有效。但他知道汞的毒性作用，据他所说，汞是疾病的源头，当它在体内被外界热量"搅动"时，有三种反应是可能的：蒸馏、升华或沉淀，不同的反应，产生不同的症状。

帕拉塞尔苏斯专门写了一整本专著来研究汞。他描述了几种汞中毒症状，如震颤（"颤抖而不感到寒冷"）、胃肠道紊乱、口腔感染、牙齿发黑。他还提出一种汞中毒的治疗方法，把病人浸泡在一个热的草药浴盆中，热使水银移动，以便从身体中排出。所以，帕拉塞尔苏斯发明了一种汞外用制剂治疗梅毒，以免除口服汞剂量过大而引发的毒性。

炼金术颠覆了希腊以来人工物和自然物之间明确的界限，而炼金术士也从一开始的追寻财富，逐渐转为哲学实践。许多科学家为了寻找世界的本源，或者再现"创世之始"而走上炼金术之路。

科学家牛顿就是著名的一员，他曾于 17 世纪 90 年代一度沉迷炼金术的研究。牛顿年轻时以光学研究成名。于 1665 年发表《显微术》（*Micrographia*）的罗伯特·胡克（Robert Hooke，1635—1703）是光学领域的权威，擅长机械工程，发明了真空泵、反向望远镜等，还发现了以他名字命名的弹性定律。

在光学理论方面，牛顿和胡克产生了一些争议，所以在 1675 年，牛顿写了一封信给胡克。信中首先赞美了勒内·笛卡儿（René Descartes，1596—1650）与胡克在光学方面的研究成果，紧接着，又写了句传颂久远的名言：我之所以看得更远，是因为站在巨人的肩膀上。

1686 年，牛顿发表《原理》这一巨著，揭示数学微积分及天体运行规律。他在书中骄傲地宣称："运用这一原理，我在此展示这个世界体系的框架。"（From the same principles, I now demonstrate the frame of the System of the World.）不过，牛顿拒绝在这本书中承认胡克在引力定律中的贡献（胡克曾经写信与他探讨引力问题），两人从此交恶。

作为一名坚定的圣经崇信人士，牛顿为了进一步寻求天体运动的动力本源，大量涉猎玄学领域，并于 1692 年开始，沉迷于炼金术研究。据现在的一份牛顿手稿显示，他所尝试的一项试验是通过汞制作"哲理石"（philosophers' stone，也翻译为魔法石、贤者石）。在炼金术士心目中，哲理石可以把金属转化为黄金，或者可以制作延长寿命的药物，是炼金事业的"最高峰"。

牛顿的研究记录包括对重金属的气味和味道的描述，表明他亲自口服、品尝过。就在他进行炼金术实验期间，牛顿开始表现出精神疾病的症状，包括失眠、偏执、慢性消化不良、抑郁，以及在信件中的各类不良情绪的宣泄。

并且，牛顿与胡克有矛盾，与戈特弗里德·威廉·莱布尼茨（Gottfried Wilhelm Leibniz，1646—1716）更引发著名的"微积分"最先发现权属纠纷。在胡克、莱布尼茨去世后，牛顿对两人仍是不断抨击。后来，通过对牛顿的尸体头发检查，发现其中的汞、铅和其他有毒金属已达到危险水平。据此推测，这些争论有可能是汞中毒引发的长期心理变化的结果。

多弗粉剂这种鸦片制剂的发明者多弗在晚年出版了一本专著，称赞水银是万能的良药，并提倡单独用金属汞治疗疾病，从而又让他获得了"水银医生"（Quicksilver Doctor）的称号。

对出现皮肤溃烂的梅毒晚期病人的治疗，多在皮肤疮口涂上汞软膏。因为汞的剂量高，吸收入体后会有唾液增多的副作用，就被人认为"疾病的发酵物在病人口腔中溶化成唾液流出"。多弗的老师、医学权威西德纳姆也相信汞可以通过诱导大量唾液来治愈梅毒。

而汞的呕吐、腹泻等副作用，也被医生认为是在排出有毒的体液。法国外科医生安布鲁瓦兹·帕尔（Ambroise Paré，1510—1590）长期担任王室御医，他明确指出："确实，我们必须长期使用和涂擦，直到通过吐痰、流涎、大便、尿液、汗水将有毒的体液完全排出。"即使在 19 世纪中叶，伦敦另一位著名的医生、药理学先驱乔纳森·佩雷拉（Jonathan Pereira，1804—1853）仍将其描述为疗效的指标。

佩雷拉与英国医药协会主席交好，他们计划在 1851 年伦敦世界博览会上设立一个医药专区，但没有成功。否则，当时就会有无数种鸦片、汞、砷等制剂出现在展会上。

直到 1905 年植物学家弗里茨·里夏德·绍丁（Fritz Richard Schaudinn，1871—1906）和皮肤病医生埃里克·霍夫曼（Erich Hoffmann，1868—1959）分离出导致梅毒的"梅毒螺旋体"，汞治疗梅毒的副作用才被认为是汞中毒。

汞制剂在 19 世纪是如此流行，甚至有人把它当壮阳药出售。另外，肝病、鼠疫、胸膜炎、紫癜、腹膜炎症、丹毒、霍乱、慢性腹泻、闭经、湿疹、狂犬病、慢性脑疾病、伤寒、黑蒙等疾病，全都成为汞制剂的适应证。

贝尔纳迪诺·拉马齐尼（Bernardino Ramazzini, 1633—1714）被认为是职业医学的开创者，他认为汞是造成多个职业健康损害的元凶。

阿拉伯炼金术士贾比尔·伊本·哈扬（Jābir ibn Hayyan，721—815）在800年左右发现了氯化汞（$HgCl_2$，mercury（Ⅱ）chloride，mercuric chloride）这种化合物。出身法学世家的英国药剂师约翰·高兰（John Gowland，？—1766）以氯化汞为主要成分，发明了"高兰的润肤液"（Gowland's Lotion）这种药，风靡欧美，用于一切皮肤病，特别是青春痘。因为该产品加热会升华，也称升汞（corrosive sublimate）。

杰勒德·范·斯维登（Gerard van Swieten，1700—1772）出生于莱顿，于1745年成为玛丽亚·特雷莎（Maria Theresa，1717—1780，神圣罗马帝国皇后，匈牙利和克罗地亚女王）的私人医生和顾问。他支持大学改革，改善医院，邀请重要的医学专家到维也纳，并被视为维也纳医学"老学派"的创始人。他还是法院图书馆的馆长。作为启蒙运动的代表人物，范·斯维登在反对迷信、破除吸血鬼神话方面发挥了重要作用。

不过，范·斯维登引入了剧毒的氯化汞作为梅毒的治疗方法，他一直很好奇汞治疗产生的唾液是否是梅毒治疗的必要组成部分。为了解决这个问题，他合成了一些汞化物，配制了0.1%氯化汞溶液以便口服。

1881年，罗伯特·科赫（Robert Koch，1843—1910，1905年诺贝尔生理学或医学奖获得者）报告说，低浓度氯化汞能够有效摧毁在体外检测到的大多数微生物，此后，范·斯维登的溶液和其他类似的配方又成为消毒剂。科赫认为，作为消毒剂，氯化汞比苯酚更有效。苯酚消毒是约瑟夫·李斯特（Joseph Lister，1827—

1912）研究的成果。科赫的这一判断，导致更多汞类化合物杀菌剂的研究。羟汞甲基苯甲酸钠（afridol violet）、硫柳汞（merthiolate）和汞溴红（mercurochrome）先后被推向市场。

1889年，约翰斯·霍普金斯大学（Johns Hopkins University）的艾拉·雷姆森（Ira Remsen，1846—1927）发现了一种红色染料酚磺酞（phenolsulfonphylayin），他的同事约翰·雅各布·埃布尔（John Jacob Abel，1857—1938）等发现，酚磺酞几乎完全通过肾脏排出体外。有医生把它当作一种抗感染药，治疗泌尿道感染。

后来当地的企业汉森韦斯科特和邓宁公司（Hynson, Westcott & Dunning, Inc.，HWD）把酚磺酞当作一种染料推向市场。该公司的化学家经过修饰后，得到含汞化合物——汞溴红，于20世纪10年代作为消毒剂推向市场。1938年后，FDA把它归为"一般认为安全"类别，可以作为非处方药销售。新中国成立后，我国长期使用这一产品，称其为红药水。1998年FDA又认定它需要按新药类别申报，由于成本太高，在美国撤市。

另外，含汞软膏自中世纪开始使用，就出现在所有主要药典中，就连青霉素问世后，它们也没有退出市场，1959年的英国药典中还包括了含30%金属汞的软膏。

1608年，法国医生让·德·勒努（Jean de Renou，1568—1620）合成了氯化亚汞（mercurous chloride），他在汞的硝酸溶液中加入一种盐，得到氯化亚汞沉淀。一年后，奥斯瓦尔德·克罗尔（Oswald Croll，1563—1609，德国炼金术士、马堡大学医学教授）在自己著作中，推荐口服氯化亚汞消除身体的异味（当时西方流行不洗澡）。后来，它被称为甘汞（calomel，学名：mercury（I）chloride，Hg_2Cl_2），这一名字是由法国医生、化学家泰奥多尔·蒂尔凯·德·马耶恩（Théodore Turquet de Mayerne，1573—1655）命名的，来源于kalos（希腊语表示美丽）和 melas（希腊语表示黑色，其加入苛性碱后会形成黑色粉末）。

马耶恩原本是法国亨利四世（Henry Ⅳ，1553—1610）的御医，但他热衷于化学疗法，主张用锑和汞治疗疾病，激怒了巴黎医学界，被迫前往英国，成为英王詹姆斯一世的御医。他认为甘汞这种几乎不溶于水的白色无味粉末是其他汞制剂的"替代者"，可以治疗多种疾病。经他的推荐，甘汞很快成为 17 世纪最常开的药之一。它后来成为治疗梅毒的主要药物之一，并被用作泻药（口服）。1801 年英王乔治三世（George Ⅲ，1738—1820）就接受过这一疗法。

很多人认为，婴儿食欲降低、四肢疼痛是由出牙引起的，甘汞被用于解决这一问题，一款名为"斯蒂德曼的粉剂"（Steedman's Powders）的药品中含有26.3% 氯化亚汞。但它会引起粉红色疾病（pink disease），以掌心和脚掌呈粉红色为特征，会发热、失眠、嗜睡、失去知觉。该病也称"红水肿"，于 1885 年被报道，长期找不到病因。

1948 年，奥地利科学家约瑟夫·沃考内（Josef Warkany，1902—1992）在美国辛辛那提大学医学院研究了粉红病儿童的尿液，发现含有汞。虽然许多医生表示怀疑，但当甘汞从出牙粉配方中去除后，粉红病的发病率明显下降，这证实了他的观点。20 世纪 50 年代，含汞的出牙粉被陆续撤出市场。

1810 年，英国化学家汉弗莱·戴维（Humphrey Davy，1778—1829）说明了甘汞与升汞的化学组成，但这不妨碍汞制剂的继续流行，更多无机水溶性汞盐也被引入医学领域。直到 20 世纪 60 年代，含有硝酸汞的软膏一直用于治疗皮肤病，包括湿疹、牛皮癣和梅毒疣等。氰化汞的稀溶液被认为比氯化汞的溶液刺激性小，尽管作为消毒剂的效果也可能会降低。另一种流行的盐是红色的碘化汞，一种天然存在的矿物，通过添加等量的碘化钾形成碘化汞钾（K_2HgI_4）。

"吉尔伯特的糖浆"（Gilbert's Syrup）含有 0.05% 的碘化汞，可与碘化钾混合，用于治疗梅毒。直到 1949 年，含有高达 2% 碘化汞的软膏仍保存在法国药典中，用于治疗癣疾。并且氧化亚汞的稀溶液仍被用来洗眼治疗结膜炎，因为它们被认为比氯化汞溶液刺激性小。

在 19 世纪 80 年代，科学家们尝试用有机汞来降低汞的毒性，例如通过缓慢释放汞有机络合物中的汞离子。这是当时为数不多的药物设计方法之一，例如水合氯醛和氨基甲酸乙酯的引入，被设计用作"缓释型"氯仿和乙醇。

在洒尔佛散这种可注射的砷剂药物之后，竞争的企业也上市了一些可注射的有机汞剂。1917 年，拜耳公司推出了拿佛色罗（merbaphen，商品名 Novasurol，含苯环、甲基的有机汞剂），同样用于治疗梅毒。

放射性药品的狂热

1895 年，德国威茨堡大学物理研究所所长威廉·康拉德·伦琴（Wilhelm Conrad Röntgen，1845—1923）在研究阴极射线时，为了防止放电管漏出光线，便用硬纸把它裹紧，并熄灯检测是否漏光。不过，熄灯后，他发现几米外的氰化铂酸钡的荧光屏有发光现象。他意识到，有一种看不见的光线，透过硬纸照射到了上面。又经过几天几夜不眠不休的实验，伦琴把它命名为 X 射线。

X 射线的发现直接改变了人类的世界观，它使人可以不用解剖就能够对事物、人体的内部结构有更清晰的认识。1896 年，签订《马关条约》后的李鸿章（1823—1901）在一片骂声中出访欧美。他于当年 6 月从俄国莫斯科乘火车来到德国柏林，希望拉拢德国，平衡列强。德国则希望在中国建立海军基地，特以高规格接待李鸿章，并且为他做了 X 线检查（李鸿章在日本马关遇刺受伤，左脸遗有子弹残片）。李鸿章不可能达到自己的外交目的，他只能装糊涂，从而回避德国"建立海军基地"的要求。7 月，他又乘火车来到法国巴黎，登上埃菲尔铁塔。

不过，法国科学家对李鸿章并不关心，他们都在为另一件事高兴，1896年2月，法国物理学家安东尼·亨利·贝克勒尔（Antoine Henri Becquerel，1852—1908）发现，与双氧铀硫酸钾盐放在一起后，包在黑纸中的感光底板被感光了。很快，他又发现纯铀金属板也能产生这种辐射，从而确认了天然放射性的存在。

皮埃尔·居里（Pierre Curie，1859—1906）和玛丽·居里（Marie Curie，1867—1934）夫妇于1898年用沉淀法从沥青矿中发现放射性物质钋和镭。1902年他们又从十几吨矿物中提出了0.1毫克的氯化镭。

X射线和放射性物质的发现，改变了人类的世界观。伦琴获得了第一届的诺贝尔物理学奖，居里夫妇、贝克勒尔一起获得了1903年的诺贝尔物理学奖。

历史上的德国和法国一直处于竞争态势。德国马丁·路德开启宗教改革，法国有卡尔文紧跟（后来到日内瓦）其后。德国有康德、黑格尔、叔本华的哲学，法国有孟德斯鸠、伏尔泰、卢梭的社会学；德国有数学王子高斯，法国有拉普拉斯、傅里叶。

可是18世纪后期，法国社会动荡。近代化学之父安托万-洛朗·拉瓦锡（Antoine-Laurent lavoisier，1743—1794）在法国大革命初期被罗伯斯庇尔派处决。约瑟夫·路易·盖-吕萨克（Joseph Louis Gay-Lussac，1778—1850）在拿破仑的资助下，抢在英国的戴维（Davy）前发现了硼元素，但他在研究中被化学反应中产生的气体吸引，转而研究物理问题。而曾在盖-吕萨克（私人）实验室学习的尤斯图斯·冯·李比希（Justus von Liebig，1803—1873）把世界化学的中心转到了德国。德国的科学家更加严谨，当近代化学的大门被卡尔·威尔海姆·舍勒（Carl Wilhelm Scheele，1742—1786）、约瑟夫·普里斯特利（Joseph Priestley，1733—1804）、拉瓦锡等打开后，李比希-霍夫曼-贝耶尔-费歇尔一系占据世界化学鳌头半个多世纪。

18 世纪蒸汽机革命由英国引领，19 世纪电力革命由美国引领，法国的领先位置不再。普法战争失败后，民族主义在法国科学界抬头。在生命科学领域，德国出了科赫，法国出了巴斯德，后者所说的"科学家有自己的祖国"，就隐约流露出法国科学界的不甘。

伦琴宣布拒绝申报 X 射线的专利后，居里夫妇同样也拒绝申报镭放射性的医用专利。不过，X 射线设备因为方便制造，成本低廉，很快普及。这一成果刚面世，外科医生就用它作为辅助，为头部中弹的士兵取出了子弹，被认为是医学的"希望之光"。X 射线对于医学的应用前景，似乎要远大于镭等放射性物质。

1903 年，法国物理学家普罗斯珀 - 勒内·布隆德洛（Prosper-René Blondlot，1849—1930）宣布他有了重磅发现——N 射线，其在成像、透视等方面丝毫不逊于 X 射线。这立刻引起了法国物理学界的追捧，包括贝克勒尔在内的众多学者纷纷跟进。不到一年，几十名物理学家就出了上百篇 N 射线论文。但英国、美国和德国的物理学家却很难重复这些"成果"。一年后，N 射线被揭穿为学术造假。

托马斯·阿尔瓦·爱迪生（Thomas Alva Edison，1847—1931）于 1880 年制造出能持续亮 1200 小时的碳化竹丝灯，从此电灯在全球普及。而爱迪生一边通过专利官司维护自己在电灯方面的垄断权，一边与尼古拉·特斯拉（Nikola Tesla，1856—1943）展开直流电与交流电的"世纪之战"。得益于特斯拉获胜，世界进入电力社会。而镭由于其强烈的放射性，自身就能发出光芒。镭光带给医学界的影响，远比电灯光大得多。

居里先生去世后，居里夫人在巴黎创建了镭研究所（Institute of Radium），1921 年，居里夫人根据战时笔记，整理、出版了《放射学和战争》。她在书中全面总结自己从事镭放射医疗、指导战时医疗队时的经验。

1921 年 3 月，北京大学校长蔡元培（1868—1940）在法国前总理、巴黎大学中国研究院院长保罗·班乐卫（Paul Painlevé，1863—1933）的推荐下，来到镭研究所，邀请居里夫人访问中国。不过居里夫人已经订下了暑假前往美国的日程，只得婉拒。

1921 年 5 月，居里夫人带两个女儿访问美国。美国新闻家、社会活动家玛丽·马丁利·梅洛妮[1]［Marie Mattingly Meloney，1878—1943，笔名梅洛妮夫人（Mrs. W.B. Meloney）］。发起一项"为居里夫人捐款行动"。美国妇女踊跃捐款，凑齐了 10 万美元，但这仅够买 1 克镭。这克镭以国家名义赠给了居里夫人，供其研究使用。

镭的费用是如此高昂，连发现者居里夫人也买不起了。这是因为，镭这种自然发散蓝色、梦幻光芒的物质，除了开采、提取成本高以外，还由于公众崇尚新奇、商家大肆吹嘘和媒体的炒作，早已经在世界范围内掀起"镭狂热"，助推其价格节节攀升。

镭甫一发现，"镭概念"商品就如雨后春笋一般面世。除了镭奶油、镭面包、镭香烟、镭巧克力等食品外，还有镭化妆品、镭牙膏、镭肥皂，以及生活中使用的镭鞋油、镭清洁剂、镭保暖服、镭加热器等各类"新潮"的"高科技"产品。当然，多数商品中并没有添加镭，只是商家的虚假宣传（感谢他们）。

有一个真的用镭的产品——镭装饰的夜间可视的镭手表，随着镭热潮产生。往表盘和指针上涂镭是个细活，需要灵巧的手，用纤细的刷毛涂上，不仅要求图案正确，还要涂料均匀，所以通常由女工操作。为了捋顺刷毛，需要不时地用舌头去舔一下，在这个过程中镭涂料不可避免地从口进入人体。

---

[1] 注释：她还是后来美国第一夫人埃莉诺·罗斯福（Eleanor Roosevelt，1884—1962）的密友。

美国镭业公司（United States Radium Corp.）自 1917 年开始，招聘了大量女工从事这一工作。涂镭导致长期工作的女工们镭中毒，下颌骨坏死脱落，多发肿瘤，她们被称为"镭姑娘"。

格雷丝·弗赖尔（Grace Fryer，1899—1933）就是一位镭姑娘，她的父亲是工会代表，她也是积极选举的呼吁者。她带头与 4 名女孩在 1927 年提交了诉状，要求厂家赔偿 125 万美元。居里夫人也认为，"如果镭进入女孩们的体内，那一切都太晚了"。

1928 年 6 月，双方和解。5 名女孩每人获得 1 万美元，镭业公司还承担了诉讼及律师费用。女孩们还获得每年 6000 美元的补偿（在她们死亡前），但她们并没有享用几年。

科学家、冶金工程师詹姆斯·道格拉斯（James Douglas，1837—1918）的女儿患上乳腺癌，手术无效。虽然到欧洲进行了镭治疗，但仍于 1910 年去世。道格拉斯从此致力于镭治疗肿瘤事业。他于 1913 年在美国政府支持下成立了镭研究所，在科罗拉多州新发现的铀矿中提取镭，打破了奥地利对镭的垄断。道格拉斯深信镭可以治愈肿瘤，与居里夫人一样，他在自己办公桌上长年放着一瓶发光的镭。1918 年，他因白血病去世。

在去世前一年，他捐赠了 3.75 克镭给美国癌症和相关疾病治疗纪念医院（Memorial Hospital for the Treatment of Cancer and Allied Diseases），即原来的纽约癌症医院（New York Cancer Hospital）。

医院的物理学家焦阿基诺·法伊拉（Gioacchino Failla，1891—1961）是居里夫人的学生。他在医院的地下室构建了一个提取镭的装置。1921 年，居里夫人访问美国，专程到医院考察了这一装置。

到 1926 年，该医院成为世界上收集镭元素最多的地方，拥有 9 克镭，被称为"镭医院"。而医院的詹姆斯·尤文（James Ewing，1866—1943）团队一直在使用镭治疗肿瘤。镭姑娘一案的律师专门写信，要求尤文为镭的致癌性作证。

镭姑娘事件直接促成了美国《劳工法》的颁布，提出了职业病的概念。但是，镭姑娘用生命和健康为代价，并没有引起社会对镭的警觉。并且，镭在医学领域的应用同样也是花样百出，镭止痛片、镭消炎粉、镭眼药水、镭痤疮膏、镭避孕栓……无论内服还是外用的药品，只要添加镭就成了万能药。

哈佛大学在读学生威廉·约翰·阿洛伊修斯·贝利（William John Aloysius Bailey，1884—1949）看到了机会，果断退学，推出专利药品"镭雷神"（Radithor，Thor 指北欧神话中的雷神）。

这种药物就是简单地把镭溶入水中。他成立的贝利镭实验室（Bailey Radium Laboratories）郑重承诺，如果有人发现该产品没有放射性，会得到 1000 美元奖金。贝利在产品质量方面是认真的，不过，他在产品疗效方面，宣称该

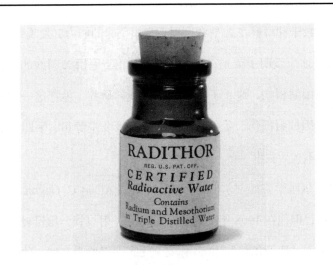

镭雷神饮料

图片来源：https://timalderman.files.wordpress.com/2020/05/img_8075.jpg

产品有止痛、促愈，提高身体机能等作用，甚至还能刺激内分泌实现返老还童，这就有待证实了。而镭元素本身仿佛拥有源源不断的能量，似乎脱离热力学定律的限制，让人难免遐想，受到吸引。而凡为"镭雷神"开处方的医生均可拿到 17% 的回扣，短短几年，贝利就积累了大量财富。

1927 年，耶鲁大学的校友、高尔夫球运动员埃本·拜尔斯（Eben Byers）在一次出席哈佛大学 - 耶鲁大学的比赛后摔伤，开始使用该产品。他每天服用三瓶，连续两年，结果下颌坏死，牙齿脱落，头痛难耐，颅骨出现空洞，1932 年在纽约医院去世。报纸这样报道："镭雷神很妙，喝了下巴掉。"（The radium water worked fine until his jaw came off）

镭雷神随即被叫停，FDA 开始严查放射性食品、药物和仪器。镭的热度终于消退，而科学界也开始品尝 X 射线带来的苦果。当伦琴夫人看到自己手的 X 射线片时，她内心恐惧："我好像看到了死亡。"

爱迪生与助手克拉伦斯·麦迪逊·达利（Clarence Madison Dally，1863—1904）研究了数千种材料在 X 射线照射下发出荧光的能力，发现钨酸钙最明显。1896 年 3 月爱迪生发明了荧光观察管，后来被用于医用 X 射线的检验。爱迪生因放射线造成眼睛损伤，终止了自己对 X 射线的研究，他把这一任务交给了助手达利。达利因放射损伤，手部残疾，截去了整个左臂和右手四个手指，最后失去了胳膊，不久后去世。

美国康奈尔医学院的阿尔伯特·C. 盖泽尔（Albert C. Geyser）曾因 X 射线研究受过损害，但他在 1908 年发明了一种改良 X 射线管，用铅材料做了必要的遮挡，他称之为"康乃尔管"，并号称安全无害。以此为基础，他发明了一种 X 射线脱毛设备——"发系统"（Tricho System），面向全国销售。不过，虽然这一产品引起的急性不良反应减少，但长期的辐射危害依旧存在。

　　1929 年，美国医学协会提醒其成员注意"发系统"引起的皮肤损伤，并收集了几十个案例——大多数受害者是 18~30 岁的年轻女性。1930 年，面临数百万美元赔偿官司的盖泽尔公司破产了。到了 20 世纪 40 年代，许多曾经接受过 X 射线脱毛的女士开始患上皮肤癌，陆续去世。

　　1936 年 4 月 4 日，在德国汉堡圣乔治医院的花园里，揭幕了一座 X 射线的纪念碑，它是德国伦琴射线学会建成的，为了缅怀和哀悼世界最早的 X 射线事业献身者。石碑上有 15 个国家 169 位科学家、医生、护士和技师的名字，到1959 年，增加到 350 人，他们都是为科学而献身的悲壮英雄。

参考文献

[1]　HEMPEL S. James Marsh and the poison panic[J]. Lancet,2013,381(9885):2247-2248.

[2]　CHRIS F, MIRON J A. The opium wars, opium legalization and opium consumption in China[J]. Applied Economics Letters ,2008,15(12): 911-913.

[3]　MUNSEY C . HEROIN® and ASPIRIN® The Connection! & The Collection![J]. Bottles and Extras, 2005: 2-6.

[4]　SANSARE K, KHANNA V, KARJODKAR F. Early victims of X-rays: a tribute and current perception[J]. Dentomaxillofac Radiol,2011,40(2):123-125.

[5]　ROSE M E . Nobel Lectures in Physics, Vol. 1: 1901—1921[M]. Singapore:World Scientific Publishing Co. Pte. Ltd.,1998.

[6]　基普尔 . 剑桥世界人类疾病史 [M]. 张大庆，译 . 上海：上海科技教育出版社，2007.

第二章
工业革命、战争与世界制药工业体系

普鲁士蓝与纺织业引领的近代工业革命

大约 1706 年，涂料制造商约翰·雅各布·迪斯巴赫（Johann Jacob Diesbach）在柏林用钾盐、硫酸铁和胭脂干合成红色颜料时，因为钾盐中染有动物血液，和硫酸铁反应生成一种称为亚铁氰化铁的化合物，得到了深蓝色颜料。它以普鲁士蓝（Preußisch blau）或柏林蓝（Berlinish blau）为名，推向市场。它是世界上第一种合成色素，彻底改变了一直以来缺乏稳定蓝色颜料的艺术行业。

柏林科学院创始院长莱布尼茨（Leibniz），在多封信中提到这种颜料，因为迪斯巴赫严守制作秘密，直到 1715 年，化学家们才分析出它的成分和合成方法。

在此之前，艺术家们所用的蓝色颜料——群青，是从阿富汗山区开采的青金石研磨而成的，价格高昂，通常被保留用于宗教图片，特别是圣母玛利亚的描绘。法国画家让-安东尼·华托（Jean-Antoine Watteau，1684—1721）作于 1717 年的《西瑟拉朝圣记》（*Pilgrary to Cythera*）（西瑟拉是传说中的爱情和浪漫之岛）是已知最早使用普鲁士蓝的绘画作品之一。所以，这一颜料也被称为巴黎蓝。

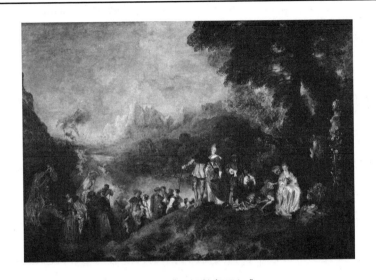

1717 年《西瑟拉朝圣记》

图片来源：https://classconnection.s3.amazonaws.com/210/flashcards/
1259210/png/pilgrimage1333338062396.png

　　后来发现，普鲁士蓝含有氰基（因此氢氰酸被称为"普鲁士酸"），但它却是无毒的，并且，口服普鲁士蓝被用作某些重金属中毒的解毒剂，例如铊和铯的解毒。这种疗法利用了其离子交换特性及其对某些"软"金属阳离子的高亲和力。

　　普鲁士蓝的价格实惠、稳定，它的使用迅速蔓延到整个欧洲。它不单单影响到了艺术，也影响到了纺织工业，普鲁士军队也很快用上了蓝色制服。近代工业革命是从纺织业开始的，纺织业的兴起带动了染料工业。普鲁士蓝是第一个现代的合成染料，染料工业的发展，又催生了制药业的出现。

　　工业革命在 18 世纪后期改变了商品生产模式，但把药品变成工业商品，形成制药业，则起源于 19 世纪后半叶。如果说现代新药发现伴随着生物碱的分离纯化而来，与此同时发展起来的染料工业，则与生物碱的合成有直接的联系。

德国化学家奥古斯特·威廉·冯·霍夫曼（August Wilhelm von Hofmann，1818—1892）师从李比希（Liebig），于1845—1865年在英国伦敦担任皇家化学院（今天的伦敦帝国大学的一部分）首席教授，他开创性地合成了多种重要的工业有机化合物，他对苯胺的研究为苯胺染料工业奠定了基础。他的一个学生查尔斯·布莱福德·曼斯菲尔德（Charles Blachford Mansfield，1819—1855）从煤焦油中分离出了苯，另一个学生威廉·亨利·珀金（William Henry Perkin，1838—1907）则成为染料工业的先驱。

1853年，15岁的珀金来到皇家化学院学习，霍夫曼指导他进行奎宁的合成研究。1856年复活节假期里，霍夫曼回到了德国度假。珀金自己在实验室用重铬酸钾氧化苯胺，得到了一些黑色的固体，他在用乙醇清洗实验室时，发现黑色物部分变红。

喜欢绘画的珀金对此很感兴趣，他找了几个朋友，瞒着霍夫曼偷偷在自己的花园小屋里做进一步实验。经过研究，他们发现原来合成了苯胺紫（mauveine），它可以作为一种很好的染料，并且原料是煤焦油中的蒽化合物，成本非常低。他们送出的几个染料样本也得到染坊的积极回应。

当时英国正值工业革命，纺织业的发展首当其冲，可是几乎所有的染料都是从天然植物中提取的，不但容易脱色，而且非常昂贵，尤其是紫色染料非常稀缺，这也是紫色成为贵族衣服颜色的一个原因。在珀金发现合成染料之前，英国每年进口染料就要达到200万英镑。珀金抓住商机，于1856年8月在英国申请了专利，而后珀金与家人成立了"珀金氏公司"（Perkin & Sons），开启染料工业的新天地。后来珀金又合成了其他的一些苯胺染料，如茜素（alizavin）。

德国巴斯夫公司也申请了茜素专利，甚至比珀金还早一天。1868年，阿道夫·冯·贝耶尔（Adolf von Baeyer，1835—1917，1905年诺贝尔化学奖获得者）

的两个学生，卡尔·格雷贝（Carl Graebe，1841—1927，后到赫奇斯特公司工作）和卡尔·利伯曼（Carl Liebermann，1842—1914，后来在巴斯夫担任研究主管）发现了茜素这种天然染料的结构，并申报了专利。专利转让给了巴斯夫公司，公司的海因里希·卡罗（Heinrich Caro，1834—1910）又开发出一种合成工艺。巴斯夫公司迅速大批量推出这一染料，成为当时欧洲首屈一指的化学公司。

1874 年，珀金公司的染料年产量达到 435 吨，可巴斯夫与赫奇斯特两家公司的产量达到了 1000 吨。特别是赫奇斯特，喜欢采用倾销策略。面临激烈竞争，珀金出售了自己的公司。英国在染料工业领域的竞争中败给了德国。

染料工业的发展进一步促进了化学合成技术的进步。很多染料公司，特别是德国染料公司，开始进军医药行业，又推动了医药工业的发展。

约翰·察赫（Johann Zacherl，1814—1888）是奥地利制药工业家。他在慕尼黑完成了学业，并经常去第比利斯山区旅行。在那里，他发现当地居民把一种除虫菊属植物的花朵做成粉末，作为除虫剂，经过考察，他于 1842 年开始生产这一产品。1855 年，他与儿子在维也纳成立了企业，他们把除虫菊属植物的花朵和叶子晒干，用乙醚提取出有效成分，再加入五倍体积的精馏酒，就生产出除虫粉喷剂，商品名"察赫灵"（Zacherlin）。世界各地还有其他的除虫剂，但当时所有除虫剂的效果均有限，没能产生世界知名的品牌，直到后来的 DDT[①]。

在 19 世纪初期，作为商品的化学品不过几百种。有机化学家集中的地方是德国，以李比希学派为中心，大量的有机化学家分离、合成数以万计的新化合物，极大地开辟了化学界的研究范畴。

---

① DDT，化学名为双对氯苯基三氯乙烷（dichlorodiphenyltrichloroethane）。于 1874 年首次被合成。保罗·赫尔曼·穆勒（Paul Hermann Müller，1899—1965）于 1939 年发现它是一种特效杀虫剂。因这一发现，穆勒获得了 1948 年诺贝尔生理学或医学奖。但因 DDT 造成环境污染和生物危害，其被多数国家禁用或控制使用。

欧洲商人和化学家们积极地发现各个化合物的商业用途，争先恐后申请专利。很多化学品公司相继成立，为食品、印染、洗化、医药、纺织、制革、造纸等行业提供原料和试剂。其中李比希就学以致用，研究农业土壤中的化合物，开创了农业化学，发明了好几种农业化肥，提高了农业生产率。

由染料转型的早期医药企业

城市需要水源，河流又提供了便捷的运输方式，最早的城市都建在河流附近。而以前的动力来源主要是人力和水力，最早的蒸汽机也需要水，所以工业都在河流附近，城市和工业聚集在莱茵河两岸也是自然的。

最早的生产化学品的公司如汽巴（Ciba）公司、嘉基（Geigy）公司、山德士（Sandoz）公司、拜耳（Bayer）公司、赫奇斯特（Hoechst）公司、罗氏（Roache）公司等，都建在莱茵河两岸。早期制药工业也从这些企业发展而来。

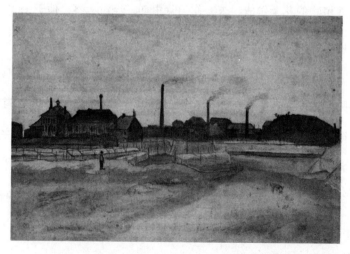

《博里纳日的焦炭工厂》（*Coke Factory in the Borinage*），
梵·高（Vincent van Gogh，1853—1890）作于 1879 年
图片来源：https://www.vangoghmuseum.nl/en/collection/d0370V1962

1886 年，德国一位患有肠虫的病人到药房取药。保罗·赫普（Paul Hepp）和阿诺德·卡恩（Arnold Cahn）给了他"萘"（naphthalene）这一化学品，据他们检测对肠虫有一定功效。结果病人的病情没有好转，但是他的发热症状消失了。两人以为发现了一个退热药时，却又发现这个白色的"萘"没有任何气味，而真正的萘其实是有种特殊气味的。于是他们找到了赫普兄弟工作的"卡勒公司"（Kalle and Co.）的化学家，这才发现，他们错把乙酰苯胺（acetanilide）这种染料工业的副产品，标记成了萘。

卡勒公司也是做染料和涂料产品的，于 1863 年由威廉·卡勒（Wilhelm Kalle，1838—1919）创立。该公司随即对乙酰苯胺进行了一系列研究，发现它确实具有退热作用，并且还有一定的止痛作用，于是将其作为一种药物投放市场。

不过，公司隐藏了化学品的真实身份，他们把它包装起来，称之为"退热冰"（Antifebrine）。由医生开出处方，然后病人向卡勒公司订购退热冰。1907 年，赫奇斯特公司收购了卡勒公司（该公司又于 1995 年独立出来）。

卡勒公司冷不丁从染料转向药品，并取得了巨大成功，引起了有机染料行业的注意。德国拜耳公司（Friedrich Bayer and Company）是建于 1863 年的一家化学品小公司，原来主要生产染料。在 19 世纪 80 年代后期，拜耳公司转而研究化学制药，获得了巨大成功。

拜耳公司由弗里德里希·拜耳（Friedrich Bayer，1825—1880）和约翰·弗里德里希·韦斯科特（Johann Friedrich Weskott，1821—1876）两位合伙人成立，前者是销售员，后者是技术员。公司在 1880 年就已经进入中国市场。

不过，1886 年的拜耳公司遇到一个问题，公司生产染料时，有一种副产物对氨基苯酚（para-aminophenol），已经积累了 50 吨，需要花一笔钱，让人来处理掉。刚刚入职两年的研究主管卡尔·杜伊斯伯格（Carl Duisberg，1861—

1935，曾经在贝耶尔实验室学习过）希望找个办法，变废为宝。杜伊斯伯格研究过退热冰，他推测，二者化学结构相似，那么对氨基苯酚及相应衍生物是否也有相应的药效？

他和同时应聘进公司的奥斯卡·欣斯贝格（Oskar Hinsberg，1857—1939）一起，为有毒的羟基（OH）加上乙基，又在对位的氨原子上增加一个乙酰基，就得到了更有效、副作用更少的退热药——乙酰苯乙啶（acetophenetidine）。考虑到退热冰已经是当时退热药中最成功的品牌，他们将其称为非那西丁（Phenacetin）进行了市场推广，获得巨大成功。

亲自招聘杜伊斯伯格进公司的董事会主席卡尔·伦普夫（Carl Rumpff，1839—1889，前老板拜耳的女婿）把外甥女介绍给了杜伊斯伯格，把他当作公司的接班人培养。拜耳公司成立了制药部门，杜伊斯伯格成为负责人。他为新部门签发文件，其中写道：

> 全力借助化学、药学、生理学和医学文献提供的所有知识，发现制备已有药物、特别是业已获得专利的已有药物的新方法，还要发现全新的以及已有药物的新的、技术上可资应用的生理学性质，这样，我们这个原来生产染料的企业，就能够将各竞争对手的专长吸收过来、发挥到市场上去，形成新的药物制备过程。

就这样，制药工业的新时代开始了。作为企业家的杜伊斯伯格才是最早的"化药治疗"提倡者。

只不过，非那西丁早在1878年就被合成，所以无法申请专利。后来，拜耳公司又发现了海洛因（二乙酰吗啡）、阿司匹林（乙酰水杨酸），也都是这个原因，无法在欧洲申请专利。不过，拜耳公司申报阿司匹林的制备工艺专利，最终得到了英国和美国授权，虽然后来英国又宣布其无效。

拜耳公司依靠其优质的生产工艺和强大的营销能力，在短短几年内成长为一个药品巨头。特别是海洛因，因为当时肺结核与伤寒是人们死亡的主要原因，拜耳公司宣称海洛因镇咳效果是可待因（codeine）的 10 倍，而毒性仅是其十分之一。海洛因于 1898 年被推向市场后立刻成为热宠，次年就出口 23 个国家。

不过，第一次世界大战对拜耳公司造成了不小的损失，美国没收了拜耳公司所有药物的商标权。阿司匹林的生产原料之一苯酚（还可以应用于塑料、火药等工业）的主要供应商英国还对德国进行封锁，拜耳公司不得不利用德国间谍从美国以生产消毒剂名义进口原料。美国参战后，这一来源也被切断。

虽然拜耳公司于 1913 年就因为医学界的批评而不再生产海洛因，但阿司匹林已经可以填补其利润缺口。"一战"后，拜耳公司在制药业的地位仍难以动摇。

赫奇斯特的成功与罗氏的艰辛

同样由染料转型的公司还有 1863 年成立的赫奇斯特公司，这家公司是威廉·迈斯特（Wilhelm Meister）、尤金·卢修斯（Eugen Lucius）创立的，开始叫"迈斯特卢修斯公司"（Meister, Lucius, and Co.），后来又增加了合伙人阿道夫·布吕宁（Adolph Brüning），名称改为"迈斯特卢修斯布吕宁公司"（Meister, Lucius & Brüning）。1880 年它成为一个有限责任公司，因为位于法兰克福附近的一个村镇，所以用村镇的名字，称为赫奇斯特公司。

公司成立时极其简陋，设备仅有一个三马力的蒸汽机和一个小锅炉，在这个锅炉里，苯胺油和砷酸盐被一起加热，合成一种褐黄色染料。1870 年，他们开发了一种硝基苯法，从此不再使用砷剂。接着他们又开发了几种新的漆料工艺，渐渐有了名气。1889 年的巴黎世界博览会上，该公司获得了一个化学品的金奖。

德国化学家赫尔曼·埃米尔·费歇尔（Hermann Emil Fischer，1852—1919，

1902年诺贝尔化学奖得主）因为被父亲认为太蠢，不能经商，所以学习化学。他于1872年跟随堂兄奥托·费歇尔（Otto Fischer）一起到斯特拉斯堡大学攻读博士学位。1874年，费歇尔接受贝耶尔（Baeyer）的指导，研究荧光素（fluoresceine）和虎皮酚酞（orcin-phthalein）。很偶然地，他发现了第一个肼基——苯肼（phenylhydrazine），并证明了它与偶氮苯和磺酸的关系。1875年，他跟随贝耶尔到慕尼黑大学。

费歇尔的学生路德维希·诺尔（Ludwig Knorr，1859—1921）于1882年尝试用乙酰乙酸、酯化苯肼来合成奎宁。在这个过程中，他合成了苯氮酮系列化合物，并发现第二个化合物氨替比林有不错的退热作用。他申报了专利。1883年，赫奇斯特公司把它推向市场。这是第一个有固定剂型、固定剂量的药品，也是第一个退热药。只不过，卡勒公司的退热冰和拜耳公司的非那西丁很快上市，抢了它的市场。

德国化学家阿尔弗雷德·艾因霍恩（Alfred Einhorn，1856—1917）毕业于莱比锡大学（Leipzig University），于1882年加入慕尼黑大学贝耶尔的研究团队。1892年，他研究可卡因的结构，希望合成一种新的、没有成瘾性的局麻药。直到1904年，他才合成了普鲁卡因。这种化合物与肾上腺素混合，能够起到不错的效果，被赫奇斯特公司以奴佛卡因（Novocaine）为名推向市场，主要用于牙科手术的麻醉。

同一时期，埃米尔·冯·贝林（Emil von Behring，1854—1917）等在发现白喉抗毒素之后，赫奇斯特公司与贝林签订合同，开发这一新药。但贝林的工艺无法达到工业生产的要求，于是在科赫的建议下，他邀请埃尔利希来帮忙。

埃尔利希凭借自己在植物毒素免疫以及化学方面的高超技能，通过把白喉菌反复注射到马的体内，得到了马免疫血清。1894年，该产品临床试验取得成功，

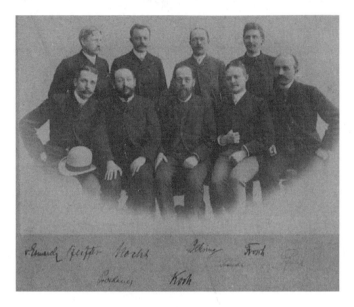

科赫与学生们（前排左一至三：埃尔利希、贝林、科赫）
图片来源：https://www.rki.de/SharedDocs/Bilder/Institut/Geschichte/
Schueler/Gruppenfoto.jpg

赫奇斯特公司将其推向市场，并在随后的一次白喉流行中获得极大成功。因为抗毒素这一产品，掀起了人们依靠免疫方法对抗一切病菌的希望。

不过，贝林劝说埃尔利希，以助他建一家研究所的代价，让他放弃了药品的利益。结果，贝林依靠药品上市变得富有，而且又获得了第一届的诺贝尔生理学或医学奖。埃尔利希成为新成立的血清学研究所（后来的埃尔利希研究所）负责人。

于是，埃尔利希继续研究自己提出的侧链理论，最后研究出了606这一化合物。赫奇斯特公司再一次近水楼台先得月，于1911年把这一产品推向市场，即洒尔佛散。不过，这个药物含砷，且因药品不稳定，有较大副作用，所以，赫奇斯特把它制成粉末，医生使用前用无菌蒸馏水混合，再注射给病人。后来埃尔利希又提高了药品的可溶性，使之更加容易使用。

虽然安替比林、奴佛卡因、白喉抗毒素三种药物被推向市场，但销量都有限。赫奇斯特公司销量的 90% 仍是传统的染料等化学品。而且，赫奇斯特公司为了保证自己的市场地位，展开了激烈的价格战，长期施行"倾销"策略，行业内口碑较差。不过，洒尔佛散让公司改头换面，成为世界医药界的新星，并获得了一大块医药利润，直到青霉素出现取代了它。

1896 年，从事纺织业的 28 岁的弗里茨·霍夫曼·拉·罗什（Fritz Hoffmann La Roche，1868—1920）把收购的一家染料公司的名字改为自己的名字。两年后，在抗结核药硫醇的基础上，他们开发了一个止咳药物"西罗林"（Sirolin），这款药一直销售了 60 多年。

罗氏公司首席科学家卡尔·舍尔格（Carl Schaerges）于 1909 年制备了一个鸦片制剂"鸦片全碱"（Pantopon），并且和化学家埃米尔·C. 巴雷尔（Emil C. Barell）一起证明了甲状腺提取物中碘的存在。这导致了罗氏公司的第一个专利药"艾奥丁"（Aiodin）的上市。罗氏公司还在德国买地建厂，生产了一个伤口消毒剂"阿伊罗尔"（Airol）。另外，他们还对安替比林修饰，得到了异丙基安替比林（propyphenazone）。1904 年，罗氏公司上市洋地黄毒素（digitoxin，商品名 Digalen）这一强心药。

"一战"期间，虽然瑞士是中立国，但罗氏公司业务国际化，德国和法国都把它列入黑名单，拉·罗什便大力经营俄国业务。十月革命后，罗氏公司血本无归，拉·罗什也很快去世。"一战"后，罗氏公司转向维生素生产，再度发展。

葛兰素史克的前身

英国药企葛兰素史克（GlaxoSmithKline，GSK）由五个主要的公司合并而来。

1715 年，西尔维纳斯·贝文（Silvanus Bevan，1691—1765）在伦敦开设了一家"旧犁庭药房"（Old Plough Court Pharmacy）。贝文是英国皇家学会成员，他的药房业务发展顺利。1750 年后，该药房非常有名，许多美国医生向他们索取药品。贝文的一名学徒威廉·库克沃西（William Cookworthy，1705—1780）开发了瓷器制作工艺，他在康沃尔郡发现了大量瓷土（高岭土）和瓷石（petunse），并优化工艺，使烧制瓷器时达到所需的高温。库克沃西于 1768 年获得了专利，从而打破了中国瓷器的垄断地位。

1794 年，科学家威廉·艾伦（William Allen，1770—1843）到药房工作，后来他与亲戚丹尼尔·贝尔·汉伯里（Daniel Bell Hanbury，1784—1882）接管了药房。1856 年"艾伦汉伯里公司"（Allen & Hanbury）正式成立。到 19 世纪 70 年代，该公司生产肝油、麦芽锭剂和婴儿奶食品等 80 多项产品。

葛兰素（Glaxo）公司成立于 1873 年，当时只有一种婴儿奶制品，直到 1924 年才上市了维生素 D。

亨利·所罗门·韦尔科姆（Henry Solomon Wellcome，1853—1936）出生于美国，很早就对医学感兴趣，在 16 岁的时候，他就制作了一款橘子汁，起名为"隐身墨水"，并发布广告。他喜欢医学，擅长营销。他先在叔叔的药店工作，然后到美国明尼苏达州罗切斯特（Rochester）一家药企工作。在那里他认识了内科医生威廉·沃勒尔·梅奥［William Worrall Mayo，1819—1911，梅奥诊所（Mayo Clinic）的创始人，担任过市长、州参议员］。梅奥医生鼓励并资助他到芝加哥药学院学习，后转到费城药学院，于 1874 年毕业。毕业后他在多个药企工作，后来从事推销一种明胶涂层药片。1880 年，他的费城药学院校友赛拉斯·伯勒斯（Silas Burroughs）邀请他前往伦敦，销售美国已经出现的压缩片剂药物（英国还在用汤剂、粉末），于是他们在英国合伙创立了"宝来威康公司"（Burroughs

Wellcome & Co.）。

该公司出售各种药物的压缩片剂，包括奎宁，大受欢迎。该公司成立了病理学实验室，并聘请了亨利·哈利特·戴尔（Henry Hallett Dale，1875—1968，因发现乙酰胆碱的神经递质作用获得 1936 年的诺贝尔生理学或医学奖），后来戴尔担任了第一届的宝来威康基金会主席。20 世纪 20 年代，该公司在美国设立分支机构，后来在多个领域取得突破。

托马斯·比彻姆（Thomas Beecham，1820—1907）只是牧童出身，后来贩卖草药。他于 1848 年成立的比彻姆集团（Beecham Group）就是卖泻药起家的，该公司生产一种由芦荟油、姜汁、皂液组成的混合物，叫"比彻姆丸剂"（Beecham's Pills），销量很好。比彻姆集团于 1859 年成为世界上第一家只生产药品的工厂，不过，直到 1924 年，菲利普·希尔（Philip Hill）买下这家公司前，它基本上没有什么科学研究。

而 GSK 的其中一个分支史克公司（Smith, Kline & French，SKF），起源于 1830 年约翰·K. 史密斯（John K. Smith）在美国费城设立的一家药店。后来史密斯的弟弟加入进来，继续扩大业务。1865 年，会计马伦·N. 克莱恩（Mahlon N. Kline）加入进来，负责销售业务，并到费城药学院学习，后来成为合伙人。1891 年，他们收购了另一个费城的药品批发商"弗伦奇理查德公司"（French Richards & Co.），公司名称改为现名。

史克公司的商品品种达到上百个，覆盖从滋补药到药品，从搽剂到香水。很快，他们开发了一款名为"爱斯凯的神经磷酸酯"（Eskay's Neurophosphates）的产品，很受欢迎。直到 1925 年左右，史克公司才先后聘请了两位化学家，其中弗莱德·P. 内伯豪尔（Fred P. Nabenhauer）开发了一款产品"碘氧苯甲酸钙"（商品名 Oxo-ate B），用于缓解关节炎和风湿病中的肿胀和肌肉痉挛。

安非他明类药物包括苯丙胺、甲基苯丙胺、右旋安非他明、麻黄素和其他类似化合物。苯丙胺于 1887 年由罗马尼亚化学家拉泽尔·德莱亚努（Lazăr Edeleanu, 1861—1941）在德国首次合成，他将其命名为苯异丙胺。直到 1927 年，美国化学家戈登·奥尔斯（Gordon Alles，1901—1963）独立地重新合成它，并报道其具有拟交感神经特性，与麻黄素作用相似。1929 年，奥尔斯与史克公司达成合作，开发了安非他明类第一个药品苯丙胺，用于减轻鼻塞症状，治疗花粉热、感冒和其他上呼吸道疾病，使公司销量大增。

但当时，无论是英国还是美国的药企，都难以与德国药企对抗。染料工业向制药工业的转变是制药工业的第一次飞跃。也正是在这一时期，世界医药化工行业取代了机械制造行业，成为创新的排头兵，在这一过程中，德国药企凭借强大的化学创新能力，独占鳌头。

默克公司的跨洋发展

制药业的根源在于早在中世纪就提供传统疗法的药剂师和药房，他们根据数千年的民间知识提供了一系列的治疗方法。虽然德国一些企业从染料转向制药，但更多的企业是从药房而来，最具代表性的就是默克公司。

弗里德里希·雅各布·默克（Friedrich Jacob Merck，1621—1678）一直在药房工作，1668 年，他来到达姆施塔特（Darmstadt），买下了当地的药房，更名为天使药房（Engel Apotheke，英文：Angel Pharmacy），这是默克药业的前身。他的一位后人约翰·海因里希·默克（Johann Heinrich Merck，1741—1791）还成为著名作家，是歌德（Goethe）的好友。

1816 年，海因里希·伊曼纽尔·默克（Heinrich Emanuel Merck，1794—1855）接管了家族自 1668 年就经营的药店，并改名为默克（E. Merck　oHG）公

司，从药店转型为药品生产商。默克公司除了生产当时流行的鸦片酊类药物外，还生产片剂、粉剂、糖浆剂等剂型的产品。

海因里希曾经在多所大学里学习化学，化学泰斗李比希也是海因里希的朋友。他的一位老师是化学家马丁·海因里希·克拉普罗特（Martin Heinrich Klaproth，1743—1817），克拉普罗特是拉瓦锡的信徒，编写过德语化学词典，并发现铀（1789）、锆（1789）和铈（1803）的化合物，他把它们描述为不同的元素。不过，他并没有获得这几种元素的单质（纯金属）。另外，他在1795年发现了钛（在1791年被英国科学家首先发现），并将其命名。他阐明了许多物质的组成，包括碲、锶、铍和铬的化合物。

海因里希把目光转向生物碱的分离和生产，由于海因里希的主导，默克公司全面转型，很快他们大量生产的生物碱达到16种，并且纯度有保证，赢得了市场的信任。1827年，德国默克公司开始把吗啡商品化。1848年，海因里希的儿子格奥尔格·弗朗茨·默克（Georg Franz Merck，1825—1873，李比希的学生）从吗啡的提取液中分离得到了罂粟碱（papaverine，药用价值不高）。1884年，默克公司还与弗洛伊德医生合作进行可卡因的研究。

1888年，默克公司的首席分析化学家卡尔·克劳赫（Carl Krauch，1853—1934）博士出版了第一部分析标准著作，名为《测试化学试剂纯度》的手册。默克公司宣布，只有符合手册中所述纯度标准的试剂才会投放市场。

1887年，默克公司在美国纽约开设分公司，提前两年到达纽约负责分销业务的，有十多年工龄的老员工西奥多·魏克尔（Theodore Weicker，1861—1940，出生于达姆施塔特，曾任默克公司驻伦敦代表）出任经理。

1891年，海因里希的孙子，格奥尔格·弗里德里希·默克（Georg Friedrich Merck，1867—1926）来到美国，开始主持美国分公司的工作。虽然当时他只有

23 岁，但已经在家族企业中被训练了 7 年。他出让一些公司股份给老经理魏克尔，改公司名字为美国默克公司（Merck & Co.）。

美国默克公司初期的业务主要是从德国母公司进口化学药品，提供给其他药剂师使用。随着业务的日益成长，1897 年美国默克公司的销售额达到 100 万美元。为了拓展业务，美国默克公司还于 1899 年专门编撰了《默克手册》（*Merck Manuals*）。第一本手册中的治疗方法包括放血疗法治疗急性支气管炎、砷剂治疗阳痿、杏仁面包治疗糖尿病等。这些自然随着医学的进步而不断改变，但美国默克公司的手册逐渐成为最广泛使用的医学参考文献之一。

格奥尔格于 1902 年成为美国居民，并把公司转移到新泽西州罗威（Rahway），在那里建立工厂车间，开始以医药制造逐渐取代原本的纯进口业务，产品有众多精细化学品制造的药品，包括铋、碘化物和麻醉剂（包括吗啡、可卡因等）。

一山不容二虎，1903 年，魏克尔把股份卖给格奥尔格，自己另起山头。1905 年，魏克尔与自己的岳父洛厄尔·梅森·帕尔默（Lowell Mason Palmer，1845—1915）一起买下了施贵宝公司（E. R. Squibb & Sons），即后来的百时美 - 施贵宝（BMS）公司的前身之一。

爱德华·罗宾逊·斯奎布（Edward Robinson Squibb，1819—1900）于 1845 年毕业于宾夕法尼亚州费城的杰斐逊医学院，后在 1846—1848 年的美墨战争期间担任海军医生。由于药品质量低劣，他怒将劣质药品扔出船外。1854 年，他在纽约布鲁克林海军医院工作期间，改进了蒸馏制备乙醚（用于麻醉）的方法。他于 1858 年创立了自己的实验室生产药品。实验室爆炸过三次，其中一次乙醚爆炸使他严重烧伤。在美国内战期间，斯奎布的公司为北军提供吗啡、奎宁、乙醚，以及外伤用的纱布、绷带等。他把公司所有的战场用器材、药品打包在一个箱子里，以 100 美元价格出售。战后，因为使用纯度高的药品的观点不被美国医学会接受，斯奎布自己出版了一本美国药典的替代品，名为《施贵宝医用品参考》（*Squibb's Physeries of Material Medica*）。1892 年，斯奎布与两个儿子一起创立了施贵宝公司，公司资本达到 150 万美元。

魏克尔买下施贵宝公司后，在新泽西州买下了一个乙醚工厂。"一战"中，施贵宝公司成为军队的独家乙醚供应商。魏克尔还开设了生物制品分部，生产抗毒素、疫苗等产品，另外把从毛地黄中提取的洋地黄（digitalis）药品标准化。"一战"后，施贵宝的产品达到 2382 项（包括兽用药）。魏克尔的孙子后来成为美国参议员。

1910 年，美国默克公司的业务已经达到 300 万美元，并于 1911 年在加拿大设立了分公司，不过，其大股东仍是德国默克公司。

格奥尔格的儿子乔治·W. 默克（George W. Merck，1894—1957）出生于纽约，从小就去爱迪生的实验室学习，1915 年毕业于哈佛大学化学系。因为第一次世界大战影响，他无法前往德国老家继续研究生学业，于是加入了父亲的公司。

在"一战"中，一开始美国由于孤立政策，不愿参加战争，所以与各国正常做生意。但到了 1917 年，美国对德国宣战，加入协约国，德国在美国的资产面临被没收的风险。一些药物专利如拜耳公司的阿司匹林，被美国宣布无效。于是格奥尔格带领美国默克公司，从德国默克公司独立出来，免于被充公，使公司安然渡过了"一战"。而乔治在公司的各个岗位锻炼，直到 1925 年，接替父亲担任了公司董事长。

乔治带领公司展开维生素、激素、抗生素的研究，取得了很大成绩。在"二战"中，他还带领研究机构和军方一起，与生化武器专家弗兰克·奥尔森［Frank Olson，1910—1953，美国中央情报局（Central Intelligence Agency，CIA）雇员，其死亡之秘至今无解〕合作。"二战"后，美国默克公司还参与了链霉素的研发，后来在疫苗领域发力，一路发展，反而超越了德国默克公司。

乔治在链霉素成功后，为公司确立了价值观："我们永不忘记，药是为了人民，而不是为了利润。"（We try never to forget that medicine is for the people. It is not for the profits.）

随着美国默克公司在全球影响力的提升，其与德国默克公司的品牌争端也在扩大。双方在 1955 年达成协议，又在 1970 年进行了修订，德国默克公司在世界各地（除加拿大和美国以外）有权使用 Merck 这个名字，德国默克公司在北美被称为 EMD，美国默克公司在加拿大和美国被称为默克，而在其余地方，被称为默沙东（Merck Sharp & Dohme，MSD）公司。不过，随着品牌价值不断增加，二者之间的纠纷最近还在上演。

美国默克公司的成长，是美国制药业全球竞争力提升的一个缩影，但更具代表性的是美国的辉瑞公司。

辉瑞公司从卖糖果起家

一度排名世界第一的制药公司辉瑞公司，历史也比较久远。1849 年，两位20 多岁的德裔美国移民查尔斯·普菲策尔（Charles Pfizer，1824—1906）和他的表弟查尔斯·埃哈特（Charles Erhart），横渡大西洋来到了美国纽约。普菲策尔是化学员，埃哈特是糖果商。他们拿着从父辈那里借到的 2500 美元，又通过抵押得到 1000 美元，在纽约布鲁克林区的一幢双层红砖房中创立辉瑞公司（Charles Pfizer & Co.），其主打产品是一种抗寄生虫药蛔蒿素（Santonin），也是一种植物提取物，通常与泻药一起服用。普菲策尔负责提取制备蛔蒿素，而身为糖果商的埃哈特在其中加入太妃糖进行调制，把这一味道较苦的产品变得味道适宜。

新产品备受市场欢迎。

另外，他们从德国进口汞、樟脑、硼酸、酒石酸和柠檬酸等化学品。在美国内战中，军队需求大量止痛药和杀毒剂，辉瑞公司向北军提供酒石酸、碘、吗啡和氯仿等产品。到了战争结束的1865年，辉瑞公司获得了140万美元的收入，拥有150名员工。

1880年，公司使用进口的柠檬和酸橙，开始生产其最受欢迎的产品之一柠檬酸。到了19世纪90年代，辉瑞公司的员工已经达到200余人。

食品化学家詹姆斯·柯里（James Currie）在农业部工作，1917年，他试图通过发酵法来生产罗克福特奶酪（Roquefort cheese），没有成功。他又试图用黑曲霉发酵糖产生草酸，也失败了。他发现黑曲霉是有氧菌，这意味着它需要空气才能生长。并且，他注意到发酵过程中有一个有趣的副产品——柠檬酸。

柯里当即联系了辉瑞公司这个美国最大的柠檬酸进口经销商，辉瑞公司董事长听了很感兴趣。1919年，柯里和他的少年助手贾斯珀·赫伯特·凯恩（Jasper Herbert Kane，1903—2004）加入了辉瑞公司。在柯里的指导下，辉瑞公司最终开发了一个大规模的发酵工艺，命名为SUCIAC（sugar to citric acid conversion），即糖到柠檬酸的转化工艺。辉瑞公司并没有对这个工艺申报专利，而是作为生产秘密进行严加保护。

第一次世界大战后，许多企业因为产品供应链出了问题而业务量下降，辉瑞公司采取发酵技术生产柠檬酸，不仅减少了进口原料，而且质优价廉。

1923年，正在利用夜间到理工学校（Polytechnic Institute）上课的凯恩，发现了一种利用糖蜜作为发酵基质的方法，而不是更昂贵的精制糖，这一工艺改革又进一步降低了成本。柠檬酸的价格从每磅[①]1.25美元，降到了每磅20美分。

——————————

① 1磅 = 0.454千克

1928 年，凯恩获得了一个本科学位。

1929 年，辉瑞公司几乎垄断了市面上所有的柠檬酸生产，年产量高达 1000 万磅。低价的柠檬酸为饮料行业的发展提供了契机。也因为发酵技术，辉瑞公司被美国政府指定为青霉素生产的指导单位，从此走上了快车道。

礼来公司的第三代

礼来公司（Eli Lilly and Company）由美国退伍军官伊莱·利利（Eli Lilly，1838—1898）建于 1876 年。16 岁的利利于 1854 年到叔叔家附近的一个药店当学徒，得到一个合格证后，他又在其余几个药商处工作。他于 1861 年 1 月开了一间自己的药店，并结了婚。不过几个月后，美国内战爆发，他加入军队，担任北军的一名排长。半年后，利利回到家乡，奉命组建一支炮兵部队。他招募了 156 人，于 1862 年建立起他担任连长的印第安纳州第 18 轻炮兵连。当年他的部队虽然没有战斗，但却因疾病死去 30 人。1863 年他率部勇敢作战而负伤，因战绩突出，伤愈后到骑兵部队担任少校。不过，利利的部队被 1.2 万名南军包围，他临时成为战场指挥官，却被迫率部投降。1865 年他以交换战俘的形式获释，重新到北军担任军官，在他 27 岁生日前几天，升职为上校，不久战争结束。

战后，利利带着全家在南方创业，种植棉花，结果赔了不少钱，于是重新干起药店老本行。1869 年，利利的一个战友找到他，与他合作开药店，对方提供资本，由他负责运营，利润均分。但是，随着业绩增长，他想开一间制药企业，于是在 1874 年，他与一个牙医朋友约翰·F. 约翰斯顿（John F. Johnston）达成协议，成立了一家药企。但是，两年后，两个合伙人闹崩，公司解散。利利找到一个大销售商奥古斯塔斯·基弗（Augustus Kiefer），想找份工作，不过，对方却鼓励他自己开制药公司，并且给予他一定的支持。于是在 1876 年，礼来公司正式开张了。公司拥有药丸、液体提取物、酒精溶液等几个生产线。1890年利利上校去世后，公司交给了他的儿子乔赛亚·柯比·利利（Josiah Kirby Lilly，1861—1948），后来又传给了孙子小利利（Eli Lilly Jr.，1885—1977）。

在1900年，礼来公司仍然与美国当时的数百家小药企没有什么区别。其最畅销的产品多草药汁（succus alterans），是根据乔治·W.麦克达德（George W. McDade）博士的配方配制的草药混合物，广泛用于梅毒、淋巴肿大、贫血、湿疹和其他因血液贫乏而引起的疾病，号称有"净化血液"的功效。

小利利毕业于费城学院药学专业，于1907年进入公司，成为经济部门负责人。他一天到晚待在公司，寻求提高产量、提高效率并降低成本的办法。

他在工厂的机器车间里开发了一种新的零件，使灌装机可以根据瓶子形状、大小进行调整，当年就为公司节省了7500美元。经过详细的观察和分析，他又得出结论，公司的标准木桶对酒精有吸收，造成不应有的损失，他改用铜皮内衬的油桶，每年又为公司节省15 000美元。并且他引入了泰勒制（Taylorism，最早的提高企业效率的管理方法），进行标准化管理。当董事长的父亲提拔小利利担任制造部主管，备受鼓舞的小利利简直成为一个工作狂。

很快，小利利引进了明胶胶囊剂型，建设新的胶囊工厂，于1913年投产。而且他设立了基金，用于聘请外部专家对公司进行优化咨询。在"一战"结束时，礼来公司已经做好了准备，即将从一个地方小药企转变为全国性的大药企。

1919年，礼来公司建立了一个新药研发部门，为自己日益扩大的产能寻找新产品。经过筛选，公司聘请了乔治·亨利·亚历山大·克洛斯（George Henry Alexander Clowes，1877—1958）为研究部门主任。克洛斯是英国肿瘤专家，本来在德国哥廷根攻读化学博士学位，被同学拉到美国研究肿瘤，在癌症免疫、胶体化学等基础研究方面有丰富经验。

1921 年 11 月，弗里德里克·班廷（Frederick Banting，1891—1941）、约翰·麦克劳德（John Macleod，1876—1935）、查尔斯·赫伯特·贝斯特（Charles Herbert Best，1899—1978）把胰岛素的动物实验成果写成了文章。并且，麦克劳德于同年 12 月邀请化学系的访问学者詹姆斯·科利普（James Collip，1892—1965）加入团队，优化提取工艺。12 月 30 日，在文章出版前，他们在美国康涅狄格州纽黑文，美国生理学协会组织的一场会议上提前展示自己的成果。

他们的报告是在会议最后一天的下午，麦克劳德教授是主持人，班廷为报告人。而班廷口才并不好，当天表现得有些紧张。当时很多参会人员都已经离开大会，提前返程了，留下来的人听了也不怎么关心。但是礼来公司的克洛斯博士却抱着极大兴趣听完了，并且当天晚上，他就打电话给麦克劳德，寻求合作，表示愿意用礼来公司的专业和设备，把胰岛素商业化。

不过，当时多伦多团队提取的胰岛素尚未进行临床研究，所以，麦克劳德没有答应这一提议，只礼貌地表示会与对方保持联系。

在 1921 年 11 月，康诺特实验室（Connaught Labs）主任兼多伦多大学卫生学教授约翰·杰拉尔德·菲茨杰拉德（John Gerald FitzGerald，1882—1940，其办公室在班廷和贝斯特的楼下）就已经给了班廷 5000 美元的资助，让他们使用康诺特实验室的牧场（饲养染"牛痘"的牛制备天花疫苗用）提取牛的胰岛素。柯利普的提取工艺当月就有了成果，菲茨杰拉德于 1922 年 1 月 1 日正式授权贝斯特和柯利普，组建康诺特实验室的生产分部（后来称胰岛素分部）。

1922 年 1 月，胰岛素进入临床试验，由贝斯特提取的胰岛素纯度不高，但柯利普提取的表现神奇。可是柯利普的访问期限到了，他要回原单位阿尔伯塔大学（University of Alberta）。显然，他会把技术带走，并有可能申请专利，而班廷是主张放弃专利的，这更加剧了胰岛素团队的分裂。菲茨杰拉德于是介入，在他的协调下，柯利普得以在多伦多工作更长时间。并且，1922年1月25日，多伦多大学与胰岛素四人组签订了一个协议，暂时不申请专利。

他们的胰岛素临床试验文章发表于1922年2月的《实验与临床医学杂志》（*Journal of Laboratory and Clinical Medicine*），迅速引发北美医学界的热议，各地治疗糖尿病的医生都向多伦多索取这种"胰岛素"。而多伦多团队希望在康诺特实验室完成大生产工艺。

1922年4月3日，坐不住的克洛斯博士代表礼来公司，书面提出了正式的合作意向，将文件发往多伦多。

不几天，克洛斯再次写信，并且，他在信中相当礼貌地警告说，除非有任何具有法律约束力的专利，否则其他机构完全可以尝试自己从动物胰腺中提取这一物质。而且，他们做得更好的话，就有可能认领胰岛素的发现权。这封信对多伦多团队有不小的触动。

此时的多伦多团队陷入一次危机，柯利普没有准确地记录自己的提取实验，导致在1922年3—4月，提取实验无法重复，甚至病人面临停药的危险。虽然柯利普再次得到了高纯度的胰岛素，但这一事件让多伦多团队信心大减。

1922年5月初，菲茨杰拉德与胰岛素四人组一起写信给多伦多大学校长，表示目前工艺无法短期内达到大生产的要求，并且，他们在信中提出了申报专利的想法。

在麦克劳德教授的建议下，多伦多大学同意了与礼来公司的合作。1922年5月30日，礼来公司与多伦多大学就胰岛素的商业化签订了合作协议。多伦多大学给予礼来公司一年时间的"垄断期"，然后允许其余企业生产、出售胰岛素。礼来公司做出让步，同意了这一要求。

并且多伦多大学让贝斯特和柯利普申报一个胰岛素制备专利。而班廷则认为申报专利是与希波克拉底誓言相违背的，他拒绝把自己的名字列在专利上，麦克劳德也如此考虑。专利于 1922 年 5 月申报，专利号 No.562835。贝斯特和柯利普按照事先约定，以 1 美元的价格，把专利权益全部转让给了多伦多大学。1923 年 1 月，他们又申报一个专利。发明人增加了班廷，三人以每人 1 美元的价格转让给了多伦多大学。

康诺特实验室在春天招募了多伦多大学校友戴维·A. 斯科特（David A. Scott，1892—1971），他把柯利普的乙醇提取法改为用丙酮提取。斯科特发现使用弱酸性丙酮作为溶液，可以保持胰岛素的效价和纯净度。后来，康诺特实验室负责抗毒素生产的彼得·J. 莫洛尼（Peter J. Moloney，1891—1989）发现，添加苯甲酸钠可以吸附胰岛素，再加入酸后，苯甲酸钠会溶解，得到纯的胰岛素。经过改进，1922 年秋天，康诺特实验室初步达到了大生产的要求。

在礼来公司，化学家乔治·沃尔登（George Walden）领导了胰岛素大生产项目。沃尔登通过跟踪 pH 值，发现使用等电点沉淀法可以得到大量胰岛素结晶，这种方法保证了提取液中理想的 pH 值水平，并防止效价损失。沃尔登想要申报这种等电点的工艺专利，没有想到，华盛顿大学的生物化学系主任菲利普·A. 谢弗（Philip A. Shaffer，1881—1960）也研究出了这一成果，最后，双方共享了专利。

很快，在小利利的高效管理下，礼来公司建立了新的生产线，并迅速投产。不过，礼来公司想把胰岛素的商品名命名为 Iletin（可译为"礼来素"），但多伦多方面要求名称最多为"胰岛素 - 礼来"，礼来公司又做了让步。在一年垄断期到来前，礼来公司的产量就满足了北美大部分医院的需求。即便有其余企业的胰岛素上市，但礼来的胰岛素品牌已经深入人心，所以仍然占据主要的市场地位。

药物剂型多样化

19 世纪中期，随着新药的发现，新的剂型也被开发出来。出身于钟表制造商家庭的英国艺术家、发明家威廉·布罗克登（William Brockedon，1787—1854）生产出一种石墨压缩机来生产更好的铅笔芯。有一家制药公司得到消息，请他来设计一种生产药丸的新机器。1843 年，布罗克登获得了"一种制造药丸和含药锭剂的方法"的专利，使制药业可以大规模生产新剂型药品。

1834 年，法国巴黎一个药店学徒 F. 莫特（F. Mothes）得到了明胶胶囊的专利。礼来公司很早就应用胶囊提高每批次药品的质量稳定性。而肠溶药丸（enteric-coated pill）在 1884 已经出现了。1884 年，宝来威康药业注册了"片锭"（Tabloid）作为新发明的压缩片剂的商标。

1873 年，阿尔弗雷德·B. 斯科特（Alfred B. Scott，1846—1908）和他的合伙人看到了人们对鳕鱼肝油日益增长的兴趣带来的商机。人们相信它对健康有很大的好处，但它的口味不佳而难以推广，所以他们合伙研究新的剂型。他们开始试验并于 1876 年发明了第一种乳化鱼肝油，与其他产品相比，这是一个重大突破。他们称之为"斯科特乳液"（Scott's emulsion），一名男子背着一条鱼的照片后来成为该产品的商标。

普强（Upjohn）公司由毕业于密歇根医学院的威廉·E. 厄普约翰（William E. Upjohn，1853—1932）成立于 1875 年。"二战"后该公司在激素生产方面取得很大成绩，并开发了第一个注射避孕药甲羟孕酮（Depo-Provera）。该公司在 19 世纪时，就开发出第一种口服降糖药明胶海绵（glefoam），这也属于一种新剂型。这些新的剂型陆续进入了药典，成为新的制药工艺标准，进一步规范了制药工业生产。

第一个活塞注射器（syringe，源于希腊语 syrinx，指管子）的记载是在 1 世纪的罗马时期，塞尔苏斯在他百科全书式的《医学论》（*De Medicina*，英文 *On Medicine*）中，最早提到使用注射器来治疗疾病。9世纪，阿拉伯外科医生开发出一种中空玻璃管注射器，通过抽吸作用去除病人眼中的白内障。中世纪欧洲一直流行的灌肠疗法，其实可以算是一种大型的注射器。而以上这些，都是没有中空针头的。

1656年，英国科学家克里斯托弗·雷恩（Christopher Wren，1632—1723）用中空的鹅羽毛管与注射器相连，实验通过动物膀胱注射药物。后来鹅羽毛管换成银制空心管。1844年，爱尔兰外科医生弗朗西斯·林德（Francis Rynd，1801—1861）发明了空心针，并用它做了第一次有历史记录的皮下注射。

1853年，法国的兽医查尔斯·加布里埃尔·普拉瓦（Charles Gabriel Pravaz，1791—1853）发明了一个中空针，制成了一个注射器，用于动脉注射，治疗动

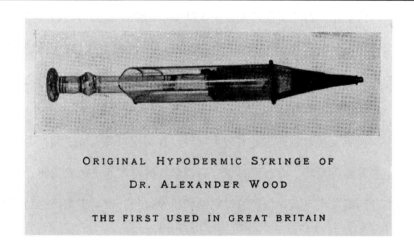

伍德发明的注射器，凭这一发明，他于1858年成为爱丁堡皇家医师学院（Royal College of Physicians of Edinburgh，国际性组织）主席

图片来源：https://i1.wp.com/thepolyphony.org/wp-content/uploads/2020/06/default-18-scaled.jpg?resize=1024%2C587&ssl=1

脉瘤。不幸的是，他于当年 6 月就去世了。

苏格兰医生亚历山大·伍德（Alexander Wood，1817—1884）于 1853 年将中空针头和针筒结合在一起，发明了皮下注射器（hypodermic syringe），用于注射吗啡和鸦片。他的文章发表于 1855 年。后来伍德又为针筒加上了刻度，以精确控制药物剂量。经过了很多改进，药物注射广泛应用于临床。

注射器发明后，由于起效迅速（特别是吗啡），很快流行开来。有传说伍德的妻子因此染上吗啡毒瘾，事实上，他的妻子健康生活到 1894 年才去世。

到了 1905 年，已经有大约 2% 的药是注射给药的，但当时消毒意识不足（缺乏灭活病毒的条件），为血液性疾病传播制造了条件。

战争与制药界版图变化

19 世纪见证了世界资本的主体，从商贸资本，演变到了产业资本。特别是在美国，钢铁工业、石油工业都见证了垄断资本的诞生。文明的触角蔓延到地球的各个角落，传统的海盗、抢掠行为被禁止，殖民的方式也一再被规范化。但传统的战争征服思维并没有被市场博弈思维取代，特别是欧洲各国之间的矛盾积压，濒临爆发。

第一次世界大战对制药工业有较大摧残。在两次世界大战之间，很多药企通过维生素等品种发展。而百浪多息、青霉素、链霉素等抗生素的研发，开启了制药工业的第二次飞跃。特别是青霉素的研发过程，带动了美国的制药企业飞跃。

德国以拜耳、默克、赫奇斯特为首的制药企业在"一战"前居世界主导地位，但"一战"中德国公司被对立国监管，美国默克公司独立了出来。拜耳公司的俄国分支也在十月革命后被苏维埃没收。"一战"后，美国的惠氏（Wyeth）、礼来、施贵宝等药企在英国建分支机构，初步开启国际化发展模式。

19世纪的工业革命为工业资本的突飞猛进提供了技术条件。而机械、能源、电力、交通等行业技术在发展中形成了标准化和模式化，这就为垄断资本的产生提供了管理条件。金融资本在产业集中的过程中，推波助澜，在高度自由竞争的美国市场，垄断资本反而比在欧洲更早更快地出现。由于美国的工会远不如欧洲的成熟，所以垄断资本既控制了价格，同时又控制了工资，导致美国成为经济危机的策源地。当然，1857年的经济危机爆发时，美国尚未形成垄断资本，但当时金融资本与产业资本的利益体已经形成，起到了垄断的作用。

而欧洲工人运动此起彼伏，获得了越来越大的工资、福利协商权利，使欧洲有较高的对抗危机的社会弹性，虽然不能保证自身幸免于危机，但起码没有成为经济危机的策源地。

1870年后，洛克菲勒集团这样的庞然大物集中出现，让多数美国人惶惶不安。所以才有了西奥多·罗斯福（Theodore Roosevelt，1858—1919）总统的反垄断措施。他认为，"政府控制的完全缺位导致了金融界和工业界中自然人和法人力量（或公司力量）的惊人增长……为了公众的利益，政府应该有权力检查大公司的运作。"西奥多·罗斯福在任期间调查了几十个垄断集团，增强了美国政府的宏观资源调配力。

罗斯福有很高的爱国热情，在美西战争中美国击败西班牙，后来在他的鼓励下，他的幼子加入空军，在"一战"中阵亡。但也正是在他任期内，《排华法案》被永久化。

不过，在欧洲各国竞争加剧的情形下，各企业反而开始向美国的垄断企业学习。1903年，已经成为拜耳公司董事长的杜伊斯伯格到美国推销海洛因和阿司匹林，并考察了美国企业模式。1904年，德国化工巨头阿克发（Agfa）、巴斯夫和拜耳等企业宣布开展合作。"一战"期间，另外五家化工企业加入了这一利益集团，分别是卡塞拉（Cassella）、格里斯海姆（Griesheim）、韦勒（Weiler）、赫奇斯特和卡勒。"一战"战败后，德国化工企业面临更大的困境。

以氨合成为基础的纯碱工业为多个行业提供了基本试剂，以氨为基础合成的硝酸铵更是肥料和炸药的原料。在巴斯夫公司主持氮气与氢气高压合成氨大生产工艺的卡尔·博施（Carl Bosch，1874—1940）还获得了诺贝尔奖，在他的提议下，德国八家公司于 1925 年，正式组成了"染料工业辛迪加集团"（Interessen-Gemeinschaft Farbenindustrie AG，I.G. Farben AG），即 IG 法本公司，博施成为公司首任董事会主席。这一集团资本总额高达 11 亿马克，员工总数也超过了 10 万。仅仅四年后 IG 法本公司就已经在全世界的 93 个国家建立了超过500 家分公司。

为了对抗来自 IG 法本的竞争压力，英国帝国化学工业集团（Imperial Chemical Industries，ICI）成立于 1926 年，由当时英国四家最大的化工公司合并而成。而美国则支持杜邦公司（杜邦公司在曼哈顿工程中发挥重大作用）的发展。

1925—1930 年，IG 法本公司获批的塑料专利数量，相当于全球过去 140 年在该领域所获专利数的两倍。在乙烯树脂领域，全球四分之一的专利也记录在 IG 法本公司名下。杜伊斯伯格此时骄傲地说："我们的研发已经精细化、程序化，不再需要（科研人员的）英雄主义了。"这对于成熟的工程技术领域来说，可能是正确的，但若要开拓新的领域，或对原有的领域升级换代时，这种思维却会阻碍创新。

青霉素项目被迫到美国找资助

欧洲的化工集团虽然强大，可"二战"让他们元气大伤。同一时期的青霉素产业化，则为美国制药企业提供了强劲动力。此消彼长，使美国的制药工业跃居世界首位。

在青霉素被发现的 13 年后，"二战"正激烈上演。德国久攻英国不下，调过头来，于 1941 年 6 月 22 日发动"巴巴罗萨"计划，闪电侵袭苏联。

被狂轰滥炸一年之久的英国这才缓过一口气。此时，牛津大学邓恩学院院长、病理学教授霍华德·弗洛里（Howard Florey，1898—1968）、厄恩斯特·鲍里斯·钱恩（Ernst Boris Chain，1906—1979）、诺曼·希特利（Norman Heatley，1911—2004）等的青霉素项目已经面临瓶颈。希特利改进培养条件、测定方法、纯化提取方法，得到了第一批略纯的青霉素。而钱恩利用这些样品，证实青霉素不是"溶菌酶（蛋白）"，而是化学物质。弗洛里则在 1940 年 5 月，在小鼠感染模型上验证了青霉素的抗感染效果，研究成果发表在了《柳叶刀》杂志。

接下来，青霉素在病人身上取得了极好的疗效，媒体也开始报道。青霉素的最初发现者亚历山大·弗莱明（Alexander Fleming，1881—1955）也主动上门询问进展，并提供了自己保存的青霉素菌种，此时他已经放弃青霉素研究近十年了。

但是因为青霉素产量不足，明显好转的病人又因停药而去世，大生产工艺极为迫切。英国的制药企业，如葛兰素、博姿（Boots）公司，也尝试过开发青霉素。博姿公司的研发主任戈登·霍布迪［Gordon Hobday，1916—2015，后成为公司董事长，推动了布洛芬（ibuprofen）的上市］亲自拜访弗莱明，得到了青霉菌株，而后建设了一个大的培养车间，里面放着数不清的奶瓶（milk bottles），应用浅表培养法（也称表面发酵法，surface fermentation）生产青霉素，但效果一般。据英国制药界人士回忆，当时他们也想开发深层发酵法（submerged fermentation），但要克服菌种、技术、设备等多个难题，需要极大的投入，必须由政府支持，而限于当时环境，科研环节只能投入有限的人力、物力。弗洛里团队的青霉素项目争取到的资金不过只有数千英镑。

1940 年 9 月，德国开始进行近一年的伦敦轰炸。所以，头顶着德国的空袭，面临表面发酵法产量过低的瓶颈，而合成法又毫无头绪时，英国青霉素项目走到了死胡同。如果没有美国于 1941 年 3 月通过的《租借法案》援助，英国将打得更艰苦。

1941 年 7 月 2 日，在洛克菲勒基金会的资助下，弗洛里和希特利随身携带几小瓶青霉素粉和青霉菌株，到达美国东海岸，寻求解决青霉素工业化生产的问题。

首先，他们拜访了弗洛里的老朋友，耶鲁大学的生理学家约翰·富尔顿（John Fulton，1899—1960，在伦敦轰炸期间，弗洛里的孩子被富尔顿收留）。富尔顿向他们介绍了国家研究委员会（National Research Council，美国科学院下属机构）主席罗斯·格兰维尔·哈里森（Ross Granville Harrison，1870—1959，比较解剖学、组织胚胎学家）。哈里森告诉他们，当时美国领先世界的是钢铁、石油、电力以及农业，但不是化学，更不是制药。美国农业占全国经济的 20%，制药业在美国当时只排到第 16 位，农业相关的科研、实验室遍布全国。

于是，哈里森又把弗洛里推荐给多位农业部的朋友，其中查尔斯·汤姆（Charles Thom，1872—1956）是一位知名的真菌学家，对青霉菌有深入的研究。20 世纪 30 年代，汤姆与伦敦的卫生学与热带医学皇家学校（Royal School of Hygiene and Tropical Medicine）都研究过弗莱明发现的青霉素。汤姆对这一项目很热心，为他们介绍了农业化学与工程局负责人珀西·A. 韦尔斯（Percy A. Wells）。

韦尔斯曾担任农业部四大主要实验室的主任，对各地情况非常熟悉。与汤姆的看法一致，韦尔斯也认为伊利诺伊州皮奥里亚市（Peoria, Illinois）的北方地区研究实验室（Northern Regional Research Laboratory，NRRL，简称"北方实验室"）的发酵技术领先，便于1941年7月9日发了一封电报，询问北方实验室主任奥维尔·E.梅（Orville E. May，1901—1981），能否进行青霉素浅层培养事宜，并说明项目与医疗防御计划（medical defense plans）有关。第二天，北方实验室电报回复：培养设备是现成的，但不清楚具体菌种及以前的培养方法，请弗洛里来实验室当面交流。

1941年7月14日，弗洛里来到北方实验室，双方一拍即合，达成协议，在三个领域展开合作：筛选产率最高的青霉菌菌株；优化培养基配方；提高发酵效率。而希特利也留下来，协助北方实验室。两天后，实验室展开工作。7月底，从英国带来的青霉菌终于可以在北方实验室顺利生长了。

1941年8月初，弗洛里拜访了几个制药企业，虽然默克、施贵宝和礼来三家公司在此之前都被青霉素的表现吸引，并开始了初步的青霉素项目尝试，但面临的困难是巨大的，药企自身研发能力又弱，对此不抱热情。

失望的弗洛里只得去见他亦师亦友的同行，同为病理学教授，担任宾州大学副校长的艾尔弗雷德·牛顿·里查兹（Alfred Newton Richards，1876—1966）。

早些年，弗洛里在澳大利亚阿德莱德大学（University of Adelaide）毕业后，因为不错的医学成绩和出色的乒乓球技术，获得罗德学者（Rhodes Scholar）奖学金，到英国牛津大学学习。他曾在一个暑假担任过一次南极探险的随队医生，后到剑桥大学攻读博士学位。在此期间，他接受洛克菲勒基金会资助，在美国宾州大学里查兹教授的病理学实验室学习过一年。

在弗洛里说明来意，并展示了青霉素的研究资料后，鉴于其极为优异的抗感染效果，里查兹同意为他们提供帮助。

战时的美国医药研究管理机构

此时的里查兹并不仅仅是美国宾州大学副校长，他还是美国科学研究与发展办公室（Office of Scientific Research and Development，OSRD）的医学研究委员会（Committee on Medical Research，CMR）主席。

1940 年 6 月 12 日，国家航空咨询委员会（美国国家航空航天局的前身）主席万尼瓦尔·布什［Vannevar Bush，1890—1974，信息时代的开创者，前麻省理工学院（Massachusetts Institute of Technology，MIT）副校长，时任卡内基研究院主席］，通过时任美国总统富兰克林·德拉诺·罗斯福（Franklin Delano Roosevelt，1882—1945）的舅舅弗雷德里克·阿德里安·德拉诺二世（Frederic Adrian Delano Ⅱ，1863—1953），得到了一次与罗斯福会面的机会。15 分钟的会谈之后，罗斯福同意设立一个新机构——美国国防部科研委员会（National Defense Research Committee，NDRC），以"协调、监督、进行战争物资设计、制作、使用相关的科学研究活动"。

布什被任命为 NDRC 的主席，他的管理理念是："赋予人自主的头脑（give a man his head）……这不仅仅是一个科学自由的问题，而是一个重要的原则，赋予人自主的头脑，才可以通过与他达成协议来明确他的目标。"

随着欧洲的战争进展，1941 年 6 月 28 日，罗斯福发布了第 8807 号行政命令，成立了 OSRD，布什担任主任，NDRC 也被合并到 OSRD 中，并且事实上被 OSRD 取代。布什作为 OSRD 的负责人，直接向罗斯福汇报。一位主管科技开发计划的科学家直接向大国的政府元首汇报，这是历史第一次。

1941 年 10 月，布什向罗斯福介绍了英国研制原子弹方面的工作，建议美国开启原子弹武器研制计划。再加上爱因斯坦等科学家给罗斯福联名写信，要求开发核武器，不久曼哈顿工程拉开序幕。不过，布什对火箭（导弹）武器开发判断出错，否决了美国开发导弹的计划。当 V2 导弹（射程 320 千米）飞向伦敦，布什只能建议，派空军炸毁德国的导弹发射基地。并且，在战后给国会写的备忘录中，他坚持认为 "3000 英里大角度火箭（3000 mile high angle rocket）……是不可能的"。

在布什的部署下，OSRD 下设医学研究委员会（CMR），主持开发疫苗、外伤处理技术、战争相关药品等。

里查兹于 1901 年接受洛克菲勒基金会资助，从哥伦比亚大学获得生理化学博士学位并留校，后到美国西北大学执教，自 1910 年开始担任宾州大学教授。正是在宾州大学期间，里查兹与美国默克公司和洛克菲勒医学中心（研究院，The Rockefeller Institute）建立起密切关系。里查兹还于 1930 年推荐伦道夫·梅杰（Randolph Major，1901—1976）担任美国默克公司的研究院主任。结果，他不得不从美国病理与临床治疗学会（American Society of Pharmacology and Experimental Therapeutics）退出，因为该会严格限制会员不得在药企任职、与药企合作，即便里查兹是该会的创始人之一也无法例外。在 "二战" 期间，这一规定被废除，里查兹得以重新成为该会会员。

"一战" 时期，里查兹到英国研究外伤感染，后来又被美国政府派到法国，以少校军衔研究毒气（芥子气中毒）损害。有了这一番经历，在 OSRD 成立后，有军衔的里查兹被选中担任 CMR 主席。而加拿大也有相应的战时医学委员会机构，并且由胰岛素的发现者、1923 年诺贝尔奖获得者班廷担任主席。

1918 年春季暴发的全球大流感造成了数千万人死亡，并加速了 "一战" 结束。而刚从美国本土走上欧洲战场的美军，在这次大流感中病死率非常高。一度有美国情报人员认为，这一流感病毒是德国人故意释放出来的。所以疫苗研制成为 CMR 重点关注的目标。在里查兹协调下，CMR 组织研究并开发了第一支日本脑炎疫苗，另外对流感、黄热病、霍乱、天花和破伤风疫苗进一步优化，为战后大规模应用打下了基础。

虽然里查兹与美国默克公司关系密切，但是该公司不具备微生物发酵技术，而这恰恰是青霉素大生产工艺的关键所在。这也是默克公司面对青霉素项目踌躇犹豫的原因之一。

初步技术进展与制药界的踌躇

在弗洛里与里查兹会面后，后者当即决定研发这一"神奇"的抗菌药，因为它的临床表现极为优秀。可是，当时以百浪多息为代表的磺胺药正大行其道。主流的制药企业更对合成药品着迷，许多科学家希望能用合成的方法来生产青霉素。默克公司的科学家就打算合成这一药品。对合成法生产青霉素，政府也是支持的，毕竟大家的目的都是一致的。

不过，这一工作进展极慢。到 1943 年，牛津大学的钱恩团队与哈佛大学的罗伯特·伯恩斯·伍德沃德（Robert Burns Woodward，1917—1979）都认为青霉素分子的核心是一个四元 β - 内酰胺环。但默克公司的科学家却认为它是一个噁唑酮化合物。事实是，青霉素这个含有 16 个碳原子的 β - 内酰胺类有机化合物，其结构确证直到 1945 年才由牛津大学的多罗西·克劳福特·霍奇金（Dorothy Crowfoot Hodgkin，1910—1994）完成，合成它在当时完全没有希望。

发酵技术难度过高，而合成又暂时看不到希望，那么，美国的制药企业普遍对青霉素项目抱有疑虑，就不足为奇了。

美国之外的战争越来越激烈，而美国制药界对青霉素漠不关心，里查兹忧心忡忡。不过，这也不能对制药企业苛责，毕竟弗洛里带来的青霉素生产工艺只适合实验室，需要研究机构进一步优化，而研发能力恰恰是美国制药企业缺乏的。

可喜的是，北方实验室在发酵技术上有了突破。一开始他们按牛津方法，20 万升青霉菌培养液过滤后，理论上其有效成分只够救治 100 名病人。而且旧有的提取方法每小时只能处理 12 升培养液，中间损耗较高，效价只有 2 单位每毫升，远远不能满足实际要求。北方实验室的微生物和真菌学家安德鲁·莫耶（Andrew Moyer，1899—1959）和希特利合作，在几个星期之内，就发现用乳糖代替原来配方中的蔗糖，产率就能大幅提高，达到 4 单位每毫升。

另外，北方实验室正在研究玉米浆的作用。美国盛产玉米，玉米浆是湿法加工玉米的副产品。1941 年 11 月下旬，当莫耶在发酵液中加入玉米浆后，产率一下子提高 10 倍（不过，相关的论文和专利上只有莫耶的名字），达到 40 单位每毫升。

希特利只开发了青霉菌在培养基（通常是琼脂）表面发酵获得青霉素的技术，采用的是固体表面培养法，即将固体培养基与青霉菌菌种液体混合，放入浅盘中，再将盛有发酵物的浅盘摆放在室内的架子上，保持室内温度，进行发酵，发酵结束后，将青霉素浸提出来，制成干粉。但这项技术产量太低，必须从表面培养法转变为液体深层培养法。

北方实验室发酵部门的负责人罗伯特·科格希尔（Robert Coghill，1871—1967，"二战"后加入雅培公司）首先提出了把酿造啤酒的深层发酵法照搬过来，而且深层发酵法已经被辉瑞公司用来生产柠檬酸。不过，青霉素发酵需要空气，而这会对无菌条件造成极大挑战。深层发酵法还有许多工艺难题要解决，无法短时间突破。

科技界启动的同期，1941 年 10 月，里查兹召集国内药企、科研机构开会研究青霉素大生产事宜。但是，制药企业仍有畏难情绪，会议没有达到里查兹想要的结果，并且，一些公司以条件不成熟、难度过高拒绝开发这一产品。于是，作为他的老朋友，美国默克公司的董事长乔治·默克主动接下任务，承诺开发青霉素，并游说其他制药企业参与进来。

制药工业加入战时体制

就在弗洛里到访美国几个月后，1941 年 12 月 7 日，日本偷袭珍珠港，美国终于正式加入"二战"。美国的参战增加了青霉素生产的迫切性。青霉素的生产提到了一个重要地位，建立政府 - 企业联盟共同解决青霉素大生产工艺提上了日程。

1941 年 12 月 17 日，里查兹再次召开由科技界、制药界［默克、施贵宝、立达（Lederle）、辉瑞四家企业］参加的青霉素会议。并且，在会议上，北方实验室的科格希尔报告了在培养基发酵液、菌种筛选方面取得的突破性进展。乔治·默克当即表示，"如果这些结果是可重复的，那么企业可以生产出 1000 克的青霉素"。于是，包括正在做维生素、激素（可的松）的美国默克公司、以外科手术用的麻醉剂而闻名的施贵宝公司、生产柠檬酸的辉瑞公司这几家企业，在会议上高效达成开发青霉素大生产工艺的决定。

美国的国家机器启动了，战时生产理事会（War Production Board，WPB）于 1942 年 1 月成立，统筹全国的工业生产。大量的民用企业生产军工产品，政府负责产品的收储。数千名科学家、企业家以 1 美元的年薪进入美国政府的各类委员会工作。男子征兵入伍，后来的总统肯尼迪就隐瞒病史参加了海军，在太平洋战场上，他所在的鱼雷艇被日军驱逐舰击中，险些被俘。而他的哥哥更早地加入了空军，不幸战死在欧洲战场。美军陆续离开美国本土，前往各地战场。留下的大批妇女进入工厂，生产出来的武器、物资被源源不断地用轮船运往世界各地。

由于英国医学研究委员会和洛克菲勒基金会的反对，弗莱明、弗洛里等都没有对青霉素申请专利保护。青霉素的开发权和生产技术的知识产权最终落到美国。每个公司都被承诺可以免费获得关于青霉素发酵的所有信息，并可以独立拥有自己在项目里产生的任何新技术的知识产权。而且，为了增加成功率，每家企业都选择了不同的生产方法。

CMR 批准了对青霉素进行研究的总计超过 270 万美元的 54 份合同，其中 190 万美元用于购买临床研究用青霉素，并同意每百万单位的青霉素向生产商支付 200 美元。美国有 39 个实验室开展青霉素的合成研究，CMR 也认为，如果能够合成青霉素，就能一劳永逸，所以为青霉素合成研究提供了 35 万美元。而对青霉素发酵的北方实验室，只提供了 3.7 万美元。

美国默克公司在之前就接触了青霉素，但公司不擅长发酵工艺，前几批的青霉素生产惨不忍睹。并且默克公司合成过维生素 B_{12}，于是投入了几十万美元研究合成法，但合成青霉素全部失败，于是，他们邀请了与弗洛里一起到美国的希特利来指导工作。希特利把自己创立的青霉素检测方法带来，很快成为业内标准。1942 年 6 月，默克公司生产出了几批青霉素，但仅仅够做两个病例的临床试验用。

到了 1942 下半年，美国的青霉素产量已经足够在病人身上开展临床试验了（还是少得可怜），临床试验没有意外地取得了惊人的成功。

鉴于青霉素展现的疗效，在首相温斯顿·丘吉尔（Winston Churchill，1874—1965）的督促下，英国制药公司也学习美国研发的新技术，加入了青霉素扩大化生产。

而青霉素的临床试验，让美国战时生产理事会也从中看到了价值。他们从 1943 年接管了青霉素大生产的管理工作。不过，战时生产理事会估计，只军队方面，每月就需要青霉素 1545 亿单位。而当时的产量，每月只有 4 亿单位，缺口极高。由于青霉素合成法一点进展也没有，于是，主管这一事务的化工部负责人艾伯特·L. 埃尔德（Albert L. Elder）要求所有企业放弃青霉素的合成法研究，全部使用发酵法。并且，战时生产理事会每月召集企业召开一次分享信息的会议，并与司法部门沟通，使企业免于《反托拉斯法》的干扰。

他们从 175 家单位中选择了 21 家进入这个圈子，包括雅培（Abbott）、立达、惠氏，以及瑞士罗氏公司在新泽西州的子公司等。制药公司耗资近 2300 万美元开建 16 家新的青霉素工厂，政府同意这些工厂的折旧期为五年，以此为企业抵扣税收。

在陆军参谋长（美国三军部长和后来的国防部长都是文官，参谋长是现役军人）乔治·卡特利特·马歇尔（George Catlett Marshall，1880—1959）等的努力下，废除了企业只能得到 8% 利润的上限规定，而且要求军方提前支付 20% 的订单款项，并允许企业拿订单找银行贷款，激发了企业的生产积极性。战时生产理事会还花费了 750 万美元的联邦资金建了 6 座青霉素工厂，后来这些工厂在战后被低价出售给私营企业。制药企业的热情，被激发了出来。

青霉素发酵法的进步

除了优化发酵工艺外，还需要提高菌株的产率。在这一点上，美国也全力发动国家力量和全球运输能力，在全世界范围内带回土壤样本，并从中国重庆、英国开普敦等地的样本中也筛选到了较好的菌株。战争结束时，北方实验室已经收集了 8 万种真菌、2 万种细菌。

施贵宝医药研究所呈交了一个株系（NRRL-1249），其产量较弗莱明的原始株更高，最先被确定为工业化生产株。但是该菌株适用于表面培养法，无法通过深层发酵法进行培养。北方实验室发现了一株 NRRL-832，可以进行深层发酵。

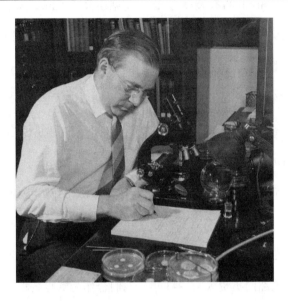

北方实验室的肯尼思·布赖恩·雷珀（Kenneth Bryan Raper，1908—1987，是真菌学家查尔斯·汤姆的学生和长期合作者）把 NRRL–1951 发往全国进行突变优化

图片来源：https://sciweb.nybg.org/science2/libr/finding_guide/images/raper.jpg

接着，北方实验室在当地进行了更大范围的样本收集。1943 年 7 月，当地一名家庭主妇提交了一个样本，从中筛选得到 NRRL-1951 株，效价 80~100 单位每毫升。后来世界上大部分制药企业的青霉菌就来源于这个菌株。媒体还据此写出了一个"玛丽霉菌"（Moldy Mary）的故事。

威斯康星大学麦迪逊分校（University of Wisconsin–Madison）、冷泉港实验室、卡内基实验室等，先后对 NRRL-1951 株进行 X 射线、紫外线照射，促使其基因突变，得到了更优的 NRRL-1951-B25 菌株，效价约 500 单位每毫升。"二战"结束时，威斯康星大学又得到了 Q-176 菌株，效价为 800~1000 单位每毫升。

默克公司除了聘请希特利指导外，还请教了一位科研牛人——罗格斯大学（Rutgers University）的教授塞尔曼·威克斯曼（Selman Waksman，1888—1973）。双方在 1939 年就签订了全面的合作协议，由默克公司资助威克斯曼，系统地研究土壤微生物，从中分离出抗细菌的物质，并转化为新药。双方彼时合作密切。于是当默克公司提出请求，威克斯曼便派出了学生哈罗德·博伊德·伍德拉夫（Harold Boyd Woodruf，1917—2017），他刚在威克斯曼实验室发现放线菌素 D（actinomycin D）。

伍德拉夫与希特利合作改进工艺。半年后，伍德拉夫毕业（1942），就留在默克公司工作。他的师兄杰克逊·W. 福斯特（Jackson W. Foster，？—1966，1939 年从威克斯曼实验室毕业后加入斯坦福大学）也在这一时期加入了默克公司，担任发酵工艺部门负责人。1943 年，他们合作为默克公司申报了两项发酵技术专利。后来威克斯曼的学生艾伯特·沙兹（Albert Schatz，1920—2005）发现链霉素，也按照协议转让给了默克公司（在威克斯曼的请求下，协议有改动）。而链霉素的生产工艺也是发酵法，就由伍德拉夫负责。福斯特此时去了得克萨斯大学任教，并把青霉素技术传到了日本。

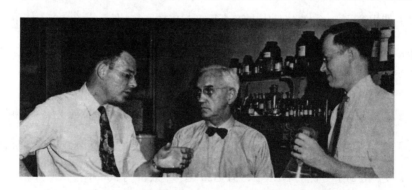

福斯特、弗莱明与伍德拉夫（从左至右）在美国默克公司
图片来源：https://www.herodote.net/_image/fleming.jpg

1943 年，默克公司新建成的青霉素车间共生产了 42 亿个单位的青霉素，但仍然远远不够。在青霉素生产中，产量最大、表现最优秀的当数辉瑞公司。

辉瑞公司负责这一项目的是已经担任研究主管的凯恩（Kane）。最初，他带领研究人员，使用浅烧瓶和平底锅来进行浅表培养试验，当然效果极差，因为发生严重的污染问题，最终只得到了 24 毫克（40 000 单位）的青霉素。

但是，此时的凯恩对于青霉菌及发酵工艺完全了然于胸了。当时，全国药企都在采用表面培养法，但产量不容乐观。到 1943 年 6 月，只有 200 人接受了青霉素的治疗。

这时，北方实验室开发了向搅拌发酵罐中输入无菌空气，以及控制发酵液 pH 值的技术，使深层发酵法得以完善。

凯恩当即大胆建议，立刻改为深层发酵法。深层发酵还需要为发酵罐设计新的冷却系统，并开发新的混合技术来有效地搅拌。于是辉瑞公司拿出 300 万美元，于 1943 年 9 月收购了一个制冰厂，将其改造为深罐发酵车间。制冰厂中原有的制冷设备可以根据需要改造后应用。

辉瑞公司与巴杰工业设计公司合作，在该公司工程师玛格丽特·哈钦森·鲁索（Margaret Hutchinson Rousseau，1910—2000，美国第一个化学工程女博士，之前优化了橡胶合成工艺）的主持下，在工厂里设置了 14 个 7500 加仑[①]的发酵罐。这个新式工厂采用了玉米浆发酵液和新发现的产量最高的菌种。

因为青霉素需要空气来生长，在深罐中给发酵混合物充气是一个问题。以玉米浆为培养基时，无菌空气注入混合液，会产生严重泡沫。施贵宝公司通过引入单蓖麻油酸甘油酯作为消泡剂解决了这个问题。

一旦发酵完成，回收也很困难。由于青霉素的不稳定性和热敏性，在纯化

---

① 1 加仑 =3.79 升。

过程中会损失多达三分之二的青霉素。当时的青霉素成品为黄色无定形粉末，还需要冷藏储存，提取也是在低温下进行的。礼来公司的工程师们采取真空冷冻干燥的方法，最终将青霉素纯化成稳定、无菌和可用的形式。

结合了以上这么多的技术，辉瑞公司的新工厂在4个月内快速建成，并于1944年3月开始投入使用。辉瑞公司独家的深罐发酵法（deep-tank fermentation）取得了成功，产量比预期高出5倍。4个月后，辉瑞公司的产量就占到了全国的一半。

1943年7月，施贵宝公司的奥斯卡·保罗·温特施泰纳（Oskar Paul Wintersteiner，1898—1971，之前任哥伦比亚大学教授）等首次得到青霉素G钾盐结晶，并发现青霉素中含有硫原子，这不但提高了产量，而且为后来的青霉素合成提供了基础。离心机、逆流萃取器也相继应用在青霉素生产工艺上，使青霉素发酵液回收效率提高至98%。

而辉瑞公司的新方法奏效，各药厂很快跟进。辉瑞公司继续扩大其深罐发酵技术，采用2.5万加仑的巨大发酵罐进行生产。青霉素产量有了极为惊人的提高。为盟军在诺曼底登陆而准备的青霉素中，90%是由辉瑞公司生产的。因此辉瑞公司也荣获了一个"E"字徽章，表示优异（excellence）。

1944年，美国生产了16 600亿单位青霉素，而辉瑞公司生产了其中的1250亿单位，排在世界第一位。当时英国的总产量只有美国的四十分之一。到1945年，美国的青霉素产量更是扩大4倍，达到了6.8万亿单位。很快，每10万单位青霉素的价格从20美元降至20美分，并放开管制提供给民用。20世纪50年代，辉瑞公司又成功开发了四环素等抗生素，巩固了自己的制药巨头地位。

辉瑞公司的生产工艺很快被推广。美国默克公司也采用深罐发酵法，产量很快达到了6400多亿个单位。1933年时仅有35人的美国默克医疗研究院（Merck

Institute for Therapeutic Research）也发展为战后拥有 500 多名研究人员的大型研究机构，为战后现代化制药的迅速发展奠定了基础。H. K. 马尔福德（H. K. Mulford）公司在"一战"中为美军提供战马的免疫疫苗，并于 1925 年仿制出白喉抗毒素。1929 年，该公司并入位于费城的"沙东公司"（Sharpe and Dohme, Inc.），其成立于 1845 年。1953 年，美国默克公司收购了它，成为默沙东公司（MSD），提高了美国默克公司在美国和加拿大的市场地位，也使得默克公司在战后进入疫苗行业。

到 1945 年，战争的另一方，跟踪研究青霉素的德国采用浅表发酵法，每月仅生产 30 克青霉素，只够治疗 50 名左右病人。

中国的青霉素项目

在"二战"中，作为盟国，中国也收到美国援助的青霉素。但受限于产量，初期每月只有 4 亿单位，而且由于包括香港在内的沿海口岸已尽数被日本占领，物资运输只剩下驼峰航线一条通路。

在洛克菲勒基金会资助下，到威斯康星大学留学一年的樊庆笙（1911—1998）在导师资助下延长学业获得博士学位。新成立的美国医药援华会（American Bureau for Medical Advancement in China，ABMAC）决定捐赠给中国一个血库，他们邀请樊庆笙参加这一项目。樊庆笙提出把青霉素设备与技术一起带到中国的建议。

最终捐赠的物资中，包括血库设备和青霉素设备 200 余箱，以及三支极珍贵的青霉素菌种（其中第三支由威斯康星大学捐赠）。开始他们走海路，但受到日本海军袭击而返回，最终绕道新西兰及澳大利亚南部海域，进入印度洋，历经 5 个月到达印度孟买，换乘火车经加尔各答到达利多，再搭乘美军运输飞机，沿着当时全世界最危险的、随时可能机毁人亡的"抗战生命线——驼峰航线"，飞越喜马拉雅山，于 1944 年 6 月到达昆明。

在昆明的中央防疫处（国民政府设立的最高卫生防疫机构，也是今天北京生物研究所和天坛生物公司的前身），汤飞凡（1897—1958）当时正在领导一个小组进行青霉素的研制，他们于 1944 年春从印度辗转弄来了 10 支菌种，但缺少新技术和仪器设备，无法开展下去。

樊庆笙带着菌种和设备到来，使中央防疫处的青霉素项目重新启动。但是引进的菌株效价下降，他们只得在当地分离培养了一个新菌株。不久，樊庆笙、汤飞凡等通过表面培养法，研制出了中国第一批 5 万单位 / 瓶的青霉素。不过，每周产量仅 50 万单位，约 10 瓶，效价只有 177 单位每毫升。

长期在晋察冀工作、白求恩牺牲后担任卫生顾问的理查德·傅莱医生（Richard Frey，1920—2004）在延安领导了根据地的青霉素项目。1944 年夏，傅莱医生以中国救济总会晋察冀代表的身份，联系美国援华联合会（United China Relief，UCR），于 1945 年初得到了青霉菌菌种和相关研究资料。他领导的简陋实验室设在了延安城东柳树店村的中国医科大学内，也获得了几批青霉素。

抗战胜利后，中央防疫处于 1947 年在北平天坛附近建成了青霉素制造室。ABMAC 捐赠了青霉素发酵、提炼以及冷冻、真空干燥等设备，规模相当于国外的中试车间。不过，菌株效价只有 100 单位每毫升。此外，发酵用玉米浸出液在国内无法生产，只能依靠美国进口。

童村（1906—1994，1934 年获得医学博士学位，后到美国约翰斯·霍普金斯大学学习）曾于 1944 年在 ABMAC 协调下，到美国北方实验室、默克公司、施贵宝公司、礼来公司考察青霉素项目。他于 1945 年回国，并在 1948 年 1 月成功用棉籽粕替代美国进口玉米浸出液，实验室又在培养基中加入苯乙酸，产量进一步提高，效价最终达到 750 单位每毫升，又扩大干燥箱，启用自动分装器，加装更大的冷藏室。不过，1948 年的青霉素产量也仅达到 22 亿单位。

1943 年 11 月，美国牵头，由 43 个国家建立了联合国善后救济总署（United Nations Relief and Rehabilitation Administration，UNRRA）。1945 年，UNRRA 决定为 6 个欧洲国家分别援建一座年产能 400 亿单位的青霉素工厂，其中意大利、波兰、捷克、南斯拉夫四座工厂建成。因战争已经结束，美国政府强制企业授权的战时安排难以为继，因此，美国向加拿大提供青霉素生产授权，并通过加拿大援建海外青霉素工厂，以避免政府和本国企业的利益冲突。

中国也一度被纳入援建计划，UNRRA 制订了对华援助的青霉素三年生产计划。新工厂选在上海，由童村以"上海善后事业保管委员会青霉素实验组简任技正"身份主持。上海解放后，该实验组改称为"华东人民制药公司上海青霉素实验所"，童村任所长。

马誉澂（1903—1966，曾任北京协和医院临床化验室主任）被派往加拿大多伦多大学学习相关工艺。1949 年国民党败退我国台湾，马誉澂从加拿大回到北京中央生物制品研究所，为新政府继续研究青霉素项目。当时童村研制的青霉素只是粉末，而不是结晶盐。1950 年年初，马誉澂等改用醋酸钾的乙醇饱和溶液为结晶剂，直接从提取液中使青霉素钾盐结晶，生产出了中国第一批结晶青霉素钾针剂。

1952 年 8 月，马誉澂加入童村的上海青霉素实验所，担任研究室副主任。上海青霉素实验所得以在 1953 年 5 月正式批量生产青霉素（1500 加仑发酵罐），并更名为上海第三制药厂。

由于朝鲜战争，生产青霉素的原料玉米浆、乳糖被禁运。张为申（1909—1966）于 1953 年在北京卫生部中央生物制品研究所青霉素室，以童村的棉籽饼

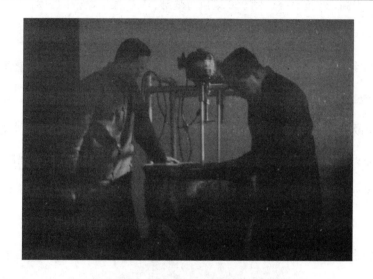

马誉澂（左）和童村正在做青霉素试验

图片来源：https://dag.ecust.edu.cn/_upload/article/images/65/0f/fde84fbf40b

18fde3f4932e7b040/49c2188f-944d-40f0-8c7c-7e1de30e98d6.jpg

原料为基础，省去胃蛋白酶水解工序，直接用水浸出液，把美国的 Q-176 菌株（分泌黄色素）改为 W-49-133 菌株，使工艺达到 1600 单位每毫升。

张为申于 1946 年在威斯康星大学生物化学系威廉·哈罗德·彼得森（William Harold Peterson，1880—1960）实验室学习。彼得森是细菌发酵领域的专家，参与了青霉素项目，在发酵工艺优化方面做出贡献。在张为申回国时，彼得森赠送他一批青霉素菌种。

1956 年，张为申又使用白玉米粉（淀粉）做碳源的培养基配方，成功取代了乳糖，彻底解决了原料问题。他当时采用从苏联进口的菌种，效价达到 2500 单位每毫升。不过，第三制药厂初期生产的青霉素纯度不够，尤其是结晶颗粒大，即使细致研磨，注射时还是容易堵塞针头。1956 年，该厂又从捷克引进离心机技术，从而可以生产微颗粒结晶，得到合格产品。

另外，苏联援建了生产抗生素的重点工程华北制药厂，引进40万单位青霉素生产线，以及淀粉车间，并从东德引进药用玻璃生产线。毕业于复旦大学生物系微生物专业的陶静之又筛选出一种青霉素菌株，效价达到3000单位每毫升以上。1957—1960年，苏联援建中国的三大抗生素企业东北制药厂、华北制药厂和太原制药厂开始投产，改变了中国"不能大规模生产抗生素"的历史。可以说，中国的现代制药工业也是从青霉素制造开始的。

印度的青霉素项目

印度在1947年独立后，就谋求建立青霉素工厂，并成立了青霉素委员会。葛兰素、辉瑞、默克三家企业与之联系，谋求合作，三家条件各有不同。

葛兰素公司提供纯青霉素原料，在印度分装；辉瑞公司提供粗提物，在印度提取、分装；而默克公司同意在印度建立工厂。但三家企业都不涉及技术转让。

印度方面倾向于和默克公司合作。但最后，联合国儿童基金会（United Nations International Children's Emergency Fund，UNICEF）和世界卫生组织（World Health Organization，WHO）也与印度联系，分别愿意提供85万和35万美元，资助印度自建青霉素工厂。但是，青霉素委员会认为，WHO没有生产经验，明显不如药企靠谱。

WHO写信给印度总理贾瓦哈拉尔·尼赫鲁（Javāharlāl Nehrū，1889—1964），表示自己有专家，完全可以指导印度建一个自己的青霉素工厂。尼赫鲁于1950年12月决定，与UNICEF和WHO合作，并且，此时获得诺贝尔奖的钱恩也支持这一项目。

WHO作为项目咨询方，派出青霉素生产专家N.L.麦克弗森（N. L. Macpherson），专门调查了印度的专利情况。在1946年，有企业在印度申请了一项玉米液发酵生产青霉素的专利，但在 1945 年印度制药业联盟的一个会刊中，已经发表过这项技术，可以无效专利，但 WHO 还是建议印度自己改进一种新的发酵液。另外还有多个外企在印度申报的专利，WHO 专家都一一进行了规避。

这时，默克公司又提出，自己有降低成本的工艺秘密，可以在印度建设月产 6000 亿单位青霉素的工厂，而 WHO 方面工厂的产量只是其三分之二。双方都采用 6 个发酵罐。而且默克公司透露，自己把这一技术转让给了法国的罗纳·普朗克公司（Rhône-Poulenc），使后者顺利生产出高质量的青霉素，也使法国政府主导（由巴斯德研究所主持）的青霉素项目无疾而终。德国的赫奇斯特公司同样也从默克公司获得了相关技术，顺利生产出青霉素。

因此，印度方面又踌躇了一段时间，但它们得到一家瑞典企业的信息，说默克公司的工艺秘密已经被美国威斯康星大学的研究人员公开发表了，于是，印度还是决定继续与 WHO 合作。

原计划 1954 年投产的工厂，拖后到 1955 年才生产，不过，到了 1957 年，印度每月青霉素产量已经达到了 7500 亿单位。

日本的青霉素项目

在 1944 年，日本面临着战败的危机。日本医学界、制药界合作，在 10 个月内研制出青霉素。不过，产量最高的日本万有制药（Banyu Pharmaceuticals Company，后来被默沙东公司收购）每月才生产 200 个安瓿青霉素，每瓶 1000 单位剂量。

1946 年，美国已经开始大力支持欧洲建设。盟军最高司令部同意在日本建设青霉素工厂，引进美国技术。默克公司的工艺专家杰克逊·W. 福斯特此时已经到得克萨斯大学奥斯汀分校（University of Texas at Austin）担任微生物学教授，他在当年 10 月被邀请到日本做技术指导。

福斯特于 11 月 13—15 日召开了一个为期三天的讲座，为日本技术人员培训。而后又指导企业从表层发酵法转向深层发酵法。福斯特毫无保留地指导每一家企业，到 1947 年 3 月他离开时，日本已经完全掌握了青霉素的生产工艺。

1947 年 5 月，39 家日本药企组成了一个青霉素生产联盟，当月产量即达到 2.7 亿单位剂量。并且，为了保障青霉素项目有利可图，盟军司令部禁止日本进口青霉素。1948 年，日本月产量达到 500 亿单位。日本只用了三年时间，就成为继美国和英国之后，第三个青霉素生产自给自足的国家。

近代工业革命带来医药工业的发展，在战争中，制药工业体系建立起来。"二战"后，伴随着如此多新药的发现，第一批世界制药工业巨头出现了。

参考文献

[1]　KARAMITSOS D T. The story of insulin discovery[J]. Diabetes Research & Clinical Practice, 2011, 93(2):S2-S8.

[2]　YOUNKIN P. Making the Market: How the American pharmaceutical industry transformed itself during the 1940s[C]// UC Berkeley: Center for Culture, Organizations and Politics. 2008. 1-31.

[3]　LOMBARDINO J G. A brief history of Pfizer Central Research[J]. Bull. Hist. Chem, 2000, 25:10-15.

[4]　徐丁丁 . 二战期间美国青霉素生产的工业化 [C]. 第三届北京科史哲研究生学术论坛 . 中国人民大学现代逻辑与科学哲学研究所 , 2012.

[5]　NASIR T. Gaining Technical Know-How in an Unequal World: Penicillin Manufacture in Nehru's India[J]. Technology and Culture , 2004,45(2):1-33.

[6]　COZZOLI D. Penicillin and the reconstruction of Japan[J]. Medicina Nei Secoli, 2014, 26(2):469-482.

[7]　侯怡敏 , 陆宪良 . 马誉澂与 "盘尼西林" [J]. 档案春秋 , 2010(12):43-45.

第三章
从大学到药典、药品监管法案

最早的官方药典：《唐本草》

药典历史悠久，在古代文明中就已经出现，3000 年前的古埃及就有类似的医学文献，很多人把公元 77 年前后希腊医生迪奥斯科里季斯（Dioscorides）的《药物学》一书（记载了约 600 种生药）视为最早的药典。

《神农本草经》一般被认为是中国最早的药典。而我国官方出版的最早药典《唐本草》就吸收借鉴了《神农本草经》。《唐本草》是唐朝时期修订的各类方剂的官方参考书，全书共 54 卷，收集药物 800 余种。657 年，苏敬（599—674）上书唐高宗李治（628—683），认为南朝陶弘景所编写的《本草集注》错误太多，请求修订。于是李治任命长孙无忌（？—659）、李勣（594—669）领衔，苏敬等 22 人共同编修新本草。长孙无忌是文官之首，李勣则是武将之首，这个配备不可谓不重视，但是，这恰恰说明当时的医学研究缺乏足够的独立性。

没有意外，类似的官修本草没能流传下去。到了明朝，李时珍（1518—1593）又历尽艰辛编著了《本草纲目》。这也说明医学在儒学当道时，只能利用很少的社会资源，医学研究只能靠医师自身一系的积累。

唐朝的雕版印刷对于佛教（佛经）的推广起到了很大帮助，可对医学知识的传播作用有限。民间有需求，但知识的传播却需要花费资源，需要投入人力、物力、财力。没有相应的教育机构主持，或者资本的助推，知识传播的需求无法被满足。

我国早在西周就出现了太学。后来孔子（前551—前479）普及了私学，并形成了崇古抑今、尚中庸、重实用的儒家。春秋战国时期，百家争鸣，但各家有医者，有辩士，有学者，还有向宗教发展的倾向，但就是没有形成正式的教育、研究机构，包括做出重大科学发现的墨家也没有。稷下学宫其实也是官学。汉朝时再次成立太学作为最高学府，但医学仍不在其研究范围内。最著名的太学生刘秀（前5—57）建立了东汉，并把太学继续发扬光大，一度太学生达到三万余人。但儒学的地位被确立，法家的策略被采用，类似西汉盐铁论之类的大型政策探讨，已经没有存在空间了。

中国的科学进步只能靠一些有想法的官员和灵巧聪慧的工匠、艺人。宋朝以后，私人书院大行其道，但与国子监一样，依旧与医学等科研没有关系。

西方医学的传播与《纽伦堡药典》

现代意义上，最早的大学是意大利的博洛尼亚大学（University of Bologna），成立于1088年左右，当时一群来自欧洲各地的学者为摆脱宗教教育的束缚，自发地聚集在博洛尼亚，共同翻译、评注古老的罗马法法典。很多欧洲年轻人慕名而来，逐渐形成了一所自治式的协会式学校。

罗马教皇代表的宗教权与西欧各君主国世俗政权的斗争，贯穿了整个中世纪的历史。神圣罗马帝国皇帝腓特烈一世（Frederick Ⅰ，1122—1190）一生六次出征意大利，最后与意大利北部城邦联盟达成和解。1158年他第二次出征，大获胜利后巡视意大利，在此期间，他接受博洛尼亚大学师生的请求，颁布了《完全居住法案》，赋予师生们居住权和司法自治权，相当于在意大利安插了一枚钉子。这其实是世俗王权、罗马宗教权、当地城邦联盟之间制衡的结果。

最开始的大学并没有固定的课程表，而是在学生的要求下，医师通过演讲、现场演示的方式授课。

当时的医学从业者有两种——学术医生和外科医生，而后者种类很多，包括理发师外科医生、游医、船医、拔牙医生等。学术医生一般是博学的绅士，他们接受过医学理论及药物配制方面的教育。

早在 1137 年，法国南部的蒙彼利埃大学（Université de Montpellier）就有了优秀的医生执教，很多人认为那里毗邻西班牙（当时被阿拉伯人占领），学习到了阿拉伯医学。并且，当地领主同意，任何有执照的医生都可以在那里授课，这也得到了教会的认可。

蒙彼利埃大学正式成立于 1289 年。16 世纪，有位著名的学生诺查丹玛斯（拉丁语名：Nostradamus，1503—1566）被该校除名。诺查丹玛斯与帕拉塞尔苏斯一样，父亲都是私生子，无法继承祖业。他曾在阿维尼翁大学学习，当时大学课程主要是语法、修辞和逻辑，而不是后来常规的几何学、算术、音乐和天文学。不过只学习一年，他就因鼠疫离开，后到蒙彼利埃大学学习医学。他曾是药剂师，因为药剂师算是手工商人的一种，所以被发现后开除。被开除后，他继续做药剂师，并发明了一种"粉红药丸"，用来对抗鼠疫，并治好了自己的第二任妻子和孩子，由此，他得到了许多知名医生的认可。

除了行医外，诺查丹玛斯后来又成为占星家和著名的预言家，得到了众多达官贵人的资助，当时的法国王后佛罗伦萨美第奇家族的凯瑟琳（Catherine de'Medici，1519—1589）也是其资助人之一。他最著名的作品是 1555 年的《预言》（Les Prophéties）一书，汇集了 942 首诗句，预言未来的事件。能够在生前树立预言家名号的，他算是极少数人之一。

药学家瓦勒留斯·科杜斯（Valerius Cordus，1515—1544）和父亲奥伊修斯·科杜斯（Euricius Cordus，1486—1535，还是位诗人）都是德国当时知名的医生和植物学家。普鲁士成为欧洲第一个新教国家后，于1527年建立了第一个信奉新教的马堡大学（University of Marburg，实施宗教宽容政策）。小科杜斯于1531年毕业于这所新建的学校，后到莱比锡大学（创立于1409年）学习，并在当地他一个叔叔的药店里帮忙。

他于1539年在维滕贝格大学开设以《本草》（Materia medica）为题的讲座，备受欢迎。后来他的讲稿被整理发表，名为《关于迪奥斯科里季斯的说明》。

同时在维滕贝格大学执教的还有尼古拉·哥白尼（Nicolaus Copernicus，1473—1543）的唯一学生——格奥尔格·约阿希姆·雷蒂库斯（Georg Joachim Rheticus，1514—1574）。雷蒂库斯是数学家、天文学家、制图员、航海仪器制造商、医生和教师，他因为能力全面，所以有广泛的社会关系。他最出名的是三角表，在他整理的哥白尼的《天体运行论》中，有两章是讲解三角的。

1540年科杜斯合成了乙醚，乙醚很快成为一种药物被应用。德国医生弗里德里希·霍夫曼（Friedrich Hoffmann，1660—1742）还发明了一种乙醚药剂——霍夫曼的止痛剂（Hoffmann's anodyne），其实是由乙醚和乙醇按1:3的比例配制而成的，用于止痛或催眠。这一止痛药直到19世纪末仍在流行。

1542年，科杜斯出版了一本五卷草药合集《植物学历史》，他把植物外部形态规范化地分类描述。当年，他接受纽伦堡当地的有偿委托，写一部药物（草药）合集，相应工作于1543年完成，直到1546年，在科杜斯去世两年后，出版商约翰内斯·彼得雷斯（Johannes Petreius，1497—1550）才出版印刷该合集，这就是《纽伦堡药典》（也称《药房》（Dispensatorium））。其中，"复方"篇有44

种丸剂配方和 42 种糖浆配方，其次是 38 种"芳香糖果"和 29 种"泻药和溶剂"，23 种软膏等药品。

这一药典之所以延迟出版，或许是因为出版商正在忙着印刷哥白尼的《天体运行论》（*On the Revolutions of the Heavenly Spheres*），这本书于 1543 年在纽伦堡印刷，书送到哥白尼病床边后不久，他就与世长辞了。

纽伦堡是神圣罗马帝国的"自由城市"，神圣罗马帝国皇帝查理四世（Charles Ⅳ，1316—1378）于 1356 年 1 月和 12 月，分别在纽伦堡和梅斯的帝国议会上公布《金玺诏书》（*Golden Bull of 1356*）。除了确认"领主统治权"，削弱皇帝、教皇的权力外，法令还规定，新皇帝上任的第一次帝国议会（imperial diet）要在纽伦堡召开，由此确立了纽伦堡的地位。另外，纽伦堡也采取宗教包容政策，使其具有更大吸引力。

同时，纽伦堡坐落在数条商路要道上，与汉萨同盟（Hanseatic League）关系密切。《天体运行论》的重要资助者、哥白尼的挚友蒂德曼·吉泽（Tiedemann Giese，1480—1550）主教的弟弟，就是一位汉萨同盟的著名商人。

汉萨同盟最初是北德意志地区的商人组织，"汉萨"是集团（会馆）的意思，其成立是为了保护商贸资本的利益，免受地方贵族的盘剥和强盗（海盗）的袭击。后来它成为城邦的联盟，最兴盛的时候，有 100 多个城市加入了这一联盟。

到了 16 世纪下半叶，阿姆斯特丹兴起。其很早就取得了波罗的海的贸易权，不受汉萨同盟垄断的限制，16 世纪 80 年代又摆脱了西班牙的控制，在造船业、谷物贸易方面与汉萨同盟竞争，带领荷兰进入黄金时代。

郁金香市长与荷兰的《阿姆斯特丹药典》

因为荷兰的思想自由和宗教宽容政策，吸引了欧洲各地的人才。英国清教徒中的"分离主义者"们，于 1620 年 9 月，怀着"朝圣"之心，乘坐"五月花号"，在大西洋上漂泊 10 个星期前往"期许之地"时，他们已经在荷兰莱顿生活了 12 年。荷兰的文化和生活方式已经深深影响了他们。

荷兰大城市阿姆斯特丹同样有源源不断的人们前往美洲开始新生活。负责检查健康的，是当时的外科医生尼古拉斯·图尔普（Nicolaes Tulp，1593—1674）。他于 1628 年担任外科医生协会的讲师，负责监督药房和外科医生业务。1632 年，哈维的血液循环理论与莎士比亚的戏剧开始在欧洲流行。协会为了扩大影响，邀请年轻的画家伦勃朗·哈尔曼松·凡·莱因（Rembrandt Harmenszoon van Rijn，1606—1669）绘制一幅宣传画像。这就是著名的《尼古拉斯·图尔普医生的解剖课》（*The Anatomy Lesson of Dr. Nicolaes Tulp*）。画上的

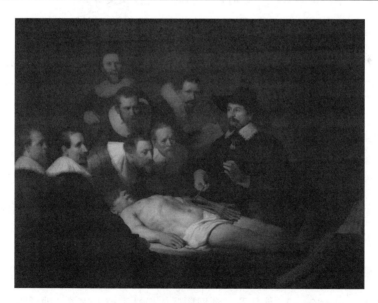

《尼古拉斯·图尔普医生的解剖课》

图片来源：http://upload.wikimedia.org/wikipedia/commons/7/71/EU464_Unknown_after_Rembrandt_-_The_Anatomy_lesson_of_Dr_Tulp.jpg

每个人都付了钱，中心人物图尔普付了两倍的钱。

这幅画让伦勃朗一举成名，也让图尔普医生的影响力大增。当时阿姆斯特丹有 66 家药店，根据图尔普的规定，如果想开新的药店，须要通过考试。1635 年，阿姆斯特丹暴发鼠疫。图尔普召集了他所有认识的医生和化学家朋友，在 1636 年撰写了荷兰第一部药典——《阿姆斯特丹药典》，这部药典很快被荷兰其他城市效仿。图尔普的威望又一次上升。

Tulp 并非他的本来姓氏，而是当时荷兰兴起了郁金香（tulip）热，所以他改了姓。在荷兰，1636—1637 年，郁金香投机达到顶峰。为了投机，人们当时推出了期权合约，可以以约定的价格购买郁金香球茎（用以繁殖）。期权合约更刺激了投机，被交易的合约比实物的价格还要高出数倍。在 1637 年交割期临近时，郁金香球茎价格大跌，政府被迫出面禁止投机交易，并出台了善后措施，这是历史上第一次金融泡沫。

1654 年，见证了阿姆斯特丹飞速发展，在动荡挫折中走向辉煌的图尔普，成为阿姆斯特丹市长，后来他的女婿也成为市长。

英国的药典与药剂师协会

在《天体运行论》出版的同年，1543 年，另一本具有重要意义的书也出版了，那就是安德烈·维萨里（Andreas Vesalius，1514—1564）的《人体构造》（*The Fabric of the Human Body*）。

维萨里的一个英国学生约翰·卡尤西（John Caius，1510—1573）原名约翰·凯斯（John Kays），他从意大利回国后，把姓氏拉丁化了。他并不认同老师维萨里的理论，而是坚持盖伦的解剖学没有错误。当时的英国医学落后，到外国留学是很多人的追求。卡尤西得到了帕多瓦大学的学位后，回英国从事内科医生职业，他是英国玛丽一世（Mary Ⅰ, 1516—1558）、伊丽莎白一世（Elizabeth Ⅰ, 1533—1603）的御医，并长年担任英国内科学院（College of Physicians）的主席。

英国内科学院是由托马斯·利纳克尔（Thomas Linacre，1460—1524）创建的。利纳克尔于 1496 年毕业于帕多瓦大学，同样是盖伦医学的信徒。从意大利回国后，他担任过亨利七世（Henry Ⅶ, 1457—1509）、亨利八世（Henry Ⅷ, 1491—1547）的御医。在亨利八世的许可下，他于 1518 年建立了英国内科学院这一医学监察机构，并于 1523 年正式运行。英国内科学院拥有很大的权力，如果想在伦敦地区行医、开设药店，必须有它的许可，否则会被罚款或监禁。不过，牛津大学和剑桥大学（利纳克尔的母校）的毕业生却不受限制。

卡尤西作为利纳克尔的忠实继承者，一生都在维护内科学院的利益。1546 年，卡尤西成为理发师与外科医生协会（United Company of Barbers and Surgeons）的解剖演示官。当时，官方每年会给这一协会四具被处决罪犯的尸体，而卡尤西立刻协调，使内科学院也得到了这一待遇。而且，他一直致力于获得整个英国的医师执业许可权力，而不仅仅是伦敦。卡尤西在任期间，积极打击无证从医、江湖游医、巫术治疗、女药剂师等，并且，打击那些批评盖伦医学的人。

1617 年，詹姆斯一世给予许可，药剂师协会从杂货商行会（Grocers' Company）中分离出来。1618 年，英国内科学院组织出版了一部伦敦药典，并被政府赋予官方地位，不按药典要求制备药品是违法行为。这是英国近代第一部正式药典。不过，药典的第一版错误太多，所以很快又收回修订，到第二年 12 月才重新面世。

苏珊·里夫·莱昂（Susan Reeve Lyon）是伦敦著名的女药剂师，她结过两次婚，并在第一任丈夫去世后，独自经营药店，资历很深。虽然药剂师协会不允许女从业者，但允许药店所有者去世后，其遗孀经营药店。莱昂再婚后，仍得到继续经营药店的许可，不过，内科学院于 1632 年起诉她，说她不应把药卖给无证的医生，因为她的客户中，有两名医生是从莱顿大学毕业的，尚未得到内科学院的许可。

尼古拉斯·卡尔佩珀（Nicholas Culpeper，1616—1654）因为极为喜爱草药、植物，所以在 16 岁时从剑桥大学退学，转而进入药店当学徒，后来自己开了一间药店。卡尔佩珀曾代表药剂师协会抗议内科学院对医学执业权的垄断。并且，他本人还出了本书《英国内科医生》（*The English Physitian*）。不过，因为他免费为病人看病赠药，结果药剂师协会反而与他产生冲突。他一气之下进入军队，作为军队外科医生参加了英国内战并负伤。1655 年，卡尔佩珀关于星相医学（占星术在医学、草药方面的应用）的遗作出版，成为星相医学的代表作。

1665 年伦敦鼠疫暴发，查理二世带头离开伦敦避难。因为内科医生们如托马斯·西德纳姆，大部分也离开了伦敦，所以药剂师们一度获得了治疗病人的权力，他们被称为"鼠疫医生"（plague doctors）。不过，药剂师的这一权力并未正式化。

1701 年，药剂师威廉·罗斯（William Rose）为一名病人看病，收费 50 英镑，结果病人不满意，就向内科学院举报他非法行医。药剂师协会与罗斯积极反诉病人与内科学院，于 1704 年获得了胜利，从此药剂师也获得了治疗病人的权利。1816 年，《药剂师法案》出台，赋予了药剂师协会更大的权力。

1864 年，第一版《英国药典》（*British Pharmacopoeia*）依据 1858 年的医学法案正式出版。

美国乱象丛生的专利药

1820 年，美国一个第三方机构在联邦政府授权下出版了《美国药典》（*United*

States Pharmacopeia – National Formulary，USP-NF），包含法律承认的药品物质、剂型和其他治疗产品（包括营养品和膳食补充剂）的强度、质量、纯度、包装和标签标准，要求药剂师和医生出售的药品剂量、规格必须合乎药典。

但这只是对已有药物的规定，对新药研究却没有相关的规定。为了缓解痛苦、治疗疾病，在病人同意的情况下，只要没有相关法律规定，医生就会给病人使用新药。而且新药的临床试验自由度非常大，因此广受非议。美国药典和国家处方集（*National Formulary*，NF）在一个世纪后的 1938 年《联邦食品、药品和化妆品法案》中才被确认为官方汇编。

直到 20 世纪初，药店、制药公司仍可以自己制作配方，并申请专利，然后按他们喜欢的方式销售。而一些投机者会炮制出疯狂的配方，以极为夸张的方式肆意宣扬，诱使人购买使用。而各国对这些行为却没有监管。

只有通过科技进步和监管加强，市场上数不尽的砷剂、汞剂等制剂才能渐渐退出，可口可乐里的可卡因才能被取代，而新发现的放射性元素镭也被禁止当作食品添加剂使用。

以溴化物的药用为例。1857 年，英国医生查尔斯·洛科克（Charles Locock，1799—1875，曾担任维多利亚女王的产科医生）在一次学术会议上指出溴化钾的抗惊厥现象，但他困于当时的医学认识，认为溴化钾有使人平静的作用，可以治疗癫痫。在苯巴比妥抑制癫痫的作用被发现前，溴化钾是控制癫痫发作的唯一用药。虽然溴化钾有严重的副作用，但每个病人每天都要吃几克溴化钾。19 世纪 70 年代，一个专科医院的溴化物用量每年可达几吨。

"迈尔斯博士的镇静剂"（Dr. Miles Nervine）的活性成分是溴化物，由于其具有镇静作用，药商将其作为一种治疗所有神经疾病的药物来销售："在你紧张、易怒、易激动时，能给你带来舒缓的感觉。"

它宣称对过度劳累的家庭主妇可以缓解心理问题。但事实证明，如果经常服用溴化物，会导致肌肉失控、精神异常、记忆力减退、易怒和头痛，高剂量会导致皮疹、躁狂、幻觉，甚至昏迷。

患有风湿病的德裔（从普鲁士移民）美国人威廉·拉达姆（William Radam，1844—1902）家境困难，有两个孩子因疾病去世。他发明了"微生物杀手"（Microbe's Killer）这一酏剂，宣称包治百病，并于1886年申请了专利。他于1890年出版了一本书《微生物与微生物杀手》，认为包括风湿病在内的所有疾病都是微生物引起的，可以找到一种药品杀死这些微生物，使人恢复健康。到了1890年，他已经从一个贫困的园艺师转变为一个成功的企业主，名下拥有17家工厂，并把总部设在纽约。

美国农业部研究发现，这一酏剂中99.381%的成分是水，其余是少量的硫酸、盐酸和灰。当这一分析结果公布后，很多医生和学者都批评这种药。纽约

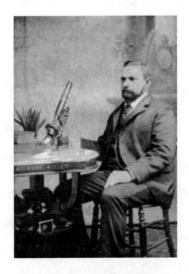

"微生物杀手"的发明者威廉·拉达姆

图片来源：www.ntskeptics.org/2004/2004januory/image1.jpg

医生 R.G. 埃克尔斯（R.G. Eccles）第一个公开揭发拉达姆，并与他闹上法庭。

拉达姆聘请著名的自由主义哲学家罗伯特·G. 英格索尔（Robert G. Ingersoll，1833—1899）担任他的律师，并请了后来 IG 法本公司的美国代理商作为自己的化学专家。不过，化学专家承认，"微生物杀手"的成分中有盐酸和硫酸。拉达姆被判罚 6000 美元。

拉达姆不服，在另一法庭上诉，另选专业律师成功翻案。虽然埃克尔斯医生继续在医学杂志上揭露这一产品，但拉达姆打出的面向大众的广告淹没了这些批评。拉达姆于 1902 年去世后，这一产品的销量依然蒸蒸日上，销往全世界。"微生物杀手"成为一个典型的医学骗局。

1859 年，水合氯醛被用于镇静和麻醉，很快导致了药物滥用，更不用说吗啡、鸦片了。后来的安非他明、海洛因也是把美国当作主要市场，美国的药物滥用层出不穷。

"试毒班"与美国食品造假

1879 年，施贵宝药业的创始人斯奎布（Squibb）博士向纽约州医学会提交了一份报告，题为"防止食品和药品掺假并建立一个州卫生委员会的法案"。该法案被称为《斯奎布法案》，在纽约州通过，后来成为 1906 年《联邦纯净食品与药品法案》的基础。

从 1879 年开始，大约 100 个食品药品法案被提交国会，但都未能通过。直到 1906 年，在诸多努力下，才通过了《联邦纯净食品与药品法案》，该法案也被称为威利（Wiley）法案，因为哈维·华盛顿·威利（Harvey Washington Wiley，1844—1930）是事实上的起草人。

威利被认为是第一届美国 FDA 局长。他在美国内战中参军，复员后在印第安纳医学院学习，1871 年毕业后当了一段时间的高中化学老师。1873 年威利在哈佛大学通过几个月的学习，得到另一本科学位。1874 年他到普渡大学任教，同时被聘请为印第安纳州化学家。

1878 年，威利到德国学习，听过奥古斯特·威廉·冯霍夫曼的讲座，并加入了德国化学协会，主要在帝国食品实验室使用偏光仪研究糖化学。虽然威利态度很认真，但在科研方面仍未涉及前沿领域。在糖类方面做出贡献的，是同一时期的德国科学家费歇尔（Fischer），他于 1890 年从甘油开始合成葡萄糖、果糖和甘露糖。因对糖和嘌呤的研究，费歇尔于 1902 年获得了诺贝尔奖。

短短两年后，威利回到普渡大学。印第安纳州健康理事会请求他研究一下糖类食品的掺假问题，于是他着手研究这一课题，并于 1881 年发表了相关文章，指出葡萄糖中蔗糖的掺假现象及检验方法。这对糖工业的发展有规范作用。

当时的美国农业部部长乔治·贝利·洛林（George Bailey Loring，1817—1891）毕业于哈佛医学院，曾任军医，是多年的共和党众议院代表，因为再次提名国会议员失败而于 1881 年谋得了农业部部长一职。

这时的美国，万能药满天飞，食品掺假泛滥成灾。再加上内战后短短二三十年崛起的垄断巨头们盘踞在财富顶端，给整个美洲大陆投下庞大的阴影，使美国社会处于不安定状态。农业是美国的支柱产业，粮食、食品、棉花、饮料、糖等行业对国家来说举足轻重。但是，牛奶里掺了石灰和甲醛，罐头食品含有水杨酸、硼砂和硫酸铜，生产商把玉米糖浆当蜂蜜卖，把猪油当黄油卖……没有任何一部法律来监督这些。

正如托马斯·莫尔（Thomas More，1478—1535，批判路德的新教，反对英王亨利八世离婚，因拒绝承认国王为英国宗教领袖而被斩首，1935 年被罗马教廷封圣）所说"如果正直能带来利润，所有人都会变得正直"（If honor were profitable, everybody would be honorable)。公共部门必须加强监管，让造假的骗子们付出代价，才能维护社会的正义。

为了应对情势，新任农业部长洛林想更换一名更专业的首席化学家，威利因为糖化学及食品掺假研究，而进入了洛林的视线。1883 年，威利受到邀请，到美国农业部化学分部担任首席科学家（化学家），并继续他对食品掺假的研究。该部门于 1889 年成为化学局，威利任局长。

威利首先关注的是高粱秆和甜菜中提取的糖。1884 年，他感觉力有不逮，于是成立了"正式农业化学家协会"，并与该组织协作，优化各种分析技术，对各式各样的食品掺假开战。威利于 1886 年担任正式农业化学家协会主席。1887年，他起草了一个关于食品掺假的公告。

后来威利关注到各种食品添加剂，罐装食品为延长保存期，特别是掺假食品为了保鲜、着色、增味，还用了染料等各类化学物质。于是他通过努力，希望国会通过纯净食品法案。不只威利，还有许多人，也在推动食品、药品的立法。但食品工业巨头在国会有大量的游说力量，所有这些立法的努力，无一例外都失败了。在普渡大学和农业部，威利试验化学品毒性都是用狗等动物，游说力量用这一点驳斥他：狗与人是不同的。

1902 年，威利争取到了国会拨款 5000 美元，展开了一项饮食（包括各种添加剂）对志愿者的影响研究。这一次，试验对象不是动物，而是人。威利制定了严格的道德标准，并要求通过公务员考试（ civil service exam ），然后从报名者中征召了 12 名男性，来试用这些添加剂。一开始，威利称之为卫生表试验（ hygienic table trials ），因为试验有详细的表格来记录这些添加剂的剂量和志愿者的各种生理指标。

这 12 位成员以宣誓的方式志愿加入，承诺为该试验服务一年，并全部放弃了由于试验产生人身损害（包括死亡在内）而向政府提出赔偿诉讼的权利。他们的报酬是每月 5 美元和免费的三餐，而且其中要混合被怀疑有毒的添加剂。

为他们提供的饮食、水果都是一流的、新鲜的，厨师也是顶级的，当然，有毒的添加剂也是高质量的。不过，为了保证志愿者们摄入了准确的剂量，他们的添加剂是以胶囊的形式吞服的。

威利并不希望得到太多关注，在他看来，如果这个试验过于瞩目，科学就可能不会被严肃对待了，所以，他想低调地完成试验。但很快，《华盛顿邮报》的记者就跟踪报道，因为军队里一个班（squad）往往包括 8~14 名士兵，所以记者称这 12 名志愿者为"试毒班"（the poison squad），报道立刻引发全国轰动。

当时最常用的添加剂是硼砂，所以试毒班第一个就试用了硼砂，威利也得到"老硼砂"的戏称。试毒班的工作得到了全美国的关注。他们忍受着各种不良反应的痛苦，成功地把硼砂、硫酸、硝石、甲醛、硫酸铜等众多添加剂列入

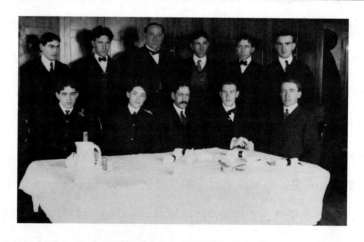

威利（后排左三）与试毒班成员

图片来源：https://www.sciencefriday.com/wp-content/uploads/2018/10/
poison-squad-members.jpg

食品黑名单。

"纯净食品运动"与美国 FDA 的成立

1903 年威利把目光转向药品，在化学局成立了药物实验室。他最先检验的是一种叫"液臭氧"（Liqozone）的药。

1903 年，特斯拉把研发无线电报项目的资金，擅自挪用于开发无线输电技术，遭到一系列失败。他的资助者金融大亨约翰·皮尔蓬特·摩根（John Pierpont Morgan，1837—1913）因特斯拉浪费了时间而让伽利尔摩·马可尼（Guglielmo Marconi，1874—1937）抢先而感到愤怒，并拒绝继续投资。特斯拉写信恳请摩根回心转意："如果你可以想象一下，我即将得到魔法石（哲理石），而这是事实。"（If you will imagine that I have found the stone of the philosopher's, you will not be far from the truth.）摩根的回复仍然是"不"。

早在 1896 年，特斯拉获得了一项电晕放电制备臭氧的专利。1900 年，他成立了特斯拉臭氧公司，把他的专利作为清洁室内空气的一种方式。事实上，室内臭氧对人体是有毒的。

显而易见，特斯拉在营销方面力有不逮。因为臭氧疗法在当时早已经盛行，有不少企业通过"臭氧疗法"（ozone therapy）发了大财，而他空有名气却赚不到钱。

1898 年，芝加哥企业家道格拉斯·史密斯（Douglas Smith）以 10 万美元收购了一家"液化臭氧公司"（Liquefied Ozone Company），改名为"液臭氧公司"（Liquid Ozone），把臭氧疗法与细菌理论结合起来，作为治疗所有与细菌有关疾病的产品进行营销。4 年过去了，产品销量一般。1902 年，史密斯拿出了 25% 的股份，招募了广告先驱克劳德·C. 霍普金斯（Claude C. Hopkins，1866—1932，很多人认为他推广了"刷牙"这一健康行为），因为他曾成功为"舒普博士的灵药"（Dr. Shoop's elixirs）这一万能药策划营销。

霍普金斯来到了芝加哥，很快拿出了一个大胆的营销方案。他宣称，"液臭氧"可以治疗哮喘、贫血、肠病、癌症、痢疾、头皮屑、胆结石、甲状腺肿、痛风、疟疾、风湿病、肺结核、溃疡等疾病。他让公司对每个通过广告了解到产品并询问的顾客（病人），免费送出 50 美分的产品。同时，产品在药店打广告，对每个有回应的客户，也送出免费的样品。

就这样，在接下来的三年中，他们送出了 500 万份免费产品。但是，每个拿到免费产品的病人，平均会继续花 91 美分来购买产品。1904 年，"液臭氧"以 17 种语言在全世界打广告，霍普金斯成了一名大富翁。

威利的药物实验室对"液臭氧"检测后发现，这一产品中含有 0.9% 的硫酸、0.3% 的硫酸盐和 98.8% 的水。于是威利提出，要规范药品的广告宣传，在标签上注明其包含的成分。

当时，美国社会正在开展进步运动。因为快速的发展，包括工业化、城镇化、移民、政治腐败，带来了大量的社会问题。而食品、药品问题也开始引起舆论的关注。在 19 世纪 20 世纪之交，美国除了工会运动、女权运动之外，还有大量的禁酒运动，以及优生学宣传（这受到基督教会的强烈反对）。而威利的工作，则是美国"纯净食品运动"的开始。

1903 年，克兰福德乡村改善协会（Cranford Village Improvement Association）主席爱丽丝·莱基（Alice Lakey，1857—1935）请求农业部派一位专家来讲解食品的知识。而威利正在推动食品和药品的全国性立法，于是他来到克兰福德，亲自宣传自己的观点。

莱基立刻成为威利的积极支持者，她开始前往全国各地的妇女团体，宣扬威利的纯净食品观点，并呼吁全国性立法。

莱基通过新泽西州妇女俱乐部，请求国会颁布《纯净食品与药品法案》。并且，她要求全国消费者联盟支持这项事业。该联盟为此成立了一个调查委员会，调查食品的情况以及生产食品的工人的情况，这个委员会最终被称为纯食品委员会。莱基于 1905 年被任命为纯食品委员会主席。

1904—1905 年，美国调查记者塞缪尔·霍普金斯·亚当斯（Samuel Hopkins Adams，1871—1958）搜集那些吹嘘疗效的专利药（万能药）的广告，并购买相关产品，然后送去实验室分析。他向药企研究人员和知名医生咨询，并采访使用过万能药的病人。而后，他在畅销的《科利尔》（Collier's）杂志上陆续发表 11 篇文章，批评不受监管的专利药造成了社会危害，其中就有一篇针对"液臭氧"。这 11 篇文章被集结为《美国大骗局》出版，引发广泛关注。

1905 年，西奥多·罗斯福总统召见了莱基、威利以及其他四人，听取他们关于食品、药品的意见。罗斯福要求他们向国会提交支持该法案的民众签名信，然后才能帮助他们通过该法案。在莱基号召的妇女团体的努力下，超过 100 万名美国妇女写信支持法案。

厄普顿·辛克莱（Upton Sinclair，1878—1968）卧底芝加哥屠宰场，于 1905 年以小说的形式，分篇发表在报纸上，揭露大企业对工人的压榨和芝加哥屠宰场的不卫生情况，这部小说于 1906 年以《丛林》（The Jungle）之名出版，引起人们对肉类加工质量恶劣的愤怒。

罗斯福对此表示怀疑，他派出自己信任的劳动部长查尔斯·P. 尼尔（Charles P. Neill，1865—1942）和社会工作者詹姆斯·布朗森·雷诺兹（James Bronson Reynolds，1861—1924）前往芝加哥突击检查。很快，他们写成了《尼尔 - 雷诺兹报告》，印证了书中所说，这也让罗斯福大为恼火。

1906 年，国会最终通过了《纯净食品与药品法案》（Pure Food and Drugs

Act)，罗斯福签署了法案。同日，他还签署了《联邦肉类食品检查法》（ *Federal Meat Inspection Act* ）。《纯净食品与药品法案》被授予农业部下属化学局执行，后来这一机构更名为 FDA。

早期 FDA 与药商们的斗智斗勇

不过，新通过的法案仍禁止不了"微生物杀手"这一药品。1910 年 4 月，化学局以"虚假、夸大和误导"为理由，查获了 12 箱"微生物杀手"并销毁，但该公司通过更改标签就逃过一劫。非但如此，当时还出现了另一假药——"约翰逊的抗癌复方"（ Johnson's Mild Combination Treatment for Cancer ）。化学局发现该药不但无法治疗癌症，还有一定的副作用，于 1910 年向该公司提起公诉，但美国最高法院以 1906 年的法案没有规定"药品必须达到相应疗效"为由驳回了公诉，这就是"美国诉约翰逊"（ U.S. v. Johnson ）案。

1911 年，可口可乐公司（Coca-Cola）也因为这一法案被提起诉讼。起诉书中说，可口可乐中有人工增色剂和增味剂，并且包含咖啡因这一有害物质。威利并不反对咖啡或茶，但是却反对把咖啡因添加到饮料中，并且出售给儿童。

可口可乐公司的律师注意到，威利对咖啡因的观点主要基于动物实验，于是他们决定组织一个人体试验。庭审时间非常迫切，可口可乐公司找到多个大学和研究机构的专家，包括哥伦比亚大学的心理学家詹姆斯·麦基恩·卡特尔（James McKeen Cattell，1860—1944），但都被拒绝了。不过，卡特尔教授的一个刚毕业的博士生哈利·利瓦伊·霍林沃思（Harry Levi Hollingworth，1880—1956，最早将心理学引入广告界的心理学家之一，也是应用心理学的先驱）接受了这一任务。但是，霍林沃思在与可口可乐公司的协议中明确提出，试验要严格按自己的要求执行，并且，不管结果如何，自己都会发表。而可口可乐公司不能把实验结果用于广告宣传，更不能在宣传中提自己和哥伦比亚大学的名字，可口可乐公司毫不犹豫地同意了。

霍林沃思设计了一个严格的双盲试验。试验在曼哈顿的一个公寓里租用了6个房间，受试者是基于健康状况而选择的，包括"戒酒者"和"咖啡经常饮用者"。咖啡因的服用剂量与适量饮用可口可乐的人一天可能摄入的咖啡因量相当。受试者接受20项测试，包括认知、感觉和运动能力等方面的测试。

第一星期，受试者服用安慰剂，取得基础数据，接下来，受试者再接受不同剂量的咖啡因。试验得到了大量的数据，而每天的数据都要在当天晚上做好分析，并复制好后独立存放。最后一个星期，受试者饮用可口可乐，不过，有些含有咖啡因，有些不含咖啡因。

40天试验结束了，霍林沃思完成了一个"奇迹"。他带着自己的实验结果到法庭作证，认为咖啡因不会产生有害作用。法官采纳了这一证言，并直接驳回了威利的起诉，认为咖啡因不是"添加"成分，而是饮料中的"基本成分"。

这一结果对威利造成了负面影响。此时，威利手下已经有100多人，在当时是一个相当大的部门。他们对很多食品企业提起诉讼，引来不少忌恨，于是很多人趁着这一案件，对威利施压。另外，化学局的一名专家的报酬高于法定标准，更是引来大量批评。不过，美国总统威廉·霍华德·塔夫特（William Howard Taft，1857—1930）在1911年年底写了一封信，完全免除了威利的责任。

另外，新任的农业部长设立了一个食品与药品调查委员会（Board of Food and Drug Inspection），削弱了化学局的权威，并且又设立了一个专家顾问委员会（Referee Board of Consulting Scientific Experts），削弱了威利的专业权威。这些原因综合起来，威利于1912年从化学局辞职。

鉴于当时药品监管的窘境，美国国会议员斯瓦戈尔·雪莉（Swagar Sherley，

1871—1941）于 1912 年提出了一个修改条款，禁止不实的广告宣传，尤其对药品疗效做出了更细致的规定。1914 年，一批"微生物杀手"被化学局查获，经过陪审团的听证会，800 多箱该药被销毁。但其公司再次更改广告内容和标签，仍然可以继续出售这一产品。

1914 年，美国又专门出台法案，要求阿片类药品必须有医生处方才能购买。1916 年，化学局再次对可口可乐公司提起诉讼，这次取得了胜利，可口可乐公司更改了产品标准。

自从威利离开后，化学局的权威更加下降。虽然化学局查处了很多万能药，但却输了不少官司。很多新的万能药冒头，如 X 射线治疗、镭辐射治疗等，现有的法律也难以禁止。1927 年，化学局的监管权力在美国农业部的一个新机构，即食品、药品和杀虫剂管理局下重组。1930 年，这一机构改为食品药品监督管理局（FDA）。FDA 始终推动更严格的立法，但一直无法成功，直到 1937 年磺胺酏剂事件发生。

磺胺酏剂事件和沙利度胺事件

1905 年时，美国医学会（The American Medical Association，AMA）就实施了一个新药申报程序，一直施行到 1938 年。不过，这一程序并未强制要求新药的毒理学检查。

磺胺酏剂事件在 1937 年造成了 100 多人死亡，涉及美国 15 个州。磺胺是德国化学家杰拉德·多马克（Gerhard Domagk，1895—1964）新发现的抗生素，对细菌感染有奇效，当时以片剂和粉剂为主。

1937 年 6 月，麦森吉尔公司（S.E. Massengill Co.）被批发商要求生产一些磺胺液体制剂，以方便病人使用，公司的化学家哈罗德·沃特金斯（Harold

Watkins，1879—1937）经过简单实验，认为磺胺溶于二甘醇，并且味道、颜色还可以，但大家都不知道，二甘醇有剧毒，当时也没有针对这类危险化学品的法规，并且这一新制剂没有进行毒理实验，原因也是当时没有法规强制规定。

于是公司立刻投入生产，共生产出了 633 批，于 1937 年 9 月投入市场。当年 10 月 11 日，美国医学学会收到该药引起病人死亡的报告。美国医学学会在索要了药品样本后，经检测发现了二甘醇的毒性，立即通过报纸、广播等媒体发布警告。

1937 年 10 月 14 日，纽约内科医生在给病人使用该药后也引发死亡病例，并立即通知了 FDA 总部。FDA 与该公司联系后，发现该公司已经了解到了这一药品有毒，并发出了一千封电报给销售员、医生和药剂师，但电报内容仅是要求召回药品，并没有提及该药致病人死亡。在 FDA 的要求下，该公司再次发电，并警告了该药具有致死的危险。

239 名 FDA 观察员和化学家全力以赴，与该公司一起收回该药，各州政府也配合起来。流向市场的 240 加仑该药中有 234 加仑和 1 品脱被收回，其余未能收回的产品造成 100 多人死亡的后果。面对责难，该公司老板推脱责任，但化学家沃特金斯内疚得选择了自杀。

当 FDA 起诉该公司时，发现以前的法律只要求真实的药物成分，不夸大疗效，相关法律条款对该公司却无法适用。最后，FDA 还是发现了一个漏洞。因为该公司以酏剂命名该药，而酏剂应当是一个乙醇溶液，但该药中只有二甘醇，没有乙醇，所以按以往的法律规定，该公司涉嫌欺诈。如果不是这一点，FDA找不到任何理由起诉该公司。

1938 年，美国通过了《联邦食品、药品和化妆品法案》，增强了 FDA 对药品的管控。根据该法案，美国开始处方药的管理。另外，要求药企在开发新药时，向 FDA 正式申报，FDA 需要在一定期限内作出决定，超出期限则认为自动批准。

1940 年 12 月，温斯洛普化学（Winthrop Chemical）公司在生产磺胺噻唑时，使用了并行的苯巴比妥生产设备，结果使得磺胺噻唑片中混有苯巴比妥，每片苯巴比妥剂量达到 350 毫克，这是引起成人嗜睡剂量的两倍。这一药物上市后导致 300 多人死亡，引发了公众的强烈反应。1941 年，FDA 通过了《良好生产规范》（*Good Manufacturing Practices*，GMPs）规程，加强对企业生产和药品质量的控制。

1951 年，FDA 要求一定的药品必须通过处方才能取得。进一步加强精神类药品的管理。"二战"后期，抗生素极缺，德国化学家威廉·孔茨（Wilhelm Kunz）在开发抗菌多肽时得到了一个非多肽的副产品沙利度胺（thalidomide）。1952 年，当时隶属于瑞士"汽巴（CIBA）实验室"的塔格曼（Tagmann）领导的研究小组报告了一种谷氨酰胺衍生物，具有二氧四氢吡啶结构的强效催眠药氨基谷氨酰胺（glutetimide）。

1954 年，西德格兰泰化学（Chemie Grünenthal）公司的赫伯特·凯勒（Herbert Keller）证实沙利度胺也是一种谷氨酰胺衍生物，具有抗痉挛、镇静催眠的作用，并申请了专利。该公司是"二战"后德国第一家生产青霉素的企业（盟军占领德国后起初禁止当地的青霉素项目），从青霉素项目中获得了大量利润。

1956 年，该药在西德上市，用于治疗流感、头痛等多种症状，商品名"流感灵"（Grippex）。1957 年，该药开始用于镇静、治疗失眠、缓和孕妇呕吐等，商品名"反应停"（Contergan）。1959 年，开始有医生反映孕妇服用沙利度胺后小孩出生缺陷或死亡。但直到 1961 年，该药才在欧洲撤市，加拿大于 1962 年才撤市。

该药一上市就取得了很大的成功，它授权 14 家药企在几十个国家销售。在美国，格兰泰公司找到史克公司（Smith, Kline & French）一起上市该药。史克公司在 1956—1957 年做了相关的动物实验，并开展了一个 800 多人的临床试验。但在小鼠身上，即便提高了几百倍的剂量，也未能观察到人身上出现的镇静效果。于是史克公司中止了这一合作。

格兰泰公司又在 1958 年找到了迈罗公司（William S. Merrell Company，很快改名为 Richardson-Merrell）合作，并于 1960 年向美国 FDA 提交上市申请。

当时 FDA 的全职审查官只有 7 人，该新药申请分配给了新来的审核官弗朗西斯·奥尔德姆·凯尔西（Frances Oldham Kelsey，1914—2015）女士。她经过审查，拒绝了迈罗公司提交的沙利度胺的申请，要求其提交更多的实验资料。在双方沟通的过程中，英国科学家发表论文，提出了该药可能存在神经毒性问题，凯尔西担心这种药给孕妇吃会影响胎儿的发育。该公司前后 6 次与凯尔西沟通，但此时沙利度胺致出生婴儿缺陷的报道已经出现了，凯尔西的主管和同事也支持她，最终该药没有在美国上市。

凯尔西于 1936 年写信给芝加哥大学的尤金·M.K. 盖林（Eugene M.K. Geiling，1891—1971）教授，申请工作机会。盖林以为她是男子，就同意了。第二年，盖林教授被 FDA 征用处理磺胺酏剂事件，凯尔西也参与了这一事件处理。这一事件对凯尔西有很大影响，这也是她拒绝沙利度胺上市申请的一个原因。

因为这一事件，西德制定了健康法，并成立了联邦卫生部，加强对药品临床前的研究。1970 年，格兰泰公司赔偿了 1 亿马克，另外，西德政府也拿出 2.3 亿马克，成立了相应的基金。虽然格兰泰公司做了大量慈善工作，但却一直推脱责任，与受害者对簿法庭时常发生。2012 年，该公司首席执行官（chief executive officer，CEO）做出正式道歉，但不愿意再付钱给受害者，如面对英国

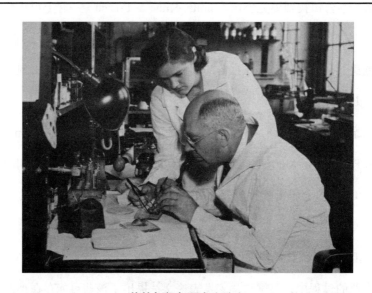

盖林与凯尔西在实验室

图片来源：https://hipertextual.com/files/2015/08/kelsey-geiling-610x451.jpg

的诉讼，该公司提出捐 500 万英镑给慈善组织。

美国在庆幸自己未批准该药上市的同时，也加强了管理，在 1962 年通过的《基福弗 - 哈里斯修正案》（*Kefauver-Harris Amendment*）中，增加了药品临床前研究的要求。正因为美国的法规严格，所以 D- 麦角酸二乙胺（LSD，20 世纪 60 年代被禁止，美国 CIA 还曾用它来研究精神控制）也没有在美国上市。

早期的生物制品管控与脊髓灰质炎疫苗

巴斯德发明狂犬病疫苗、贝林发明白喉抗毒素后，以血清疗法为代表的生物制品越来越多。不过，直到 1900 年，美国政府对生物制品仍没有任何规定。

1901 年，密苏里州圣路易斯市一名 5 岁女孩在服用白喉抗毒素后死于破伤风。调查发现，圣路易斯卫生局生产抗毒素的马感染了破伤风，当被感染的马死后，卫生局继续使用这匹马的血清治疗白喉。后来发现，在圣路易斯市，还有 12 名儿童死于同样的受污染生物制品。同年，新泽西州卡姆登市有 9 名儿童死于受污染的天花疫苗。这些事件导致哥伦比亚特区卫生实验室和医学会提出了一项规范生物制品生产的法案。

1902 年 7 月 1 日，国会通过了《生物制品控制法》（*Biologics Control Act*），该法案设立了一个委员会来监督生物制品条例的实施。委员会由陆军军医局长、海军军医局长和海军陆战队医院服务处军医局长组成，并由财政部长监督。该委员会有权颁发、暂停和吊销生产或销售生物制品的许可证。

该法案还规定，所有产品都必须准确地贴上产品名称、制造商地址和许可证号码。财政部可能会对实验室进行突击检查，违反这项法律的行为将被处以最高 500 美元的罚款或一年以下的监禁。负责具体检测工作的机构是美国海军总医院（Marine Hospital Service，MHS）下属的卫生实验室，后来发展为美国国立卫生研究院（National Institutes of Health，NIH）。

1949 年，约翰·富兰克林·恩德斯（John Franklin Enders，1897—1985），托马斯·胡库·韦勒（Thomas Huckle Weller，1915—2008）和弗雷德里克·查普曼·罗宾斯（Frederick Chapman Robbins，1916—2003），利用堕胎婴儿组织发明了脊髓灰质炎病毒的培养方法。

伊莎贝尔·摩尔根（Isabel Morgan，1911—1996）是遗传学家托马斯·亨特·摩尔根（Thomas Hunt Morgan，1866—1945 年，1933 年获得诺贝尔生理学或医学奖）的女儿，她的母亲莉莲·沃恩·桑普森（Lilian Vaughan Sampson，1870—1952）也在果蝇研究中做出突出贡献。伊莎贝尔在约翰斯·霍普金斯大学工作期间，发现了三种脊髓灰质炎病毒亚型。由于之前的脊髓灰质炎疫苗只包含了 I 型，所以失败了，有效的灭活疫苗必须同时包含三种病毒亚型。并且，

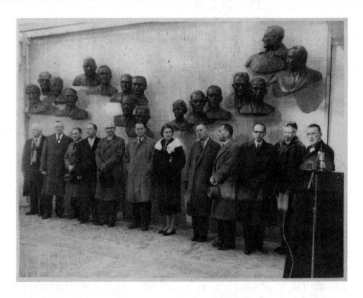

脊髓灰质炎疫苗名人堂，伊莎贝尔·摩尔根是唯一的女性科学家

图片来源：https://i0.wp.com/images.theconversation.com/files/345748/

original/file-20200706-4000-1sf25ce.jpg

伊莎贝尔首先应用了甲醛灭活病毒的方法制备疫苗。

在疫苗、胰岛素研发和制造方面处于世界领先地位的加拿大多伦多大学下属康诺特医学实验室公司，为了研发青霉素项目，于 1943 年收购了诺克斯学院（Knox College），并将其研发和生产业务转移到那里。公司毕业于多伦多大学的生物化学博士莱昂内·诺伍德·法雷尔（Leone Norwood Farrell，1904—1986）想出了一种独特的方法，轻轻"摇动"装有百日咳细菌的大瓶子，以刺激其生长，从而提高百日咳疫苗的产量，这一发现被证明是 10 年后对抗脊髓灰质炎的关键。

1947 年，该公司的雷蒙德·C. 帕克（Raymond C. Parker，1903—1974）、约瑟夫·F. 摩根（Joseph F. Morgan，1918—1976）和海伦·莫顿（Helen Morton）为了研究癌症细胞，开发出一种混合氨基酸、维生素、铁和各种生长因子的培养液，可以促进细胞生长。经过两年多的努力和 198 次尝试，他们终于找到了一种由 60 种成分组成的精确混合物，这种混合物在没有任何血清或胚胎提取物的情况下有效地促进了细胞的持续增殖，被称为"培养基 199"（Medium 199）。1951 年，该公司的亚瑟·E. 富兰克林（Arthur E. Franklin）发现，这一培养液对猴肾细胞（培养脊髓灰质炎病毒）特别有效。这几点技术结合起来，成为制造疫苗的多伦多方法。

乔纳斯·爱德华·索尔克（Jonas Edward Salk，1914—1995）的灭活疫苗使用这些方法，终于可以大规模生产。1952 年，正在美国的脊髓灰质炎疫苗临床试验开展之际，在 NIH 下属生物制品质量控制实验室（Laboratory of Biologics Control）长期担任流感疫苗技术监察主管的伯尼斯·埃迪（Bernice Eddy，1903—1989）被指派担任脊髓灰质炎疫苗的检查员。她因流感疫苗方面的工作而在 1953 年被授予 NIH 杰出贡献奖（NIH Superior Accomplishment Award）。

1954 年，埃迪被分配检测 5 家企业的疫苗，她发现加利福尼亚州卡特公司制备的 6 批索尔克疫苗中，有 3 批存在问题。她从中分离出了疑似活体脊髓灰质炎病毒。卡特公司是一个 19 世纪末建立的家族企业，主攻疫苗、血清产品，包括炭疽疫苗、抗霍乱血清等，它在"二战"中参加青霉素项目，因而发展迅速。

埃迪将可疑的疫苗注射给猴子（她有 18 只猴子来检测这些疫苗的安全性），发现其中一些猴子出现瘫痪症状，确证了她的检测结果。按照疫苗的生产工艺，从猴子肾细胞中培养病毒后，需要用福尔马林灭活病毒，但显然这几批疫苗的灭活工艺没有达到要求。她立刻向生物制品质量控制实验室主任汇报了自己的实验结果。但是，这些实验结果却在 NIH 内部被压下来，疫苗批准顾问委员会（Vaccine Licensing Advisory Committee）没有收到这些材料。

1955 年 4 月 12 日，即富兰克林·罗斯福总统去世十周年纪念日，脊髓灰质炎疫苗宣布研究成功，卡特公司的疫苗也开始分发接种，很快，被活病毒污染的疫苗导致病例出现了，有 4 万人患上了顿挫型脊髓灰质炎（abortive poliomyelitis，不涉及中枢神经系统），56 人患上了麻痹性脊髓灰质炎，其中 5 名儿童死亡。同时，这些病例导致未接种儿童传播脊髓灰质炎，致使 113 人瘫痪，5 人死亡，另外，惠氏公司的几批疫苗中，也存在同样的问题。

在第一例报告污染脊髓灰质炎疫苗致瘫痪两天后，1955 年 4 月 29 日，NIH 院长就召开会议审查卡特公司的制造流程，埃迪也参加了为期一天的会议，报告了自己的检测结果，但会议没有得出任何结论。因为《生物制品控制法》只赋予联邦政府许可疫苗的权力，NIH 不能强迫卡特公司召回它们的疫苗。没有办法，NIH 只能采取一刀切，于 5 月 6 日宣布接种计划全面推迟，所有的疫苗制造商停止分发待接种的 390 万剂脊髓灰质炎疫苗。不了解具体情况的英国、瑞典、西德和南非等国家也暂停了类似的脊髓灰质炎疫苗的接种。

疫苗竞赛与 FDA 格局的最终形成

脊髓灰质炎疫苗事件后，詹姆斯·A. 香农（James A. Shannon，1904—1994）接任 NIH 院长一职。不过，埃迪也受到不公正待遇，被调离原岗位，去检测普通感冒疫苗（common cold vaccine）。而后，生物制品质量控制实验室被改组为生物制品标准分部（Division of Biologics Standards，DBS），不过，这一部门在主任罗德里克·默里（Roderick Murray，1910—1980）带领下，很快发展成一个拥有 260 余名雇员的大部门。

在新的岗位，埃迪与同事莎拉·斯图尔特（Sarah Stewart，1905—1976）于 1959 年发现一种多瘤病毒，能够导致仓鼠、兔子和大鼠患肿瘤，这一病毒被命名为 SE 多瘤病毒（SE polyoma virus，S 和 E 为两人名字首字母）。

普通感冒疫苗和脊髓灰质炎疫苗都是用猴肾细胞中生长的病毒制造的。1960 年，埃迪发现一种恒河猴肾细胞提取物（rhesus monkey kidney cell，RMKC）在新生仓鼠中引起肿瘤，她进一步研究发现这是一种新的病毒。与此同时，默沙东公司的莫里斯·拉尔夫·希勒曼（Maurice Ralph Hilleman，1919—2005）团队也发现猴肾细胞中存在一种"空泡病毒"。因为这是第 40 个从猴肾细胞中发现的病毒，后来被命名为 SV40（simian vacuolating virus 40）。

埃迪立刻比较两者，发现相同的条件下诱导组织学上相似的肿瘤。经过大量研究，她确证，这种提取物中的成分就是 SV40 病毒，而这一病毒，在部分猴肾细胞中存在，数百万人通过脊髓灰质炎疫苗接触到这种病毒。埃迪的结果出来后，默沙东公司自愿撤回其用猴肾细胞生产的疫苗。

波兰裔科学家希拉里·科普罗夫斯基（Hilary Koprowski，1916—2013）原本学习音乐，后转向医学，在 1939 年德军攻占华沙时逃离欧洲，以演奏钢琴谋生，辗转来到美国。1944 年，他在立达实验室［Lederle Laboratories，美国氰胺（American Cyanamid）公司下属制药公司］采用巴斯德创立的方法，制备减毒活疫苗，把病人的血清、脑脊髓液注射到棉鼠脑中，再用感染的鼠脑提取物感染下一组，重复多次这个过程，病毒致病力减弱，当他把减弱病毒注射给黑猩猩，黑猩猩产生了抗体。他把减弱病毒提取物混合成糖浆，得到了减毒脊髓灰质炎疫苗。1948 年，他开始在自己和同事身上实验，随后又在智障儿童中试验。后来他来到了威斯塔研究所（Wistar Institute）任所长，也改用了猴肾细胞培养减毒活疫苗。

科普罗夫斯基在立达实验室的老上司赫勒尔德·雷·考克斯（Herald Rea Cox，1907—1986）也在研发一种口服减毒活疫苗。考克斯开始在落基山实验室

（Rocky Mountain Laboratory）研究立克次体，其中两种立克次体（Coxiellaceae 和 Coxiella）以他的名字命名。1938 年，他发现立克次体可以在受精鸡蛋膜（fertile egg membranes）上培养。他很快开发了斑疹伤寒疫苗，为当地的疾病预防做出贡献。1942 年，他加入位于纽约的立达公司，领导开发脊髓灰质炎疫苗。但是，他的鸡蛋膜培养法迟迟未能成功，反而是下属科普罗夫斯基通过感染动物脑神经得到了一种疫苗。直到 1961 年，考克斯才宣布通过鸡蛋成功培养出了一种脊髓灰质炎变种病毒。

阿尔伯特·布鲁斯·萨宾（Albert Bruce Sabin，1906—1993）是波兰裔科学家，他在"二战"中担任美军军医，并发明了一种日本脑炎（Japanese encephalitis）疫苗。战后，他担任辛辛那提大学（University of Cincinnati）教授及附属医院儿科主任。他利用堕胎神经组织培养出了脊髓灰质炎病毒，但无法大量培养。耶鲁大学医学院副教授多罗西·米莉森特·霍斯特曼（Dorothy Millicent Horstmann，1911—2001）发现，脊髓灰质炎病毒其实是通过小肠感染的，研究成果发表于 1952 年。萨宾跟踪研究，揭示了病毒从消化道侵入神经系统的机制。

由此，萨宾利用猴肾细胞培养出一种脊髓灰质炎病毒的突变株，制备出了口服减毒活疫苗。试验发现萨宾疫苗比索尔克疫苗更容易接种，而且其效果持续时间更长。霍斯特曼也证实了口服疫苗的效果。

因为索尔克疫苗作为一种灭活疫苗是注射使用的，并且每批疫苗生产都要用新鲜的猴肾细胞培养，每年导致数万猴子死亡。而萨宾的口服减毒活疫苗通过肠道免疫，更接近原本的接触方式。经过苏联等国家的验证，萨宾疫苗最终在美国进行了大规模临床试验，继而得到了批准，替代索尔克疫苗。

萨宾疫苗从 1962 年开始，逐渐取代索尔克疫苗。到 1968 年，索尔克疫苗就不再生产了。在接下来的 30 年里，萨宾疫苗成为美国预防脊髓灰质炎的主要

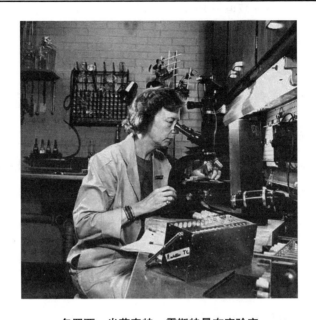

多罗西·米莉森特·霍斯特曼在实验室

图片来源：https://www.polioplace.org/sites/default/files/person/

Horstmann-needsMOD.jpg

疫苗。

科普罗夫斯基的疫苗依旧没有得到美国的批准，便在非洲地区开展试验，并成功后应用。同时，他开始采用威斯塔研究所同事伦纳德·海弗里克（Leonard Hayflick，1928—　）的人胚胎成纤维细胞 WI-38 培养减毒活疫苗。

当海弗里克的 WI-38 细胞被广泛应用到各类疫苗，并在多个国家批准上市后，美国 DBS 主任默里仍然拒绝批准用人的细胞生产疫苗。他坚持认为，人的二倍体细胞疫苗一样有潜在危险，所以还是使用原来的动物细胞疫苗，毕竟它已经有了几十年的验证。

因为发表文章说明流感疫苗无效一事，DBS 的呼吸道病毒科（Section on Respiratory Viruses）科长安东尼·J. 莫里斯（Anthony J. Morris）被打压，愤而举报自己的部门，DBS 被迫于 1972 年接受国会聆讯。事实上，因为流感疫苗效果不好，先后有四位提出质疑的科学家被调离。不过，就连默沙东公司的希勒曼也对流感疫苗无可奈何。

1957 年，在施贵宝公司工作的希勒曼得知中国香港暴发流感的消息，立刻想办法得到了样本，他和同事不分昼夜地连续研究 9 天，发现是病毒变异导致，于是采用鸡胚培养法，制备了 4000 万份减毒活疫苗。但这场流感依旧导致了美国 6.9 万人死亡。当年 12 月，希勒曼加入了默沙东公司。1968 年，香港再次暴发流感，希勒曼带领团队在 4 个月内制备了 900 万份疫苗。同时，希勒曼在研究流感病毒时，发现了 54 种流感病毒变种，揭示疫苗无效是病毒变种过多造成的，由此提出"每年更新"的概念。

可是在美国国会和制药界看来，DBS 打压质疑疫苗效果的科学家，再加上对 SV40 病毒应对不力，阻挠二倍体细胞疫苗研发等，是罪证确凿，DBS 因而受到了大量非难。曾经使用囚犯研究乙肝的默里，在国会听证会后调换了部门，而他原来负责的 DBS，也于 1972 年从 NIH 划归到 FDA，改称生物制品部（Bureau of Biologics）。FDA 的基本格局最终确立。此时，基因重组技术已经被实现，生物技术革命即将到来。

参考文献

[1] WEAR A.Knowledge and Practice in Early Modern English Medicine,1550-1680[M]. Cambridge: Cambridge University Press, 2000.

[2] GOLDWYN R M. Nicolaas Tulp (1593—1674)[J]. Med Hist,1961,5(3):270-276.

[3] MAGNER L N. A History of Medicine(second edition)[M]. Boca Raton:Taylor & Francis Group, 2005.

[4] 瓦德曼. 疫苗竞赛 [M]. 罗爽，译. 南京：译林出版社，2020.

第四章
炼金术、近代化学与药物合成

从古代原子论、四元素论到"元素微粒"假设

17 世纪，与帕拉塞尔苏斯同时代的著名炼金术士约翰·鲁道夫·格劳伯（Johann Rudolf Glauber，1604—1670）被认为是一位化学工程师。他把硫酸与食盐反应，得到了盐酸和硫酸钠。格劳伯在药房工作时，就把硫酸钠当作泻药。当时盛行通便疗法，这一药物大有市场，被称为格劳伯盐。他很得意地把它称为"灵药"，并宣称硫酸钠治好了自己的伤寒。

以人物名命名化学物质，在当时是一个流行的现象，因为化学还未正式出现。近代化学先驱罗伯特·玻意耳（Robert Boyle，1627—1691）也是一位"炼金术士"，他曾经把自己炼制的"贵金属粉末"送给另一位"炼金术士"——牛顿。牛顿也做过炼金术实验，可是最后他认为，可能要把"元素微粒分离出来，才能做到元素衍变"。所谓的元素微粒，就是玻意耳所提倡的"微粒论"，它与古希腊的原子论是不同的。

古代原子论的提出是基于宇宙本原的思考，但原子论提出时，为了逻辑自洽地解释运动，同时也提出虚空的概念，即世界由原子、虚空构成，由此世界是物质的、运动的。

而这是亚里士多德所反对的，他不认为世界存在虚空，提出"自然厌恶真空"，世界是由四种不同元素组成的，是连续的。作为柏拉图（Plato，前427—前347）的学生，亚里士多德在数学方面有很深的造诣，虽然他并不太喜欢数学，只是因为柏拉图的学院门口张贴着："不懂几何者，不得入内。"

柏拉图认为，数学是宇宙本原，数学概念是一种客观存在。柏拉图将四个经典元素土、火、气、水，分别与立方体、正四面体、正八面体、正二十面体一一对应起来，作为构成世界的四种元素。第五种即正十二面体，则构成了天空。而且，宇宙是圆的，这也与古希腊认为匀速圆周运动是一种"自然"的运动有关。

亚里士多德远不如老师那样对数学着迷，他认为，数学概念只是物质的一种属性。柏拉图的数学太抽象，难以做到逻辑自洽，所以，他回归到了线性思维，提出点占有空间，但不可分割。可是，点与点之间却是连续的，无穷多的点构成线。并且，世界由自下而上的四种元素构成——土、水、气、火，它们以不同的方式结合在一起，形成万事万物。而运动都是在物质（需要介质而不是真空，如空气和水）中进行的。

亚里士多德的核心思想是逻辑和逻辑基础上的理性，并且，对于他不确定的遥远天际上的物质，他又在四元素论之上，提出了"以太"的概念。他没有纠结物质分割，而是把世界看作不同元素连续组成的并不断运动的实体。

不过，亚里士多德把四元素与冷、热、干、湿四种感觉相关联，再通过论述人体的体液与情绪，构建起了一个物理学、生理学相结合的体系。而这一联系，是建立在直观的感觉，而不是科学实验基础上的，虽然能够逻辑自洽，但会被科技进步推翻。

先秦时代，庄子（前369—前286）提出"一尺之捶，日取其半，万世不竭"，是把无穷小概念与连续性思维相结合。墨子（前476或480—前390或420）提出"端"的概念，也被认为是一种"原子论"。但是他们都没有上升到逻辑的高度。包括诸子百家的理论，都只是概念或简单推论的集合，与数学、逻辑没有太大关系。

事实上，亚里士多德的一些观点远没有柏拉图抽象，所以更容易被崇尚自然观的线性思维接受。他的《形式逻辑》奠定了理性的逻辑基础，成为理性的源泉。欧几里得（Euclid，前330—前275）的《几何原本》（*Elements of Geometry*）则是逻辑思维在数学上的完美应用。也就是说，亚里士多德为科学发展提供了内在的驱动力，这也是亚里士多德的理性逻辑思想被中世纪的神学家们推崇的原因之一。再加上托勒密的地心说和盖伦的医学，三者构建起了中世纪的基督教神学理论体系。

而正是亚里士多德的理性逻辑，在不断积累的知识中，让人们（中世纪是神学人员）追寻真理，结果产生了近代科学。现代人批评亚里士多德当然很容易，但是他那一句"求知是人类的本性"（All men by nature desire to know），就高出"知识就是力量"（Knowledge is power）多个位阶。

1637年，笛卡儿在自己拉丁文的《方法论》（*Discourse on the Method*）中写下"我思故我在"（I think, therefore I am）。不过，笛卡儿后来又解释，这句话的意思是"我们在怀疑时，不能怀疑自己的存在"（We cannot doubt of our existence while we doubt）。以线性思维来理解，这两句话是相互矛盾的，但是从抽象思维来理解，却是一致的。并且他反对古典的原子论，认为一个圆环状的物体自身运动，不需要真空。

毕竟，古代原子论是一种哲学思考。正如伯特兰·罗素（Bertrand Russell，1872—1970）所说，哲学是神学与科学的中间地带。也有人理解为哲学是迷信到科学的过渡。但历史上已经无数次证明了，一个迷信的人既可以有哲学的思考，也可以有科学上的贡献。这是因为，科学不是一成不变的真理，而是一种需要不断修正、突破，甚至否定自我的思维体系。我们今天所认为是正确的，可能到明天，会被证明是错误的。

当我们缺乏自己的思考，只是被动接受外来的一切，这是迷信。当我们有了自己的思考，却没有去实验验证，这是哲学。当我们有了自己的思考，并通过"系统的实验"来验证，这才是科学。但是"系统的实验"仅仅是指一定的时期和一定的条件，也需要随着整体科技水平的提升而不断完善。所以，科学创新体系必须有不断突破自身、否定自身的机制，这要求科技工作者能够不断怀疑自己。

阿拉伯化学家、炼金术士哈扬（Hayyān）对化学物质分类，并列出了一系列清单，包括汞、硫、锑、砷和硫酸。另外，其著作中关于炼金术的实验设备出现了 20 多种，并且描述了蒸馏、萃取、结晶等许多常见的化学过程，以及多种化学反应。由于硫容易与银和汞起反应，于是他提出了金属硫汞理论。即所有金属中都含有硫和汞，根据其比例不同，形成不同的金属种类，而黄金中的硫和汞的比例才是完美的，只要二者比例合适，就能通过一般金属、硫、汞，冶炼出黄金。虽然这一理论的出发点是为了炼制黄金等贵金属，但它是对四元素说的突破。

玻意耳在 1661 年出版的《怀疑派化学家》（*The Sceptical Chymist*）一书中，既批评亚里士多德的四元素理论，也批评了帕拉塞尔苏斯的炼金三元素理论。因为他在实验炼金时，发现物体加热会生成许多复杂不同的化合物，他认为可以用微粒论来解释这些。后来，玻意耳使用微粒论全面修正亚里士多德的元素论，不过，他不确定有多少种"微粒"。

与笛卡儿一样，在玻意耳眼中，物质由不同的微粒组成，但与原子论不同的是，微粒是可以分割的。而牛顿更是提出，光是一种微粒，并且可以分割，光微粒还有自己的质量、形状、颜色。那时的科学家仍然追求找到一种放之四海而皆准的"定理"来解释整个客观世界，他们严重低估了世界的多样性和复杂性。

炼金术大大丰富了人们对物质转化的认知，特别是推动了冶金术的提高。很多人把关注点放在"燃烧"这一现象。

约翰·约阿希姆·贝歇尔（Johann Joachim Becher，1635—1682）的父亲是一位新教行政官，在"三十年战争"（1618—1648，也称宗教战争，神圣罗马皇帝和教皇代表的天主教势力失败，造成约 400 万人死亡）中去世。贝歇尔很小就负担起了一家人的生活，一开始通过做手工，后来通过教学。1650 年，15 岁的他开始周游欧洲，到过斯德哥尔摩、阿姆斯特丹，或许也到过意大利。

1652 年，贝歇尔到美因茨大学（University of Mainz）学习医学、神学，这期间，他对炼金术有较多研究。1654 年，19 岁的他就以化名出版了《通过哲理石论述全能哲学的与普世的医学》（*Discours about the Allmighty Philosophical and Universal Medicine by the Philosopher Called Philosopher's Stone*）。而这一年，在离美因茨不远的马德堡市，市长奥托·冯·格里克（Otto von Guericke，1602—1686）为民众表演了著名的"马德堡半球实验"。

贝歇尔如此优秀，很快得到了美因茨大学医学院院长、后来的校长路德维希·冯·赫尼格（Ludwig von Hörnigk，1600—1667）的关注和赏识。1657 年，他被聘请为美因茨大学的教授，并成为美因茨主教选帝侯（Archbishop-Elector of Mainz，也称 Prince-Archbishop of Mainz，负责召集议会选举下任神圣罗马帝国皇帝，并检票）约翰·菲利普·冯·舍博恩（Johann Philipp von Schönborn，1605—1673）的内科医生。

主教的助手耶稣会教士加斯帕尔·肖特（Gaspar Schott，1608—1666）也是位科学爱好者，他与多位科学家保持通信，并发表了关于马德堡半球实验的细节，使英国的玻意耳于1655年左右了解到了真空泵。

1660年，贝歇尔出版了《冶金学》一书。次年，他推出了一种包含一万个词汇的语言作为世界语，这是最早的世界语尝试。

1662年，贝歇尔与美因茨大学校长之女玛丽亚·薇罗妮卡（Maria Veronika，1642—1685）结婚。1663年，他来到慕尼黑，为巴伐利亚选侯费迪南德·马里亚（Ferdinand Maria，1636—1679）服务，马里亚慷慨地为他修建了一个实验室。因为贝歇尔建议重商主义（限制进口，扩大出口），提议建设一个南美的殖民地，并且建议垄断境内的丝绸贸易权，结果被商人们集体反对，被迫离开。

这一时期，英国、法国、荷兰在海上争霸。共和国政体的荷兰以"海上马车夫"称雄一时。1651年，英国克伦威尔通过议会，发布《航海条例》这一重商主义法案，并且，英军袭击荷兰船队，向荷兰宣战，虽然代价惨重，但毕竟使荷兰退步，双方于1654年签订了《威斯敏斯特和约》，让英国谋得了同荷兰平等的贸易权利，还得到了圣赫勒拿岛（后来成为拿破仑的流放地）。而在亚洲，郑成功（1624—1662）于1661年正式从荷兰手中收复台湾，荷兰东印度公司再遭挫败。

英王查理二世复辟后运气不佳，他主动挑起第二次英荷战争，虽然1664年占领了北美的新阿姆斯特丹（原荷兰殖民地），但荷兰与之缠斗两年，英国被迫主动求和。荷兰海军于1667年6月奇袭英国，炮轰伦敦。一个月后，两国迅速签订了《布雷达和约》，英国颜面扫地。

此时的贝歇尔虽然离开了慕尼黑，但却得到了神圣罗马帝国皇帝利奥波德一世（Leopold I，1640—1705，于1658年诸侯选举产生）的赏识，于1666年到维也纳担任商务咨议（councillor of commerce）。在维也纳，他有一个实验室，研究纺织品、色素、矿物，还出版了相关的书籍。

当时的欧洲正处于动荡时期。英国查理二世仍想再度打击荷兰，取得更大的海上贸易权。法国的路易十四（Louis XIV，1638—1715）也想称霸欧洲。于是英法秘密结盟，于1672年对荷兰开战。

荷兰当时正处于议会派与君主派的争斗之中，以遗腹子出生的奥兰治亲王（威廉·亨德里克·范·奥兰治，威廉三世，William Hendrick Van Orange，William III，1650—1702，查理二世的外甥）从小就被议会限制权力，不过，随着其成年，以及君主派的争取，他的影响力不断扩大。

强大的法国陆军短时间内几乎覆灭荷兰。荷兰的议会政府（尼德兰共和国）被保皇派推翻，一直被议会限制权力的奥兰治亲王担任军事统帅和荷兰省执政（荷兰省是七个省中最大的），很快击败了法军。而英国四次海战失利，被迫退出。

为了欧洲大陆的平衡，神圣罗马皇帝利奥波德一世治下的奥地利宣布支持荷兰，另外，波兰、丹麦、西班牙也与荷兰结盟，共抗法国，但巴伐利亚等不少德意志公国却在法国的外交手段下保持中立。最终，英国也担心法国过于强大，同意奥兰治亲王与查理二世的侄女玛丽结婚，相当于站到了法国的对立面。

最终，法国与各方签订了1678年的《奈梅亨条约》（*the Treaty of Nijmegen*），法国大胜。路易十四获得了"太阳王"的称号。

贝歇尔在维也纳的言行依旧激进，他建议修一条与荷兰之间的运河（直到几百年后的1992年才建成），增加贸易。1672年，在他监督下，奥地利建设了一个羊毛工厂。1676年，在他亲自主导下，建设了一个有186名工人的纺织车间。不过，他强调国家应当控制贸易和金融，这些激进的措辞导致他被解雇，并且因为反对进口法国的产品，而一度被关押。

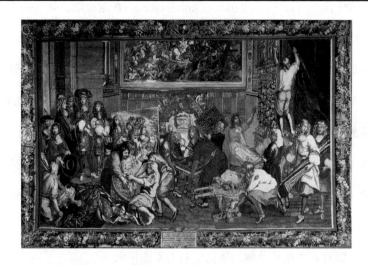

《路易十四视察巴黎戈贝林挂毯厂》（*Louis XⅣ Visiting the Gobelins Tapestry Factory*），夏尔·勒·布伦（Charles Le Brun，1619—1690）作于 1673 年

图片来源：http://www.lib-art.com/part/showimg.php?id=3078

1678 年，贝歇尔前往荷兰，开始设计了一个绕制蚕茧的机器，卖了出去。次年他又声称发明了一种从沙子中炼制黄金的方法，要卖给荷兰。不过，黄金炼制工厂正建设时，他却接到了英国鲁珀特王子（Prince Rupert of the Rhine，1619—1682）的邀请，出发去了英国。在那里，他考察了王子在苏格兰的矿场，最后回到伦敦，直到去世。1682 年，在他去世之前，他又出版了一本化学书籍，书中列出了 1500 种化学反应，其中一个是哲理石的生成方法，他仍记挂着把铅变成黄金。

代表新教的荷兰国王威廉三世对天主教的法国严加防范。1688 年，英国爆发"光荣革命"，改为君主立宪制度，威廉三世接受英国议会邀请，从荷兰前往英国，同时担任英国、荷兰国王，更是主持建立了欧洲的反法同盟。

贝歇尔对后世比较有影响的是 1669 年，在维也纳出版的《物理种属》

（*Physica Subterranea*），对矿物学作出重大贡献。根据他在这本书中的提法，物质由水、气、土三种元素组成。而气元素的作用只是一种激动剂（催化剂），让水元素和土元素以不同的比例组合为不同的物质。并且，有三种不同的土元素，固态土（terra lapidea，stony / rocky earth），液态土（terra fluida，liquid earth）和油性土（terra pinguis，oily / fatty earth）。油性土可以燃烧，并且，伴随燃烧，它会释放到空气中，剩余的物质会减少。同理，金属焚烧时会产生矿灰（calx），重量也比原来的轻。

他拿掉了无法观察和测试的火元素，同时，把土元素分成不同的种类，这是对原来的元素论的提升。这标志着，人们对元素论，不仅仅是哲学探讨和思考，而是启动了观察和实验。他的这一理念，也是燃素说的先声。

燃素说的出现

玻意耳虽然也是一位炼金术士，但他已经开始把炼金术与化学分开了。他是一位伯爵的第 14 个孩子。从小接受拉丁语、希腊语、法语教育，并进入伊顿公学学习。几年后，他到欧洲游学，因为欧洲"三十年战争"，他来到意大利。虽然教皇支持神圣罗马帝国（奥地利）和波兰，但意大利各城邦却未参战。

玻意耳于 1641 年在意大利接触到伽利略的学说。当时伽利略被软禁，他最后的学生埃万杰利斯塔·托里拆利（Evangelista Torricelli，1608—1647）在他的病床前为他记录口述材料。1642 年年初，伽利略去世，15 岁的玻意耳恰好就在佛罗伦萨。他对此感到很震惊伤感，并定下了研究与思考的志向。

1644 年，玻意耳回家后，就在自己继承的别墅中做实验研究。很快，他聚集了一批志同道合者，经常在一起交流，被称为无形学院（Invisible College）。玻意耳则在信中称之为"哲学学院"。在爱尔兰短暂停留过一段时间后，1653 年，他受到著名的传教士约翰·威尔金斯（John Wilkins，1614—1672）的邀请，前往牛津大学。在牛津大学，他并未担任职务，但却组建了一个实验室，并聘请了胡克作为自己的助手。

1654年，德国马德堡市长格里克因伽利略的学生托里拆利的大气压力学说不被接受，而设计了一个抽气泵，并演示了马德堡半球实验，轰动一时。

玻意耳得到消息后，指示胡克也制作了一个真空泵，使玻意耳可以研究气体。由此，他发现了气体定律，也称玻意耳定律，即一定气体的压强和体积成反比。并且，他还发现了在真空中，声音无法传播，蜡烛无法燃烧，动物无法存活，相关成果于1660年发表。同年，基于"无形学院"的英国皇家学会正式成立。

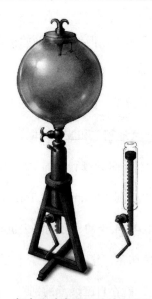

胡克为玻意耳设计的真空泵

图片来源：http://image.wikifoundry.com/image/3/ab0bb7b4
5cb2632dd50f2c98b2716f7e/GW429H1010/

另外，玻意耳在炼金术研究中，进一步研究了金属煅烧的现象，发现煅烧后的金属重量增加了。1661 年，他写了《怀疑派化学家》这部对话体著作，开始把化学从炼金术中分离出来。

但是，当时的全球知识传播体系并未建立。各个国家的科学家们在动荡年代交流不多。玻意耳定律被法国科学院的最早期会员之一埃德姆·马略特（Edme Mariotte，1620—1684）独立发现，马略特于 1676 年发表《气体的本性》，对这一定律进行了更精准的描述。

贝歇尔到了英国后，虽然也在英国皇家学会发表了文章，但与玻意耳等人并未有太多交流，这导致在玻意耳之后，燃素说照样出现了。

格奥尔格·恩斯特·施塔尔（Georg Ernst Stahl，1659—1734）是普鲁士国王腓特烈·威廉一世（Friedrich Wilhelm Ⅰ，1688—1740）的内科医生，也是发明"霍夫曼的止痛剂"的弗里德里希·霍夫曼的朋友，他们是耶拿大学的同学，后来都到哈勒大学（现名：马丁·路德·哈勒 - 维腾贝格大学，Martin Luther University of Halle-Wittenberg）执教。

施塔尔相信血液循环、排泄与分泌，同样也信奉万物有灵论、原子论和关键力论。他受到贝歇尔的影响，提出了燃素说。1750 年后，法国开始向德国学习冶金技术，在翻译相关文献时，燃素说从德国传到了法国。

不过，在 17 世纪时，玻意耳就认为燃烧使空气中的火元素与金属结合，使金属变重，可惜施塔尔未看到这一点，他提出燃素是构成可燃物的元素之一，燃烧使物体变轻。虽然燃素说引起了很大轰动，但它从一开始就伴随着巨大的争议，并且这一与实验不相符的理论反而引起了更多的科学家来"完善"它。很多化学家提出燃素比空气轻，或者有负质量等观点，这些又促进了人们对空气和化学反应中气体的研究。

苏格兰化学家约瑟夫·布莱克（Joseph Black，1728—1799）就是燃素说的支持者，他发现了镁，并在爱丁堡大学进行碳酸镁治疗肾结石的研究。后来他开始研究化学反应中的气体，发现石灰石（碳酸钙）加热或用酸处理时，产生一种"固定气体"（fixed air，即二氧化碳）。他通过定量研究，发现这种固定气体比空气密度更高，不支持火焰或动物生命。布莱克还发现，当通过石灰（氢氧化钙）水溶液时，它将沉淀出碳酸钙，他用这种现象来说明二氧化碳是由动物呼吸和微生物发酵产生的。

丹尼尔·拉瑟福德（Daniel Rutherford，1749—1819）是布莱克在爱丁堡大学的学生。1772 年，他继续研究老师发现的固定气体（二氧化碳）。他把小鼠放在密封的钟形罐中，等小鼠死后，点燃蜡烛，蜡烛熄后，又点燃白磷。白磷也无法燃烧时，把剩余空气通过钾碱溶液，吸收所有的"固定空气"，这时仍然有气体存在。拉瑟福德称它为"有害气"，因为它会使放在里面的老鼠窒息，这就是氮气。当然，他与老师布莱克讨论后，认为这是一种燃素化的气体（phlogisticated air，即可燃物中的燃素在燃烧后进入气体状态）。

普里斯特利与燃烧理论

约瑟夫·普里斯特利也支持这一燃素说的解释。不过，他在 1774 年就坚定地认为，所谓的"气元素"（air）不是一种元素，而是不同气体（gas）的混合物。燃素说已经打击了四元素说，空气是混合物的判断彻底打破了四元素说。

普里斯特利出生在一个加尔文教派家庭，自幼丧母的他在无嗣的姑母家里长大。由于他很小就能背诵教义，所以姑母希望他成为一名牧师。他在姑母家中接触到了许多新教牧师，熟知各类教义。1749 年，16 岁的普里斯特利得了一场重病，导致他对新教产生怀疑，结果被长老拒绝成为一名正式的加尔文派教徒。

英国的清教运动一度在克伦威尔的护国体制下（Protectorate，对外称英格兰联邦，Commonwealth of England）取得短暂胜利，但克伦威尔去世后，清教徒与英格兰教会的分歧加剧。1660 年，流亡荷兰的查理二世借机发布《布列达宣言》，许诺实行充分的宗教宽容政策，很快被接回了英国复辟。君主派与英格兰国教会组成了新的"骑士议会"（Cavalier Parliament，1661—1679），联合打击清教势力，于 1661 年出台了《1661 年组织法案》（Corporation Act of 1661），不允许不信仰英格兰国教的清教徒和天主教徒担任公职，以及进入名校（比如牛津大学、剑桥大学）学习，而只能进入非主流学院（dissenting academy）。英国天主教势力极小，法案的打击对象主要是清教徒们。

1688 年的"光荣革命"及后来颁布的《宗教宽容法案》也未能废除组织法案，直到 100 多年后的 1828 年，组织法案才被废除。牛津大学则到了 1854 年才允许非主流宗教学员入学。又过了 100 多年，到了 2016 年，萨迪克·汗（Sadiq Khan）这位巴基斯坦移民成为伦敦历史上第一位非基督教的市长。

因为《1661 年组织法案》，普里斯特利无法进入牛津大学、剑桥大学等高等学府，又因质疑教义，而不被接纳为加尔文派的一员。普里斯特利希望能够经商，于是在牧师乔治·哈格斯顿（George Haggerstone）指导下学习高等数学、自然哲学、逻辑等。1752 年，他又转归于神学，进入达文垂学院这一非主流学院。因他学识出众，所以免修前两年课程，在此期间，他加入了阿里乌教派（Arianism），导致与家族决裂。

1755 年，普里斯特利成为一名牧师，由于没了姑母的资助，他只得通过教学、传教为生。通过校友关系成为南特威奇（Nantwich）地区牧师后，他在当地成立了一个学校，并且感慨于当地的语法书缺失，他于 1761 年写了一本，并提出英语语法要从拉丁语法中脱离出来。这本书让他得到了另一非主流学院——沃灵顿学院的教职。在这里，他遇到了许多朋友，有医生约翰·艾金（John Aikin，1747—1822）和他的姐姐——儿童文学作家安娜·利蒂希娅·巴鲍德（Anna Laetitia Barbauld，1743—1825），有企业家乔赛亚·韦奇伍德（Josiah Wedgwood，1730—1795，提出进化论的达尔文的外祖父），更重要的是，他遇到了自己未来的妻兄约翰·威尔金森（John Wilkinson，1728—1808）。威尔金森于1774年发明了精密镗床，该机床可以镗铸铁汽缸和炮筒，詹姆斯·瓦特（James Watt，1736—1819）的第一台蒸汽机中使用的活塞汽缸就是利用这一镗床制作的。

1762年，普里斯特利与威尔金森的妹妹玛丽·威尔金森（Mary Wilkinson）结婚。他为了更好地教授历史，制作了一个时间表（大事记）。这一大事记非常流行，为他得到了爱丁堡大学的博士学位。北美科学家本杰明·富兰克林（Benjamin Franklin，1706—1790）也慕名前来交流，两人成为一生的挚友。在富兰克林的鼓励下，他开始写《电学历史》一书，通过不断重复他人实验，并且自己利用简单的器材制作实验设备，做一些新奇的实验，并不断把自己的发现通过信件与大家交流。

在富兰克林等的推荐下，普里斯特利于1766年成为皇家学会成员，而《电学历史》一书于1767年出版，大获成功。随后，他因妻子的病情回到故乡利兹（Leeds），担任当地米尔山教堂（Mill Hill Chapel）的牧师，不过，他的家族仍因为宗教原因不与他来往。他在隔壁的一个啤酒厂里发现了发酵产生的"固态气"（二氧化碳），并进行了多种研究。他对化学及炼金术所知并不多，正因为如此，他没有思维框架。他观察老鼠、蜡烛在固态气中的情况，并且开发了一种把固态气溶入水中的技术，这就是最早的碳酸水（苏打水，soda water）。

1771年，普里斯特利差点被詹姆斯·库克（James Cook，1728—1779）的南太平洋第二次航行探险选为天文学家，虽然没有被选中，他还是为船员们提供了自己发明的制造碳酸水的方法，不过，他错误地认为碳酸水可以治愈坏血病，其实是库克让船员们多吃新鲜蔬菜水果，有效预防了这种疾病。

普里斯特利对自己发明的碳酸水并没有做太多推广。钟表匠人约翰·雅各布·施韦普（Johann Jacob Schweppe，1740—1821）在1792年把碳酸水推向市场，但市场反应平平，他差点破产。他在伦敦遇到了达尔文的祖父——著名医生伊拉斯谟·达尔文（Erasmus Darwin，1731—1802），老达尔文为他的产品背书，结果碳酸水很快风靡一时。

威廉·佩蒂-菲茨莫里斯（William Petty-Fitzmaurice，1737—1805）于1782—1783年担任英国首相，他在"七年战争"（1756—1763）中立功。这场战争被丘吉尔称为真正的第一次世界大战，因为与此同时，清朝阿睦尔撒纳（1723—1757）在俄国的挑动下发动叛乱，失败后逃入俄国。

佩蒂-菲茨莫里斯反对对殖民地征税以弥补战争损耗。1772年，升任中将的他聘请普里斯特利担任图书、档案管理员。普里斯特利提出由自己推荐一位朋友负责日常工作，而保证自己的自由工作时间，即便雇佣关系结束后，自己仍能得到150英镑的年金。对此他慷慨答应了。

在1774年，普里斯特利用仪器商新出品的放大镜［直径12英寸[①]，焦距20英寸，当时称为炽镜（burning lens）］，加热氧化汞，产生氧气。他称其为"去燃素气"，认为这种新生成的气体吸收了氧化汞中的燃素，所以有助于燃烧。当年10月，他与佩蒂-菲茨莫里斯一同前往巴黎，会见拉瓦锡等化学家，谈起自己的新发现。

但拉瓦锡重复实验后，通过定量分析，判断这是空气的一个组成部分，并

---

① 1英寸=2.54厘米。

命名为"氧气"，意为酸的形成者。虽然拉瓦锡明知盐酸中不含氧，但他仍认为未来会有一个合理的解释。另外，按照拉瓦锡的理论，氢和氧燃烧应该会有产物，但普里斯特利进行这一实验后，发现什么也没有得到。

1781 年，英国的亨利·卡文迪什（Henry Cavendish，1731—1810）向普里斯特利索要了实验方法，自己重复后，发现氢与氧燃烧生成水，这为拉瓦锡的理论提供了进一步的支持。拉瓦锡的氧化学说，开始取代燃素学说。

玻意耳已经为化学开拓好了道路。当拉瓦锡把定量引入化学后，这株从炼金术分开的小学科开始成长为参天大树。最终，四元素说进化为化学元素理论，氧化说取代了燃素说，而原子说进化为微粒说，再进化为约翰·道尔顿（John Dalton，1766—1844）提出的原子论。拉瓦锡在自己的著作中列出了 30 余种元素，揭开了现代化学的序幕。

14 世纪著名的炼金术士格伯（Geber，即把阿拉伯炼金术士哈扬（Ḥayyān）名字拉丁化，本人情况未知）发表了多篇炼金术著作。虽然他在文献中认为金属由硫和汞组成，但他设计和优化了升华、液化、结晶、蒸馏、提纯、合并、氧化、蒸发和过滤等多种化学工艺。他对合金、酸（硝酸、硫酸）的制备，以及提纯和测试金属，进行了详细的描述，他擅长利用分馏分离出不同的物质"性质"。其著作中还有实验室仪器［包括不同熔炉（furnaces）］的制造内容。

而格劳伯除了发现硫酸钠（格劳伯盐）外，更大的贡献是优化了玻璃技术。在做药剂师之前，他就是镜子制造商。后来他对玻璃原材料及工艺的优化被认为是巴洛克时代玻璃发展的重要贡献。

没有玻璃，炼金术士们就难以发现化学反应的过程，并对参与反应的化学物质进行分类，玻意耳也发现不了真空泵中的一些实验现象，化学家们就无法观察到化学反应中伴随的气体现象。

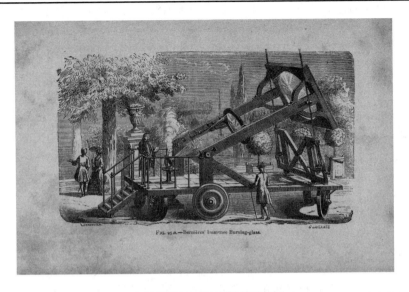

18世纪法国开发的超大型炽镜

图片来源：https://digital.sciencehistory.org/works/5zqwqd3/viewer/wiyogh3

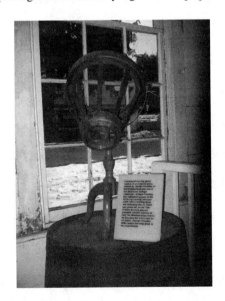

普里斯特利发现氧气用的放大镜（炽镜）的复制品

图片来源：https://www.duendedrama.org/wp-content/uploads/2015/08/Priestley_
Burning_Lens_Replica.jpg.webp

而拉瓦锡把定量引入了化学，使人们认识到一般的化学反应是不同元素间的分解、合成。科学家进一步发现同一化合物的不同元素组分固定，化学反应中各物质（元素）组分比例固定。那么在这种化学基础上推导出来的原子论，才是符合逻辑的。这才有了道尔顿的化学"原子论"。

拉瓦锡的化学成就与他的实验设备有关。蒸馏器、接收器、熔炉和耐火玻璃，比普里斯特利的实验室规格要高出好多。虽然拉瓦锡自己并没有发明过多少仪器设备，但他从欧洲著名的玻璃器皿商那里定制仪器，如量热计、气体计量器、燃烧瓶等，并密切指导厂商制备这些仪器，要求仪器务必精准。如 1778 年，著名的仪器制造商让·尼古拉斯·福丁（Jean Nicolas Fortin，1750—1831，福丁气压表的发明者）在拉瓦锡的要求下，制作了一套气体吸收瓶（gas absorption bulb）。而普里斯特利把普通的盆子用作气动槽，用普通的酒杯和罐子作为玻璃器皿，这也展示了他机敏的一面。

近代以来，英国皇家学会、法国皇家学会、柏林科学院在科学家与主教们的策划下，先后建立。各类专业的科学期刊相继创刊，学术交流越来越频繁，初步构成了全球的知识传播体系。随着蒸汽机的发明应用，机器动力开始取代人力，有机化学蓬勃发展，化工、染料和医药工业随之兴旺。

文艺复兴是一种贵族行为，批判宗教、提倡人性，并且带动了科技的发展与经济的繁荣。尼可罗·马基雅维利（Niccolò Machiavelli，1469—1527）从统治者的角度，研究权力在私人属性下运行的规律，反对宗教，提倡君主专制。托马斯·霍布斯（Thomas Hobbes，1588—1679）也是从反教会的角度，鼓吹君主开明专制。文艺复兴是宗教改革的先声，之后教会影响力大幅度减小，王权与教权的平衡被打破。

启蒙运动则是中层的崛起，提出权力的公共属性，提倡思想言论自由。虽

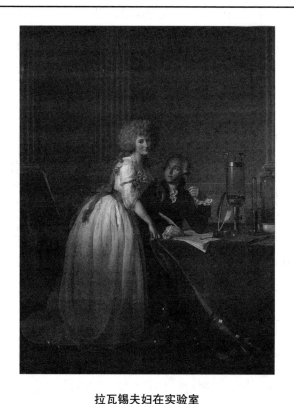

拉瓦锡夫妇在实验室

图片来源：https://myscienceblast.com/wp-content/uploads/2015/11/David_-_
Portrait_of_Monsieur_Lavoisier_and_His_Wife-1.jpg

然启蒙运动没有对权力的发生、运行及继承的规律做出研究分析，但却在普世价值、个体价值的基础上，从伦理的角度研究权力，提出了公共权力运行的假设。

在"七年战争"中通过宫廷政变上台的叶卡捷琳娜女皇（Catherine Ⅱ，1729—1796，普鲁士境内一个公国的公主，后在腓特烈二世安排下，成为俄国皇后。与伏尔泰、孟德斯鸠等人有通信联系）一开始不时宣扬启蒙运动作品，炫耀自己文化优越，可一旦发现有人撰文揭发俄国下层的贫困惨状，套用启蒙运动理论攻击俄国皇室，便立刻把相关书籍列入禁书。

美国的独立战争是殖民地上层人物推动和组织的。战争结束后，共和制的拥护者占多数，拒绝了君主立宪制，成立了以普选为基础的总统领导下的联邦共和国。但法国大革命的推动者却是中层和底层，君主制一夜之间被推翻，王权、神权被打破。以"理性教"（reason）取代天主教，以自然神论中的"最高主宰"（supreme being）取代上帝，以"自由、平等、博爱"取代三位一体。

但打破王权、神权之后，新建立的国家机器和理性教却不能在短期内实现自身平衡，特别是外部有反法联军的进攻，而法国又没有战略防御纵深，共和制一度很冲动地诉诸"简化审判，特别是死刑程序"。恐怖的经历粉碎了人们对共和的向往，温和的独裁者拿破仑被接受。拿破仑重新确立天主教为国教，颁布《禁止邪教法》，取缔理性教，最终加冕称帝。在《拿破仑法典》下，中层和底层的利益得到了保障。

一贯反对英国宗教政策的普里斯特利积极支持美国独立战争和法国大革命，结果被迫逃亡美国。作为贵族的拉瓦锡被送上断头台，很多科学家岌岌可危。拿破仑战争之后，工业革命又导致劳资双方对立，社会主义思潮兴起。有着自由思想的李比希也被迫从德国逃亡到巴黎。

从李比希学派到侧链学说、格氏反应

在社会革命轰轰烈烈进行时，各种化学元素在化学家们的实验室里被发现。英国化学家戴维（Davy）发现氢元素是酸中不可缺乏的，订正了拉瓦锡"酸中都含有氧元素"的观点，而且他凭借多种元素的发现，成为皇家学会主席。

李比希差一点发现了溴元素，但科学发现只有第一，他只好把自己制备的溴放进了"错误之柜"。虽然在无机化学上未能占有一席之地，但李比希却开创了有机化学的新时代。李比希于 1829 年正式转入有机化学，在 19 世纪 30 年代对有机化学分析方法作出创新，实现了对有机物组成元素及其比例的精确测定，打开了有机化学的新世界。

在当时，化学实验室是属于化学家们的私有财产，一般人无法进入。如果没有德国博物学家亚历山大·冯·洪堡（Alexander von Humboldt，1769—1859）的大力推荐，盖-吕萨克也不会任命李比希为助手，让他进入自己的私人实验室做研究工作。而李比希则把吉森大学的实验室开放给学生，再加上研讨会（seminar）制度，率先建立了理论与实验相结合的新式规模化教育模式，其培养的弗里德里希·A.凯库勒（Friedrich A.Kekulé，1829—1896）、冯·霍夫曼（Von Hofmann）、卡尔·施密特（Carl Schmidt，1822—1894）、赫尔曼·冯·斐林（Hermann Von Fehling，1812—1885）等成为化学史上的光辉人物。

李比希又转向应用化学，研究化肥，提高了农业产出，并研究食品，包括

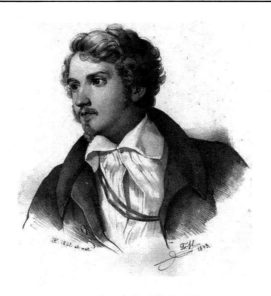

1821 年，年轻时的李比希

图片来源：https://commons.wikimedia.org/wiki/File:Young-Justus-Liebig.jpg

婴儿配方奶粉，与人合办了一家"李比希肉精公司"（Liebig's Extract of Meat Company）。其肉精产品大受欢迎，多家公司仿制，公司被迫诉诸法律。一家英国的公司主张"李比希肉精"已经是一个通用名了，法官也认可了这一点。

李比希还与化学家本生（Bunsen）的学生，英国化学家亨利·恩菲尔德·罗斯科［Henry Enfield Roscoe，1833—1915，最先分离钒（vanadium）元素，英国化学工业协会第一任主席］合作成立另一企业，生产牛肉精。李比希去世后，公司申请了OXO商标，一直延续到今天。

一开始，新药发现伴随着生物碱的分离纯化而发展，当有机化学发展起来后，新药发现不断加快脚步。进入20世纪，这一现象越来越明显。但系统性地开展化学药物筛选、治疗的却是埃尔利希。

24岁的埃尔利希在医学博士论文《组织染色的理论与实践贡献》中，认为

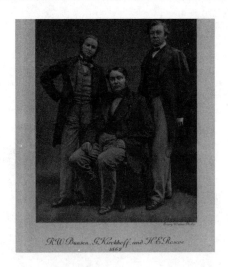

1862年，本生、古斯塔夫·罗伯特·基尔霍夫（Gustav Robert
Kirchhoff，1824—1887，与本生合作发明光谱分析）与罗斯科（从左至右）
图片来源：http://www.histmath-heidelberg.de/edd/Kirchhoff-Roscoe-g.jpg

染色是化学反应，不是物理吸附，染色的特异性与染料的化学结构有关。在后来的研究中，他又提出，可以筛选只杀感染病菌，而不影响人正常细胞的药物，即化学（药物）治疗（chemotherapy）方法。

1890 年，他和亚瑟·莱帕曼（Arthur Leppman，1854—1897）用亚甲蓝治疗风湿和神经相关疾病，因发现亚甲蓝可以对疟原虫染色，所以研究其抗疟作用，但没有成功。后来，他帮助贝林开发了白喉抗毒素的大生产工艺。

1894 年费歇尔在研究酶及其底物的关系时，提出了"锁-钥"（lock and key）模型。受到这一启发，1897 年，埃尔利希提出了"侧链学说"，即毒素或食品与细胞上的侧链结合，起到免疫作用。后来在研究化学物质治疗感染的过程中，他又把这一理论进行拓展，在 1900 年，埃尔利希引入了"受体"（receptor）一词作为"接受侧链"（receptive side-chain）一词的替代物。1907 年，他受英国生理学家约翰·纽波特·兰利（John Newpert Langley，1852—1925）的受体概念影响，进一步发展了侧链理论。

由于 19 世纪大范围的奴隶贸易被取消，列强对非洲的兴趣减少，但随着工业革命的发展，对植物油、植物纤维、橡胶和某些矿产资源的需求增大。自1876 年开始，列强加快瓜分非洲，于 1884 年在柏林召开了 15 国会议，讨论非洲殖民地问题。1896 年开始，锥虫病在非洲流行，各国要求科学界组织力量研究。

1882 年，法国少校军医阿方斯·拉韦朗（Alphonse Laveran，1845—1922，1907 年获得诺贝尔生理学或医学奖）在意大利罗马确证了自己在阿尔及利亚的发现，即疟疾不是细菌感染，而是由血液中的一种单细胞寄生虫引起的。并且，他第一个提出这种疟疾寄生虫在体外存在时，与蚊子有关。

拉韦朗退役后进入巴斯德研究所，于 1900 年开始进行昏睡病研究，在 1901年描述了锥虫与昏睡病的关系。1902 年，他和费利克斯·梅尼尔（Felix Mesnil，

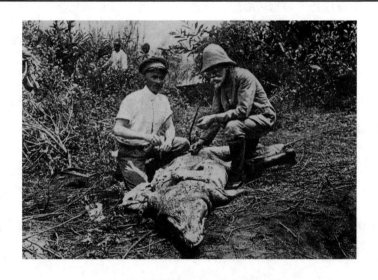

科赫在非洲解剖鳄鱼研究昏睡病病原

图片来源：http://www.alamy.com/stock-photo-robert-koch-dissecting-
crocodile-in-africa-48333495.html

1868—1938）实现了锥虫感染小鼠和大鼠模型。而皮下注射亚砷酸钠盐溶液，可使动物血液中的锥虫迅速消失，但寄生虫在几天内又重新出现，导致动物死亡，这一发现，让多个实验室开始开展砷剂治疗锥虫病的研究。

1859 年，法国斯特拉斯堡大学化学系教授皮埃尔·安托万·贝尚（Pierre Antoine Béchamp，1816—1908）通过与苯胺发生化学反应合成了第一种重要的含有机砷药物——氨基苯砷酸钠（atoxyl），毒性是亚砷酸钠的 1/50。他对有机砷展开了大量研究。1905 年，在英国利物浦热带医学院工作的加拿大科学家哈罗德·托马斯（Harold Thomas，1875—1931）与同事发现氨基苯砷酸钠在动物实验中对锥虫病有作用。

自 1902 年，埃尔利希和北里柴三郎（Kitasato Shibasaburō，1853—1931）推荐来的学生志贺洁（Kiyoshi Shiga，1871—1957）系统地筛选了几百种有潜在作用的化合物，如二苯甲胺类染料、联苯胺、砷剂，希望找到治疗锥虫病的药物。在这一过程中，埃尔利希发现，氨基苯砷酸钠其实是对氨基苯砷酸的同分异构体。埃尔利希在这一结构的基础上，又合成了一大批化合物。

1905 年，德国动物学家绍丁（Schaudinn）和皮肤病医生埃里希·霍夫曼（Erich Hoffmann）发现梅毒的致病原因是梅毒钩端螺旋体，霍夫曼建议埃尔利希试用砷剂治疗梅毒。

北里柴三郎推荐的另一名学生秦佐八郎（Sahachiro Hata，1873—1938）到埃尔利希实验室做助手，1909 年秦佐八郎用兔的梅毒模型筛选实验室已有的含砷化合物，发现 606 具有治疗梅毒的作用。

弗朗索瓦·奥古斯特·维克多·格里尼亚（Francois Auguste Victor Grignard，1871—1935）于 1900 年发现了以自己名字命名的有机链延长反应：格氏反应。反应中用到的烃基卤化镁也被称为"格氏试剂"。并且，因这一发现，他于 1912 年获得了诺贝尔化学奖，并且被授予法国荣誉军团勋章（由拿破仑设立的法国最高荣誉勋章）。格氏反应等多种化学反应可以大批量地生成有机化合物，为药物发现提供了技术条件。

但 1914 年第一次世界大战爆发，已经身为教授的格里尼亚被征召入伍，派去做哨兵。在执行任务中，他挂着自己的勋章，并拒绝摘下，引起了上级的注意。情况上报后，法军总参谋部把他调去研究如何检测芥子气。

而亨利·格温·杰弗里·莫斯莱（Henry Gwyn Jeffreys Moseley，1887—1915）这位很有希望获得诺贝尔奖的物理学家于 1915 年在战争中去世，使英国修订了参战资格政策。拒绝服兵役的物理学家亚瑟·斯坦利·爱丁顿（Arthur Stanley Eddington，1882—1944，贵格会成员，1914 年刚被选为皇家学会会员）也因此被安排"因病退伍"，免于牢狱之灾。

磺胺类抗生素百浪多息（Prontosil）上市后，上万种相关化合物被合成、研究，使新药发现领域呈现出飞跃发展的姿态，从此，在 20 世纪的大部分时间里，化学合成成为新药发现中的核心环节。这些都离不开格氏试剂的功劳。

另外，激素在临床上的应用也归功于化学合成，因为从生物体内提取激素的规模是远远不能满足临床需求的。20 世纪 30 年代，美国默克公司的刘易斯·萨雷特（Lewis Sarett，1917—1999）开发了可的松的全合成工艺，珀西·拉万·朱利安（Percy Lavon Julian，1899—1975）以胆汁酸为原料，大大提高了可的松的产率。辉瑞公司开发出从微生物发酵制得的 11β- 氧化物，把黄体酮（孕酮）通过一步反应转化为 11β- 氢化可的松的技术。而 Syntex 公司的拉塞尔·马克（Russell Marker，1902—1995）以墨西哥野生山药为原料，通过四步反应，将薯蓣皂苷元转换成黄体酮，这种反应后来被命名为马克分解反应。

从德国柏林大学博士毕业的黄鸣龙（1898—1979）于 1945 年在哈佛大学研究甾体合成时，以 Kishner-Wolff 还原反应为基础，改进条件，发明了羰基还原为亚甲基的"黄鸣龙还原法"，同时降低了激素合成的成本。这些努力最后使比黄金还要贵的激素变得极为便宜，从而保证了激素药品应用于临床。

蛋白质与 X 射线衍射技术开启的结构化学

德国生物化学家恩斯特·菲利克斯·以马内利·霍佩塞勒（Ernst Felix Immanuel Hoppe-Seyler，1825—1895）于 1856 年在柏林大学担任病理学家鲁道夫·菲尔绍（Rudolf Virchow，1821—1902）的助手。1862 年，霍佩塞勒制备了结晶形的血红素，从此他的兴趣转向了化学。在 1864 年，他成为应用化学教授。1872 年他成功地将两门学科结合起来，并成为斯特拉斯堡大学生理化学（后改称生物化学）教授，建立了第一个生物化学实验室。1871 年，霍佩塞勒发现了转化酶，能加速食糖（蔗糖）转化为两种较简单的糖（葡萄糖和果糖）。他是第一个获得纯卵磷脂（lecithin）的人，揭示了磷脂对生命的重要意义。1877 年他又推出了第一个生化专刊。

更重要的是，霍佩塞勒的一位学生约翰内斯·弗里德里希·米舍（Johannes Friedrich Miescher，1844—1895）发现了核酸，另一位学生、助手阿尔布雷希特·科塞尔（Albrecht Kossel，1853—1927）对核酸进行深入研究。霍佩塞勒证明了血红蛋白与氧松散结合形成氧化血红蛋白，而后再将其释放到身体组织中。他发现血红蛋白的可逆性氧化、并命名其为 hemoglobin，并在克劳德·伯纳德关于一氧化碳毒性效应的研究基础上，证明一氧化碳取代了氧合血红蛋白的氧气。他命名蛋白质为 proteid（后称 protein）。1875 年，霍佩赛勒提出了一种蛋白质的分类系统，该系统沿用至今。

曾在哥廷根大学（University of Göttingen）学习的马克斯·特奥多尔·菲利克斯·冯·劳厄（Max Theodor Felix von Laue，1879—1960）于 1904—1909 年跟随马克斯·普朗克（Max Planck，1858—1947，量子理论提出者）学习和工作，后来到慕尼黑大学工作。1911 年圣诞节期间，一位到慕尼黑旅行的哥廷根大学校友和他交流了自己的博士论文。劳厄得知对方正研究可见光在晶体中的衍射问题，受到启发，开始研究晶体对 X 射线衍射的影响。他与同事发现完全可以通过 X 射线衍射确定晶体的结构，劳厄又提出了一个方程来解释分析衍射数据。1912 年，相关结果发表，两年后，劳厄获得了诺贝尔物理学奖。

1912 年 6 月，挪威物理学家拉斯·维冈德（Lars Vegard，1880—1963）在一次学术报告会上，听到劳厄的演讲，并做了详细的记录。而后他把劳厄的研究写信寄给自己的老师，英国利兹大学的物理学教授威廉·亨利·布拉格（William Henry Bragg，1862—1942）。

接到信的威廉正与儿子威廉·劳伦斯·布拉格（William Lawrence Bragg，1889—1971，此时在剑桥大学三一学院物理系学习）一起度假，父子俩探讨了这一成果。很快，父亲制作了一台 X 射线分光计，儿子发现了晶体对 X 射线的聚集作用，在劳厄方程的基础上，修订为布拉格方程，提高了准确性。他们对多个晶体进行了测定，得到大量的衍射数据，父子两人因此共享了 1915 年诺贝尔化学奖。

随后多位科学家进入晶体衍射领域，利用这一技术，可以确定原子的大小、化学键的类型、长短，并可以分析小分子物质结构和生物分子的结构。

小布拉格于 20 世纪 30 年代末期对蛋白质等有机大分子产生了兴趣。此时他接替欧内斯特·卢瑟福（Ernest Rutherford，1871—1937）成为剑桥大学卡文迪什教授（Cavendish professor）。

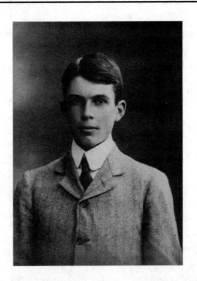

1906 年，学生时代的小布拉格（William Lawrence Bragg）

图片来源：https://www.adelaide.edu.au/library/special/stories/images/william_lawrence_bragg_2.JPG

1934 年，小布拉格的学生约翰·德斯蒙德·伯纳尔（John Desmond Bernal，1901—1971）在卡文迪什实验室得到了胃蛋白酶的结晶 X 射线衍射照片。伯纳尔的学生多罗西·霍奇金（Dorothy Hodgkin）后来回忆，"当天晚上，伯纳尔在整个剑桥大学里跑来跑去，畅想着通过这一技术发现各种各样蛋白质的结构"。

并且，小布拉格的另一名学生威廉·托马斯·阿斯特伯里（William Thomas Astbury，1898—1961）从 1926 年开始，就研究纤维（如羊毛）的晶体结构，并取得了重要成果。不过，1935 年，阿斯特伯里发现，球蛋白解构后也呈现出纤维特征。伯纳尔找到阿斯特伯里，两人私下达成"君子协议"，分别研究蛋白和纤维，互不涉及对方的研究领域。这说明当时的英国在大分子结构领域的科技实力独占鳌头。

在小布拉格的影响下，"二战"后，英国医学研究委员会（相当于美国国立卫生研究院）建立大生物分子晶体学研究团队，即由马克斯·佩鲁茨（Max Perutz，1914—2002）和约翰·肯德鲁（John Kendrew，1917—1997）领衔的团队（当时全部团队也只有他们两人），这改变了生命科学史。

理论指导实践：蛋白质结构研究竞赛

量子力学的发展不仅对物理学领域产生了重大影响，而且对化学领域也产生了重大影响。在 20 世纪 30 年代，莱纳斯·卡尔·鲍林（Linus Carl Pauling，1901—1994）等率先使用量子力学来理解和描述化学键。鲍林在应用遗传学、免疫学、血液学、病理学、色素学、量子力学和血清学等领域进行了重要工作。作为一名世界闻名的科学家，他以自己的名誉呼吁结束战争，反对美国对朝鲜、越南的军事干预和 1991 年对伊拉克的战争，他是唯一一个两次单独获得诺贝尔奖的人。

在鲍林 9 岁时，他的父亲在当地的报纸上求助，说儿子在阅读和提问方面的表现远远超出实际年龄，对鲍林的"过早发展的倾向"寻求帮助。不过，一个月后，胃溃疡穿孔夺去了鲍林父亲的生命。

在鲍林 13 岁时，他看到朋友有一套化学试验设备，被其中的酒精灯吸引，于是自己也在地下室做了一个，并很快学会了制作炸药。由于家里贫寒，鲍林做过洗碗工、电影放映员、送奶工和码头工人等。因为忙于兼职，他没能取得高中毕业证书。他母亲强烈要求他进入一个收入较高的工厂，但他以体力劳动者的身份进入俄勒冈州农业学院（现为俄勒冈州立大学），一年后，他以精湛的化学试验技巧被聘为学校教师。

有一名女学生艾娃·海伦·米勒（Ava Helen Miller, 1903—1981）选学鲍林开设的"家政化学专业"（Chemistry for Home Economics Majors）课程，他们于 1923 年结婚。在一年的教学之后，他作为一名学生重返课堂，于 1922 年在俄勒冈州立大学获得学士学位，然后在加州理工学院以优异成绩获得博士学位并留校任教近 40 年。

1926 年，鲍林到欧洲游学，在尼尔斯·玻尔（Niels Bohr, 1885—1962）实验室工作了半年。1930 年，鲍林再一次去欧洲，到英国布拉格实验室学习 X 射线技术，到德国路德维希港（Ludwigshafen）的赫尔曼·马克（Herman Mark, 1895—1992）实验室学习气相电子衍射（与 X 射线晶体学相似，使用电子束而不是 X 射线，样品不是晶体，而是气体）。马克对鲍林非常热情，还把仪器的设计图给了他。鲍林很快在美国开展了气相电子衍射技术，他和他的学生劳伦斯·布罗克韦（Lawrence Brockway, 1907—1979）进一步发展了这一技术。他们在处理实验数据时增加了一个数学步骤，得以图形化地直接得到部分结构信息。

鲍林使用 X 射线衍射等技术得到物质晶体结构数据，然后利用量子理论解释不同原子形成的化学键。1928 年，他写了一篇论文，详细阐述了确定复杂晶体结构的 6 个原则。1933 年，鲍林解释了血红蛋白的磁性、红细胞中的载氧色素，同年他成为国家科学院最年轻的院士。1939 年，他在里程碑式的《化学键的性质和分子和晶体结构》中总结了他对化学键的发现，即价键理论（valence-bond theory），这使他在科学界获得了很高的赞誉。

鲍林用自己的理论解释了甲烷的正四面体结构，由此开创结构化学。鲍林的学生威廉·纳恩·利普斯科姆（William Nunn Lipscomb，1919—2011）因为对甲硼烷（boranes）的结构研究获得 1976 年的诺贝尔化学奖，虽然他应用了磁共振技术，但也是通过 X 射线晶体衍射最终确认的。结构化学的进展进一步推动了分子生物学的发展，同时也带动了化学合成的发展。

1940 年，在日本偷袭珍珠港一年半之前，鲍林发表了一封致国会的公开信，请求美国加入反对轴心国德国、意大利和日本的自由战争。鲍林认为可以从武器和医学两个方面发挥自己的作用。

1940 年 10 月，鲍林在华盛顿出席一个会议，会上提到需要一种能够测量气体中氧分压的仪器。鲍林仅用三天时间，就根据分子氧的磁化率设计出一种氧气探测器，仪器立刻被用于潜艇和飞机。这一氧气计成果在"二战"后才被允许公开。

同时期，鲍林开始研究生物分子，于 1940 年提出"手戴手套"（hand in glove）晶体结构理论，也称分子互补性，即一个分子紧贴另一个分子或在其内部。根据这一理论，他发表了一篇文章，预测抗体的结构，认为抗体是根据抗原特异性而形成的。当他完成这一抗体文章后，一天，他在校园里遇到了马克斯·路德维希·亨宁·德尔布吕克（Max Ludwig Henning Delbrück，1906—1981），德尔布吕克告诉他，德国量子物理学家恩斯特·帕斯库尔·约尔当（Ernst Pascual

Jordan，1902—1980，矩阵力学创立者之一）提出了一个新的观点："由于量子力学共振，生物大分子可能倾向于相似。"即分子的同一性。

鲍林当时正在思考抗体与抗原的互补结合问题，他直觉地认为生物大分子肯定有互补性的一面，于是与德尔布吕克合作写了一篇文章，反驳约尔当的观点。与德尔布吕克的交流和合作使鲍林开始思考生物大分子结构问题。

1941 年，他被诊断为肾小球肾炎，肾病专家托马斯·阿迪斯（Thomas Addis，1881—1949）为他设计了一种肾病饮食方案，以低蛋白食物（每天 40 克蛋白）、多种维生素和动物肝脏提取物为替代性饮食，几个月后他的病情好转。但因为患病，鲍林拒绝了曼哈顿计划的邀请，不过，他积极开发更先进的炸药。而且鲍林把研究转向高空火箭推进剂，并于 1942 年加入了国家防御研究委员会（National Defense Research Committee，NDRC）下属的内部弹道和特种推进剂委员会（Internal Ballistics and Special Propellants Commitee），担任特设主席。

1942 年，鲍林宣布，自己在实验室成功制备了人工抗体。媒体为之振奋，轰动一时。虽然包括卡尔·兰德施泰纳（Karl Landsteiner，1868—1943）等知名科学家都无法重复他的结果，但鲍林坚称自己的实验可靠，并且根据抗体与多半抗原（polyhaptenic）结合产生的沉淀，分析抗体的价键结构。

因为医学上的研究，鲍林还加入了 OSRD 设立的一个顾问委员会，并且利用这一便利，从 OSRD 得到了一个开发替代血浆产品的合同。

鲍林投入了大量时间研究免疫学，一开始使用生物系的实验动物，后来动物缺乏，他只得申请基金，自建了一个动物房。但奥斯瓦尔德·埃弗里（Oswald Avery，1877—1955）于 1943 年发表了著名的 DNA 参与细菌转化实验后，鲍林对此提出质疑，他认为蛋白质才是基因的基本组分。鲍林决心在战后研究蛋白质结构，从而揭开基因的秘密，而且他在高校公开作报告，宣传自己在抗体方面的研究发现。

1945年，鲍林团队宣布，经过三年的研究，血浆的替代品——氧聚高利他汀（oxypolygelatin）开发成功。但是，因为它是一个混合物，负责审批的血浆替代委员会（Plasma Substitute Committee）拒绝批准它上市，只批准它可以兽用。同年8月初，美国在广岛和长崎投放原子弹，加速了战争结束。但鲍林在几周后就发表讲话，谴责进一步发展核武器，并将相当一部分时间和精力用于反战争、反核武器。

1946年，鲍林和加州理工学院的同事向洛克菲勒基金会申请每年40万美元，期限15年，累计600万美元的资助。不过，最终洛克菲勒基金会只同意分7年，每年给予10万美元，资助鲍林的化学系和乔治·韦尔斯·比德尔（George Wells Beadle，1903—1989，获得1958年的诺贝尔生理学或医学奖，1946年从斯坦福大学跳槽）的生物系。

鲍林把自己那份30万美元的基金用于研究蛋白质结构，并且启动了镰刀红细胞中血红蛋白作用的研究。他提出基因（他以为是蛋白质）可能包含两条互补的链。

1947年春，鲍林在访问英国期间，参观了在布拉格支持下佩鲁茨领衔的实验室，该实验室当时的主要工作是进行大分子物质的结构研究。

鲍林发现佩鲁茨等用纯实验方法来解决蛋白质结构，即采用分析蛋白构成，或直接用X射线晶体衍射来分析蛋白结构。佩鲁茨在研究血红蛋白，肯德鲁在研究肌红蛋白，弗雷德里克·桑格（Frederick Sanger，1918—2013）在研究胰岛素的氨基酸组成，他们提出有些蛋白是螺旋形的，有些蛋白是扭结的锁链结构。

问题在于，英国团队对蛋白肽键的空间性要求不够严格，允许肽链以各种方式弯曲和扭曲。另外，他们又认为蛋白质螺旋的每一圈，或者肽链上的每一个扭结，都必须包含整数个氨基酸。

鲍林一开始就对英国团队的研究不认可，他倾向于从普适的规则研究蛋白质结构。鲍林的价键理论有一个重要特点，是分子结构可以用一组"共振"结构来描述。在有机分子中，鲍林经常观察到原子间键长度介于单键和双键之间的结构，因此共振理论在理解和描述中起到了很好的作用。鲍林根据自己的共振理论，推断肽链中的 C–N（碳–氮）键具有部分双键性质，是一个平面构型，而不是各种旋转形式的单键，这让他有了巨大优势。

不过，鲍林返回美国后，也让实验室同事学习英国的方法来分析蛋白（如溶菌酶），以获得更多数据。1948 年，鲍林在一张纸上画出蛋白质的多肽链，然后把纸卷起来，这样他就可以在某些氨基酸基团之间形成氢键，产生 α 螺旋，每转螺旋含有非整数个氨基酸残基。不过，这一模型似乎与 X 射线晶体学的数据相矛盾，所以他没有公开。

一年后，英国的 W.L. 佩鲁茨、肯德鲁发表了一篇关于蛋白质结构的长论文。因为他们没有认识到肽链中的 C–N 键具有部分双键性质，所以提出了大约 20 个蛋白质模型，但没有一个能令人满意的描述 α-角蛋白（alpha keratin）的结构。事实上，在他们隔壁楼上工作的有机学家亚历山大·罗伯特斯·托德（Alexander Robertus Todd，1907—1997，因核苷酸和核苷酸辅酶的研究于 1957 年获得诺贝尔化学奖）曾经告诉过 W.L. 布拉格，部分肽键可能具有某种双键性质，然而，W.L. 布拉格未能敏锐地得到关于 C–N 键构型的信息，即它是平面的。

1950 年，当积累了足够多的数据后，鲍林与同事提出多肽链可以卷曲成由氨基酸形成的螺旋结构，并提出蛋白质的两种构型，即 α 螺旋和 γ 螺旋。1951 年，鲍林把蛋白质的结构系列论文陆续发表，详细介绍了这两种构型的原子坐标和构成（α 是 3.7 个残基的螺旋，γ 是 5.1 个残基的螺旋）。

英国团队知耻而后勇：师生四人同获诺贝尔奖

鲍林的论文让英国团队感到沮丧，为了提振信心，佩鲁茨在1951年7月剑桥大学卡文迪什实验室举行的英国蛋白质研究专家会议上，展示了自己提出的血红蛋白结构。

但是，接下来就遇到了尴尬。因为下一位演讲者是他的研究生弗朗西斯·哈里·康普顿·克里克（Francis Harry Compton Crick，1916—2004），他于1949年刚进入佩鲁茨实验室。克里克毫不客气地对听众讲，他导师的模型不可能是正确的。克里克认为，对于只含有几十个原子的简单分子，借助于数学家傅里叶（Fourier）的一个公式，将复杂的波形分解为组成波，结合衍射图案和波强度信息，研究人员可以通过试错和直觉，找到这些化合物的正确结构。但是，含有数千个原子的大分子，如佩鲁茨研究的血红蛋白，在这种尺寸的晶体中发生的反射和相互作用非常复杂。

尽管佩鲁茨采用了一种基于傅里叶公式的优化方法来构建血红蛋白结构模型，但是，克里克认为，格拉斯哥大学的J.蒙蒂思·罗伯逊（J. Monteath Robertson，1900—1989）发明的一种同晶置换法才是更优的办法。罗伯逊的方法在不改变分子形状的情况下，将一个比其他原子重得多的原子引入晶体。重原子含有更多的电子，因此散射的X射线也不同。有重原子和没有重原子的两种衍射图案基本相同，但在强度上有一些显著的差异，这使研究人员能够精确地确定重原子的位置。

事实上，罗伯逊的同晶置换法也无法提供血红蛋白结构的解决方案。而克里克因为这事，与佩鲁茨闹僵，并在新来的同事詹姆斯·沃森（James Watson，1928—　　）的鼓动下，转而研究DNA的结构。而作为导师的佩鲁茨胸怀宽广，支持克里克的研究。不过，直到克里克和沃森于1953年提出了DNA双螺旋结构，佩鲁茨仍未找到血红蛋白的正确结构。

1953年夏天，佩鲁茨发现哈佛大学的博士后奥斯汀·里格斯（Austin Riggs，1926—2015）的一篇文章，他在研究镰状细胞贫血时，将汞原子引入血红蛋白，但没有影响血红蛋白的携氧能力。换句话说，汞的加入并没有改变血红蛋白的结构。

佩鲁茨一下子找到了方向，他将血红蛋白晶体浸泡在汞溶液中，成功地将两个汞分子连接到一个血红蛋白分子上，并拍摄了血红蛋白及其汞衍生物晶体的X射线照片。佩鲁茨发现两种血红蛋白晶体的衍射模式有细微的差别，这使佩鲁茨能够确定汞原子的位置，并由此确定血红蛋白中一组反射的相位。但工作极其烦琐，接下来，佩鲁茨不得不继续花了六年时间，直到1959年，才最终得到血红蛋白的第一个低分辨率结构。

肯德鲁与佩鲁茨密切合作多年，他也利用这一改进的同构替代法确定了肌红蛋白（myoglobin）的结构，约2600个原子的肌红蛋白是血红蛋白大小的1/4，不过，肯德鲁仍要检查110个晶体，并测量约250 000个X射线反射的强度，才能确定其结构。

因为这些成果，佩鲁茨和肯德鲁在1962年获得诺贝尔化学奖，他们的两位学生沃森（肯德鲁是沃森的指导老师）和克里克则获得了当年的诺贝尔生理学或医学奖。师生四人同台受领最高科学荣誉，成为科学史上的一段佳话。

而鲍林则进入了事业的低谷期。1951—1954年，鲍林的护照多次被吊销，直到1954年麦卡锡主义（McCarthyism）破产，他的境况才改善。

因为获得诺贝尔化学奖，约翰·F.肯尼迪（John F. Kennedy，1917—1963）总统请鲍林夫妇到白宫晚宴，但在晚宴前一天，鲍林一直举着牌子在白宫外抗

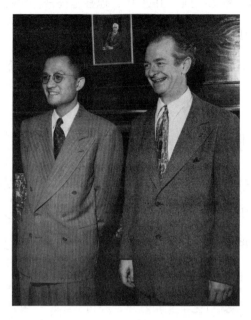

1951 年，李卓皓（Choh Hao Li，1913—1987，激素研究专家）与鲍林（右）

图片来源：http://scarc.library.oregonstate.edu/coll/pauling/catalogue/09/1951i.4-600w.jpg

议核武器实验。甚至到了 1958 年，鲍林和同事们起诉美国国防部，试图通过法律停止核试验。1962 年，鲍林获得诺贝尔和平奖，但是，他在美国媒体上几乎被描绘成冷战的叛徒。他 45 年前就读的那所高中，非常高调地在 1963 年向他颁发了他从未获得的高中毕业证书。另一阵营的苏联科学家们继批判爱因斯坦的相对论、孟德尔 - 摩尔根遗传理论之后，又开始批评鲍林，认为他的《化学键的性质》一书"不科学"。鲍林予以公开反击，直到他获得诺贝尔和平奖，苏联科学界才为其正名。

境况好转之后，鲍林于 1970 年转向了医学研究领域，他出版了《维生素 C 与普通感冒》一书，提出大剂量的维生素 C 可以抵御普通感冒。他以自己为例，每天服用大剂量维生素 C。到了 1979 年，他甚至公开称"极高剂量的维生素 C 可以预防癌症"，但两年后，他的妻子因胃癌去世。鲍林本人在 1991 年被诊断出患有前列腺癌和直肠癌，他接受了两次手术，继续服用大剂量的维生素 C，于三年后去世。

化学合成大师伍德沃德与几次诺贝尔奖争议

美国化学家罗伯特·伯恩斯·伍德沃德（Robert Burns Woodward，1917—1979）于 1965 年因有机合成方面的贡献而获得诺贝尔化学奖。他有一句名言：对化学家来说，那些已知却尚未合成（全合成）的物质，就像是未攀登过的高山，未测绘过的海洋，未到达的陆地。

伍德沃德小时候就对化学实验着迷，一边上学，一边自己学习和做化学反应实验。当他进入高中时，已经能够独立完成教科书上所有的化学实验了，并开始想象着如何合成抗疟药奎宁。

1928 年，伍德沃德联系德国驻华盛顿领事，得到一些德国的化学杂志，其中一本杂志中有德国化学家奥托·保罗·赫尔曼·迪尔斯（Otto Paul Hermann Diels，1876—1954）和他的学生库尔特·阿尔德（Kurt Alder，1902—1958）发现的迪尔斯 - 阿尔德（Diels–Alder）反应，即共轭双烯与取代烯烃反应生成取代环己烯。这是一个环化合成反应，并且该反应一次生成两个碳碳键和最多四个相邻的手性中心，所以在合成中很受重视，可以大大减少反应步骤，提高了合成的效率。他们因此获得 1950 年诺贝尔化学奖。

很多有名的合成大师都擅长运用迪尔斯 - 阿尔德反应于复杂天然产物的合成，我国的庄长恭（1894—1962）在伍德沃德之前尝试用这一反应合成甾体，但由于实验条件等原因失败了。1952 年，伍德沃德用这一反应成功合成了可的松和胆固醇。在后来的各种研究中，他把这一反应运用得炉火纯青。1969 年，伊莱亚斯·詹姆斯·科里（Elias James Corey，1928—　，1990 年诺贝尔化学奖获得者）在合成前列腺素（prostaglandins）F2α 和 E2 中也应用了这一反应。

1933 年，16 岁的伍德沃德进入 MIT，但因综合成绩不佳被除名。1935 年，MIT 再次招录了他，这次学校承认了他的天才。1936 年，MIT 授予他学士学位，并于 1937 年授予他博士学位，他的博士工作涉及雌激素（类固醇）的合成研究。伍德沃德对于有着新颖的化学结构或有着生物活性的化合物特别感兴趣。

经过短暂的转折，伍德沃德于 1937 年下半年应聘到哈佛大学，20 世纪 60 年代，他被聘为唐纳科学教授（Donner Professor of Science），可以不参加教书工作而专心研究。

20 世纪 30 年代，英国化学家克里斯托弗·英戈尔德（Christopher Ingold，1893—1970，有机化学电子理论奠基人）和罗伯特·鲁宾逊（Robert Robinson，1886—1975，因生物碱研究获得 1947 年诺贝尔化学奖）等先后提出了化学合成的一些规律，而伍德沃德非常重视这些理论，并积极地把它们应用到自己的工作中。

1918 年，德国化学家保罗·拉贝（Paul Rabe，1869—1952）和卡尔·金德勒［Karl Kindler，1891—1967，优化了从烷基芳基酮合成羧酸的维尔格罗特 - 金德勒（Willgerodt-Kindler）反应］发表了三步将奎尼辛（d-quinotoxine）转化成奎宁的方法。1944 年，伍德沃德与自己的博士后学生威廉·冯·埃格斯·德林［William von Eggers Doering，1917—2011，开创了德林科学交流计划（Doering Program），培养了数百名中国化学人才］一起，发表文章宣布他们通过 20 步反应，从 7- 羟基喹啉起始合成了奎尼辛，从而完成了奎宁的全合成。

伍德沃德还合成了麦角酸、叶绿素、土霉素、士的宁、利血平、头孢菌素 C、

维生素 B_{12}、红霉素和秋水仙碱，每种物质的合成都会遇到不同的困难，但他计划周密，注意细节，认真观察操作，最终取得了成功。他的工作有力地推动了有机立体化学和反应机制的研究，他还应用分光镜和分析工具，研究反应产物的结构。

1940 年，伍德沃德通过大量化合物的紫外吸收数据，总结出了不同化合物结构有着特殊的紫外吸收光谱等相关规律，并发表文章，阐述紫外分光光度计在化学结构分析中的作用。在"二战"期间，伍德沃德作为美国战时生产委员会的顾问之一，和其他科学家被召集起来研究青霉素的结构。

早在之前，美国默克公司和牛津大学的专家提出了青霉素 β - 内酰胺类结构并进行研究。生物碱研究专家鲁宾逊（Robinson）提出青霉素的结构是噻唑烷 - 噁唑酮结构。伍德沃德对数据仔细分析，提出了青霉素的 β - 内酰胺类结构。虽然可以用化学推理及紫外分光数据分析化学结构，但结构确证工作离不开 X 射线晶体衍射技术，特别是在新合成的化合物呈指数速度增长时，为研究其药理作用和化学性质，必须对其进行结构确证。

关于青霉素的结构，直到霍奇金应用 X 射线晶体学，才在 1945 年验证是 β - 内酰胺类结构，相关成果发表于 1949 年。1964 年，她因在蛋白晶体学的成就获得诺贝尔化学奖。

霍奇金于 18 岁进入牛津大学，在用 X 射线晶体学方法研究胃蛋白酶时，她意识到这一技术的重要性。她当时接触到了胰岛素，但用那时的 X 射线晶体学技术不能测定胰岛素的晶体结构。在读博士期间，她就开始研究胆固醇类化合物。1945 年，她发表了碘化胆固醇的三维结构。1948 年，她开始研究维生素 B_{12} 的结构，结果发表于 1955 年。在获得诺贝尔奖后，经过对技术的不断改进，她于1969 年终于得到了胰岛素的晶体结构。

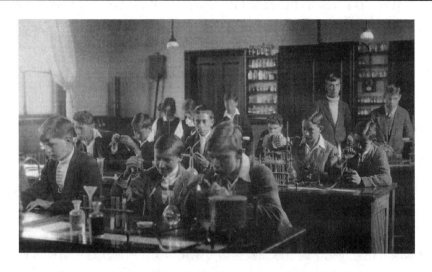

高中化学课上，只有两名女生（教室最后），霍奇金是其中之一

图片来源：https://images.ctfassets.net/eqlypemzu8y5/3ptIj486a5vNe29ABclGmv/dbe9
6671f70b86054e3fb4da80fc8ab1/DHodgkin_LIFE_asset11.jpg?w=861&fm
=jpg&fl=progressive&q=90

英国首相玛格丽特·撒切尔（Margaret Thatcher，1925—2013）听过霍奇金的课，在担任首相期间，她还在唐宁街办公室悬挂霍奇金的照片。霍奇金多次来到中国，并在国际上阐明中国的人工合成牛胰岛素的重大意义，对中国学术界的国际化作出贡献。

霍奇金对青霉素的结构确证，说明了伍德沃德推测的正确性。伍德沃德除了在有机合成方面的贡献外，还参与了金属有机化学的创建。

英国化学家杰弗里·威尔金斯（Geoffrey Wilkinson，1921—1996）原本参与了一个原子能项目，后来又转去研究在学生时期就感兴趣的过渡期金属与一氧化碳和烯烃的配位体。他还推广了催化剂，三氯化铑（三苯基膦）（分子式$[(C_6H_5)_3P]_3RhCl$），用于烯烃加氢反应。

1951 年，杜肯大学的 P.L. 波森（P. L. Pauson）和 T.J. 基利（T. J. Kealy）报告，他们准备用环戊二烯基溴化镁和三氯化铁合成富瓦烯时，结果合成出了浅橙色物质——二茂铁。一个英国团队也无意中在另一种反应体系内合成了这一化合物。当时，威尔金斯正在哈佛大学，他和伍德沃德一起，通过二茂铁的反应特性说明了二茂铁的结构。德国化学家恩斯特·奥托·费歇尔（Ernst Otto Fischer，1918—2007）也独立得到了这一成果。

科学界相继对金属的茂、茚、芳烃、烯烃、羰基化合物，以及金属亚烷基和次烷基配合物展开研究，开启了有机金属化学的领域。1973 年，威尔金斯和费歇尔因有机金属化学的贡献而获得诺贝尔化学奖。伍德沃德给诺贝尔奖委员会写了一封信，反映自己也应分享这一荣誉。

在合成维生素 B_{12} 期间，伍德沃德与同校的理论化学家罗阿尔德·霍夫曼 [Roald Hoffmann，1937— ，威廉·利普斯科姆（William Lipscomb）的学生] 一起提出了伍德沃德-霍夫曼规则，也称分子轨道对称守恒原理，主要用于分析电环化反应、环加成反应和 σ 迁移反应。应用这一规则，可以准确地推断相应化学反应的产物。1981 年，霍夫曼凭借这一成果获得诺贝尔化学奖，可惜伍德沃德已经去世，否则可能会再次获奖。

不过，根据科里（Corey）的说辞，1964 年出现了一系列立体定向有机环化反应（现在称为电环化反应），例如将己三烯转化为环己二烯。5 月 4 日，伍德沃德询问科里，如何预测原子链将形成的环的类型，科里告诉伍德沃德，他认为这种反应的过程是基于反应物分子轨道的对称性质，电子的构型决定了反应的过程。但是，第二天，伍德沃德却把科里的观点当成自己的观点进行公开宣传，解释分子轨道对称性在环化反应中的作用。

刚刚博士毕业不久的霍夫曼（时年 26 岁）的主要研究领域是使用理论和计

算模型对多面体分子进行结构和性质研究，他了解到伍德沃德宣传的这一观点，立刻提出合作意向。1964 年 11 月，他和伍德沃德向《美国化学会杂志》(Journal of the American Chemical Society，JACS)提交了一篇论文——《电环反应的立体化学》，讨论了伍德沃德 - 霍夫曼规则。

当时科里选择沉默，他是一位 35 岁的教授，而伍德沃德则是合成领域最高权威之一，并且他在第二年获得了诺贝尔奖。1981 年，霍夫曼获得诺贝尔奖时，科里把这一事件公开，而震惊的霍夫曼无从应对，这一事件引发了广泛争议。不过，科里本人也在 1990 年获得了诺贝尔化学奖。他提出的"逆向合成分析"方法对想要合成的化学物质进行合理的解构，反推出起始原料以及关键反应节点。以他名字命名的反应和催化剂在生物医药等多个领域被广泛应用。

参考文献

[1] RIDENOUR M. A Brief History of Chemistry[M]. New York:Waldorf Publications,2019.

[2] WILLIAM B. Jensen. A Special Bicentennial Issue Lavoisier and the Chemical Revolution[J]. Bull. Hist Chern, 1989(5):1-52.

[3] ASSMUS A. Early history of X Rays[J]. Lie & Non Lie Symmetries of Nonlinear Diffusion Equations with, 1995:10-24.

[4] JENNY P. Glusker. Dorothy Crowfoot Hodgkin (1910—1994)[J]. Prorein Science,1994, 3:2465-2469.

[5] EISENBERG D. The discovery of the α -helix and β -sheet, the principal structural features of proteins[J]. Proceedings of the National Academy of Sciences of the United States of America, 2003, 100(20):11207-11210.

[6] HOFFMANN R. A Claim on the Development of the Frontier Orbital Explanation of Electrocyclic Reactions[J]. Angewandte Chemie, 2010, 43(48):6586-6590.

第五章

活体解剖、模式生物与药理学进展

盖伦医学与基督教理性主义

亚里士多德早在公元前 4 世纪就开展过动物实验，而在公元前 3 世纪希腊医学家埃拉西斯特拉图斯（Erasistratus，前 304—前 250）则以解剖学著作闻名于世。

之后是盖伦，古罗马时期希腊本土的医学家、哲学家，他感兴趣的领域是人体解剖学。但是在公元前 2 世纪，罗马法律禁止解剖人类尸体，于是他以动物为对象，不管是活体还是尸体，他都拿来进行解剖学研究。

盖伦主要用猪、羊等动物做研究。由于动物解剖一定程度上类似于人体解剖，因此他的大部分研究发现都被证实是正确的。正是因为他在活体动物上进行实验，而使他被称为"活体解剖学之父"。

罗马帝国分裂后，科学中心从罗马转移到君士坦丁堡，而后又随着伊斯兰教的扩张，而转移到阿拉伯势力范围。12 世纪的阿文祖尔（Avenzoar，1094—1162，具有西班牙和阿拉伯血统的医生和作家）从小跟随父亲学习希波克拉底和盖伦的医学，并在父亲监督下宣读了《希波克拉底誓言》。他注重解剖，在羊身上实施了第一例气管切开术。他提出在病人身上进行手术前，要首先在动物身上进行验证。

十字军东征把亚里士多德的经典书籍带回欧洲。亚里士多德的《物理学》（*physics*）《理后学》（*metaphysics*）、《尼各马可伦理学》（*Nicomachean Ethics*）等书籍，从希腊文和阿拉伯文翻译成拉丁文，并广泛传播，形成了第一次学术复兴。

托马斯·阿奎那（Thomas Aquinas，1225—1274）出身于西西里贵族，其伯父是卡西诺山修道院［本笃教规（Rule of Saint Benedict）就由该修道院制定，从而开启了基督教教士自组织修道团体运动］主教，不过，他本人加入了多明我会（招募熟知神学、博学善辩的教士，反对所谓的异端）。

主导第七、第八次十字军东征的法国国王路易九世是阿奎那的亲戚。也因这层关系，他到新成立不久的巴黎大学［因教皇英诺森三世（Innocent Ⅲ，1161—1216）年轻时在这里学习神学，所以于1215年授予其大学地位］学习神学。阿奎那致力于把亚里士多德理论纳入基督教框架之内。他从逻辑的角度（而不是教义）论证上帝的存在，以及教权和王权的关系。他把世界万物的规则概括为四种——《圣经》、信仰、道德、法律，事实上，这一观点把客观世界的规则等同于上帝的真谛，后来成为自然神学论的思想基础。

但是，阿奎那去世后十余年，第九次十字军东征也失败了。罗马教廷主持的教皇国与意大利城邦之间展开战乱。西欧诸侯权力增加，但十字军的信仰破灭。一部分教士转向禁欲式神秘主义，希望通过苦修获得与圣灵合一（我即上帝）的神秘体验。

而与此同时，各城邦的贵族、商人却对现状愈加不满，以但丁·阿利吉耶利（Dante Alighieri，1265—1321）为首引发了文艺复兴，通过批判现状，表达自己的诉求。王权与教权冲突加剧，各个公国城邦之间的冲突无处不在，甚至出现了三教皇并立（1378—1417）的分裂事件。

布拉格查理大学（Charles University）校长扬·胡斯（Jan Hus，1369—1415）要求改革教会，引发胡斯运动。神圣罗马皇帝召开康斯坦茨会议（1414—1418），认为宗教公会（General Council）的权力高于教皇，这又引发了教皇与地方主教们的矛盾。此后，各诸侯国先后支持改革教会，开启新教运动，王权加强。

以美第奇家族（Medici Family）为首的商人集团地位上升，为文艺复兴提供了财力基础，古腾堡印刷术的问世为文艺复兴提供了技术基础。而奥斯曼土耳其的崛起，又客观促使欧洲寻找新的贸易航线。在郑和下西洋之后，以葡萄牙和西班牙两个国家为首，开启了地理大发现。在资本的推动下，世界进入近代。

贸易资本支持航海技术进步，使天文学变得重要。文艺复兴使人更重视医学与健康。近代科学在意大利萌芽，并从天文学和医学展开。

科学的发展使由阿奎那等人确立的基督教理性主义进一步发展成自然神学观，实验研究越来越被重现。美第奇家族资助伽利略，并与之签订合同，优先使用他的发明，而伽利略为人类彻底打开了通往近代科学的大门。

逻辑科学与药理学的出现

1626年，弗朗西斯·培根（Francis Bacon，1561—1626）在雪地里用鸡做实验（尝试用雪保存鸡肉），受了风寒，于4月9日因肺炎去世。1627年，他的遗作《新亚特兰蒂斯》（New Atlantis）出版，这是一部乌托邦式小说。在小说中描述的地方，所有人都信奉科学，其中有一个所罗门院（Solomon's House），只为研究知识。所罗门院的科学家去世界各地学习新知识，并且，其中有一个蓄养各类动物和鸟类的研究中心，供人们进行医学研究。乌托邦纵然美好，只不过培根以实用主义的态度看待科学，却是对科学的贬低。

　　培根在担任大法官时，御医哈维就是他的医生。哈维在 1616 年左右开始宣传自己的血液循环理论，他当时的演讲稿至今仍保存在英国博物馆内。但培根对哈维的理论根本不感兴趣，这或许是因为哈维的血液循环理论是基于动物实验基础上的逻辑推断。哈维根据心脏泵出的血量做了数学计算，认为心脏泵出血量短时间内就超过了人的体重，所以必然从静脉返回。而这却不符合培根的"归纳法"。因为当时的技术手段有限，没有发现毛细血管，所以关于"动脉血如何转化为静脉血"这一点，哈维无法解释，或许是这一原因而未能得到培根的支持。

　　事实上，培根反对哥白尼的日心说，对同时代的伽利略和开普勒的研究漠不关心。哈维的血液循环理论是基于亚里士多德式的实验与逻辑推理之上的，但培根却认为亚里士多德主义并不如自己的经验主义。事实上，这种经验主义本身对于理性思辨是有害的，但经验主义却成为后世哲学的重要一部分。

　　伽利略去世后，科学中心从意大利转向清教徒运动的英国，1660 年，玻意耳等成立英国皇家学会（1662 年得到国王正式认可）。马德堡半球实验让人们了解到了大气的压力，而玻意耳的真空实验却让人们了解到了真空的存在。没有什么比看着鸟儿在真空的玻璃瓶中窒息而死，更让人感受到真空的真实性了，这一度成为一种潮流。很多聚会上，人们都会欣赏这一"死亡表演"。

　　玻意耳的助手胡克则用小鼠作为实验动物，观察其在不同气压下的行为。拉瓦锡与普里斯特利都用小鼠研究呼吸。后来，研究各种气体的普里斯特利也是以小鼠作为主要的实验对象，他成立的由戴维主持的气体研究所甚至还研究不同气体对牛的作用。戴维亲自鉴定过的笑气也成为一种流行的聚会道具，只不过因其能够造成严重的神经毒性，现在成为被禁的毒品。

　　在 17 世纪晚期，药理学（pharmacology）这一词汇就已经出现。英国的伯明翰月光会会员维瑟林研究毛地黄治疗心力衰竭，标志着现代药理学的开启。

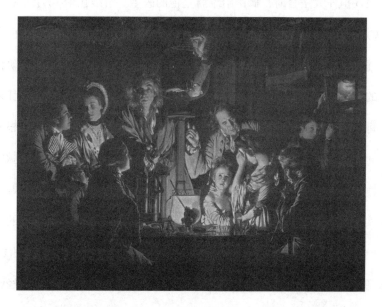

《气泵里的鸟实验》（*An Experiment on a Bird in an Air Pump*），约瑟夫·莱特（Joseph Wright，1734—1797）作于 1768 年

图片来源：https://www.revolutionaryplayers.org.uk/wp-content/uploads/4216-0-1024x769.jpg

但是直到 1791 年，德国化学家弗里德里希·格伦（Friedrich Gren，1760—1798）才给出了准确定义，提出药物学（materia medica）和药理学的区别：搜集、记录描述以及分类药物的科学为药物学（古代称本草），研究药物的生物医学作用的科学为药理学。不过，即便拉瓦锡通过实验提出了氧化学说，但格伦仍然相信燃素的存在，他提出折中意见：氧与燃素共同在燃烧中起作用。毕竟，他在 1788 年担任哈勒大学教授，而提出燃素学说的施塔尔（Stahl）是同校执教的前辈。

格伦的同事和朋友，德国医生、精神病学先驱约翰·克里斯蒂安·赖尔（Johann Christian Reil，1759—1813）于 1799 年发表《未来药理学原则》（*Contribution to the principles of a future pharmacology*）一文，列出药理学的几

项原则：需要好的常识、有质疑精神；研究需要标准化，用病人做研究也同样；
实验可以在同样条件下重复；一个药物应该单独检验，不宜与其他药物合用；关
注药物作用的特异性，而非含糊；需要直接观察药物作用；药理学名称需要清晰
等。赖尔创建了德国的第一个《生理学》杂志。1808 年，他还提出了精神病学
（psychiatry）的概念，德国作家歌德还专程拜访他，与他探讨精神病学。不过，
他对同时期的法国精神病学先驱菲利普·皮内尔（Philippe Pinel，1745—1826）
持批评态度。

与赖尔同一时期的德国内科医生、助产士阿道夫·弗里德里希·诺尔德（Adolf
Friedrich Nolde，1764—1813）同样在 1799 年提出药物研究和疗效评估的 8 条原
则。他认为药物开发过程中，需要动物实验验证和人体临床试验，并且，既要
有正常人也要有病人，而且要通过盲法，避免病人知道用药情况而有偏差。

19 世纪开始，吗啡、依米丁（emetine）、奎宁等从植物中被提取出来。新
出现的药理学正应对了化学上的进步。而生理学的发展，为药理学提供了强大
的技术条件和理论基础。

谁先发现运动神经与感觉神经的区别：英法学术界论战

苏格兰外科医生、解剖专家查尔斯·贝尔（Charles Bell，1774—1842）从
小学习艺术，有着高超的绘画技巧。他与哥哥一样，在爱丁堡大学读医学，毕
业后留校，两兄弟都在爱丁堡外科学院从事解剖教学工作。他们出版的解剖学
著作中的绘图，就来自弟弟查尔斯。

后来因与学院主席闹翻，两兄弟只能离开。贝尔来到伦敦等地，以教授解
剖学和外科手术为生，教授对象为医学生、医生、艺术家等。1811 年，他结婚
并用妻子的嫁妆办了一所学校。在这一年，他解剖兔子的脊髓，发现不同的脊

神经对兔子的运动功能有着不一样的影响。他激动地写了本小册子（传单），讲述自己的发现。

后来在拿破仑战争中，贝尔志愿照顾在滑铁卢战役中受伤的士兵，只不过，由他截肢的 12 名士兵最后只生还一名。1821 年，他发表了自己的神经学研究成果，认为面神经或第七脑神经是肌肉活动神经，而以前的外科医生通常会切断神经尝试治疗面部神经痛，这会使病人出现面肌单侧瘫痪，现在被称为贝尔麻痹（Bell's Palsy）。1830 年，他因为神经系统的研究而被封爵。

1816 年，法兰西学院生理学家弗朗索瓦·马让迪（François Magendie，1783—1855）也验证了脊髓中感觉神经和运动神经之间的区别，并发表了文章。不过，贝尔妻子的侄子曾于 1812 年把贝尔的发现带到巴黎，小范围宣传。

而马让迪认为，贝尔最初的文章虽然指出了运动神经的功能，但并没有清楚地说明运动神经与感觉神经之间的区别。因为贝尔的实验不是活体解剖，不可能清晰地指出感觉神经的作用，而马让迪是活体解剖，切除（动物的）感觉神经后，实验动物明显丧失了感知功能。

两个人的争议集中在贝尔当时是否已经研究出了感觉神经与运动神经的区别（即贝尔拿做证据的小册子是原版的，还是被修改过的），以及马让迪事先知不知道贝尔的研究成果。这件事惊动了两国的科学界，法国方面指责贝尔造假，英国方面指责马让迪抄袭，直到贝尔去世，争议还没有平息。

马让迪在 1821 年时发表了一个空热量的动物实验，对狗只喂食糖，一个月内狗就会死去。马让迪从 1831 年起用动物做药物实验，得到预计效果之后再在人身上做试验，以生理学途径建立了实验药理学。他曾经研究过依米丁（即吐根碱）、士的宁等多种生物碱的作用。1911 年，美国军医爱德华·维德（Edward Vedder，1878—1952）在美国控制的菲律宾马尼拉发现，把依米丁按 1∶100 000

的比例稀释，仍可在体外杀死阿米巴虫，从此，依米丁用于治疗阿米巴痢疾等疾病。

1935年长征途中，周恩来（1898—1976）因痢疾、高烧病倒，按疟疾给予奎宁治疗不见好转。后由红军卫生学校校长王斌（1909—1992，新中国成立后任卫生部副部长、中国医科大学校长等职）与李治（1899—1989，时任红军卫生学校外科教员，新中国成立后任军科院卫生部部长，少将军衔）、孙仪之（1906—1986，时任红军卫生学校病理科、内科教员，新中国成立后任解放军总后勤部卫生部部长，少将军衔）等随军医生联合会诊，在显微镜下发现阿米巴原虫，结合X射线诊断肝大等情况，判定为阿米巴肝脓肿。于是由李治手术穿刺引脓，并使用依米丁对症治疗，周恩来病情很快好转。

活体解剖与动物福利

马让迪的学生克劳德·伯纳德（Claude Bernard，1813—1878）年轻时本想从事戏剧写作，但被建议转行，于是到药店当学徒。1839年，他开始在巴黎几家医院工作。他的解剖技术得到马让迪的注意和欣赏，马让迪雇他当动物实验研究助手，开启了他的科研之旅。

1843年，伯纳德获得了医学博士学位，他的博士论文写的是消化中的胃液。后来，他继续研究食物的吸收和体内分布。他用狗做实验，先用碳水化合物和肉分别喂狗，几天后再把狗杀死研究，意外地发现都有大量的糖分存在于狗的静脉中。通过进一步实验他终于提出"肝脏持续把糖分泌到血液中"，为后来的肝脏生理研究铺平了道路。

伯纳德还做过狗的胰腺切除实验，发现狗死于过度消瘦状态，但它的食欲极好。可惜，他并未注意其尿中是否有糖，否则，就能发现胰腺与糖尿病的关系。

伯纳德后来还研究美洲筒箭毒对运动神经 - 肌肉连接、终板的作用；并且发现一氧化碳以一种相当牢固的方式与血红蛋白结合，导致不能将氧气从肺输送到组织。他意识到吸收、分布、与血液的结合和降解等参数，决定了体内药物或毒物的作用，这些研究不仅推动了生理学原理研究，还促进了药物作用机理的研究。1855 年，马让迪去世后，伯纳德接任法兰西学院医学教授职务。拿破仑的侄子——拿破仑三世（Napoléon III，1808—1873）上台后，于 1864 年资助了他一个实验室。

马让迪不相信理论（distrusted theory），而对实验有着坚定的信仰，伯纳德进一步发扬了这一点。他认为：所有理论都是假设，被或多或少的证据（事实）支持，那些被大多数事实支持的理论，是好的理论，但即便如此，也不能完全相信。

并且，伯纳德更是活体解剖的积极支持者，他的主要科学发现都是通过活体解剖取得的。虽然伯纳德被同事称为"无神论者"，但他是一位虔诚的基督徒，而且他视科学为信仰的一部分。他写道：

"生理学家不是普通人。他是一个博学的人，沉浸在一个个科学思想之中，被科学主宰。他听不到动物痛苦的叫声，他对流洒的（动物）鲜血视而不见，他只看到自己的想法和有机生物体，这些有机体隐藏着他决心要发现的秘密。"

他写这段文字的原因，是为了坚定同行（不只是法国同行）与学生们的信念，从而应对社会上出现的、越来越多的反对活体解剖的声音。马让迪与贝尔争议时，就因为活体解剖被批判。很多人认为他"残忍"，是"社会的耻辱"。一位英国贵格会成员专程到巴黎，当面劝说他放弃活体解剖，被马让迪毫不犹豫地拒绝了。而他与贝尔的争议，更让他在英国名誉扫地，以至于英国还成立了全国性的"反活体解剖协会"。

伴随着工业革命，西方物质生活水平大大提高，人们的注意力从求生存中解脱出来，更多地观察他人、社会与自然。人道主义、女权主义、动物保护主义都开始随着财富的增长而发出声音。

在 17 世纪，英国已经取消了农奴制度。但是，随着美洲殖民地的开拓，需要大量的奴隶种植棉花，奴隶贸易在 18 世纪兴起。1772 年，在废奴主义者格伦维尔·夏普（Granville Sharp，1735—1813）等的努力下，英国从法律上确认奴隶制不合法，但仍未禁止海外的奴隶贸易。越来越多的人加入废奴主义运动，达尔文的祖父和外祖父都是其中知名的人物。

美国的《独立宣言》让人人平等的观念深入人心。1792 年，英国马戛尔尼使华的同时，英国开启了轰轰烈烈的废奴运动。废奴运动有两方面的原因：一方面是基于宗教之上的人道主义，奴隶贸易一直是罗马教廷和诸多新教所批评的，特别是贵格会教派，他们反对战争、反对奴隶制。另一方面是从事奴隶贸易的西印度公司，在不断挑战东印度公司的地位，从而东印度公司也加入了废奴的行列。道德倡议与利益诉求相结合，才能产生最大的推动力，英国很快通过了废奴相关法案。

在 1805 年的特拉法尔加海战（Battle of Trafalgar）中，法国精锐舰队已经被英国消灭。1815 年，拿破仑战争结束，英国在海上的霸权在全世界得到确立。在没有战争的情况下，英国议会通过决议，裁撤海军军舰，从 1200 余艘下降到了鸦片战争前夕的 400 艘左右，仍然以木质帆船为主。并且，这些军舰很多被派往大西洋，去从事打击奴隶贸易的工作。

1813 年出版《傲慢与偏见》的简·奥斯汀（Jane Austen，1775—1817），她的一个哥哥就是海军军官。虽然她的作品得到当时的王储、后来的乔治四世

（George Ⅳ，1762—1830）的喜爱，但她仍没有家庭的财产继承权。当年轻的夏洛蒂·勃朗特（Charlotte Brontë，1816—1855）把自己的作品寄去请一位作家点评时，只得到了一顿男尊女卑的说教。勃朗特三姐妹的生活非常坎坷。直到 19 世纪后半叶的维多利亚时代，女性的地位才慢慢提高。

随着人文主义思潮的发展，大卫·休谟（David Hume，1711—1776）所提出的，"情感是道德的基础"（morality is determined by sentiment）被普遍接受，这也延伸出了动物权利主张。

关于动物在科学研究中的伦理争论，至少可以追溯到 1822 年，当时英国议会颁布了第一部防止虐待牛的动物保护法。1835 年出台的《虐待动物法案》（Cruelty to Animals Act）于 1849 年进行修订，将过度驾驭和虐待动物定为犯罪。1876 年，在全国反活体解剖协会的压力下，法案再次进行了修订，纳入了关于在研究中使用动物的规定，并主动对动物实验展开监管，这是第一部旨在专门规范动物实验的法律。

该法案强调了三个要点：只有在绝对需要，且有助于挽救或延长生命或减轻痛苦时，才应进行动物实验；实验的动物必须麻醉；如果动物在实验过程中受伤或疼痛，必须在实验结束后立即处死。

在这之后，欧洲其他国家也出台了防止残酷对待动物的法案。相比之下，美国到 1966 年才通过第一部保护动物权利的《动物福利法案》（The Animal Welfare Act，AWA）。除了普通的对待动物的指导条例外，AWA 还针对动物的展出和运输做了特别规定，它是美国第一部规范动物在科研中应用的法律。

据说，在动物保护的呼声中，本来用小鼠做遗传研究的格雷戈尔·孟德尔（Gregor Mendel，1822—1884）在其余教士的劝阻下，改用豌豆做遗传研究。另一种说法是，他在任教的学校做杂交试验，是因为当时各个国家的科学院都以悬赏的方式，征求植物杂交的成果，以求提高农业水平。所以他从维也纳大学毕业后［听过克里斯蒂安·安德里亚斯·多普勒（Christian Andreas Doppler，1803—1853）的物理课］，继续从事教师工作，并且有充裕的时间，所以也从事了这一研究。

一边是动物保护声音不断增加，而另一边，因为在科研中变得越来越重要，更多的科研成果以及新药通过动物实验被发现，实验动物更加广泛地被应用。

斯特拉斯堡大学与药理学

第一个药理学实验室由菲利普·弗布斯（Philip Phoebus，1804—1880）于1843 年在德国吉森大学创建，同校教授李比希等资助了很多实验设备，默克公司也提供了资助。弗布斯的继任者是德国科学家鲁道夫·布赫海姆（Rudolf Buchheim，1820—1879）。

布赫海姆于1845 年毕业于莱比锡大学，不久后到多尔帕特大学（University of Dorpat，现在的塔尔图大学，University of Tartu）工作，担任药物学教授。他把一本当时流行的药物学著作从英语翻译为德语时，就为每一种药物添加了"药物作用机制"的内容。他于1847 年被任命为药理学教授。不过，李比希建立公共实验室的模式尚未推广，一开始，他在自己家的地下室建了一间实验室。1860 年，学校才出资建起一间正式的实验室。后来，布赫海姆为了培养更多的人才，以建造药物陈列室为名，申请收集、购买相关药品的费用，然后用这些经费购买实验室设备，但被查出来之后，他被迫辞职。

1867 年，布赫海姆来到吉森大学，并把实验室正式命名为药理学研究所，这是世界上第一个独立的药理学研究所。

布赫海姆的学生奥斯瓦尔德·施米德贝格（Oswald Schmiedeberg，1838—

1921）于 1866 年获得博士学位。他在布赫海姆前往吉森大学后，于 1869 年到莱比锡大学，与卡尔·弗里德里希·威廉·路德维希（Carl Friedrich Wilhelm Ludwig，1816—1895）共事。

路德维希的美国学生亨利·皮克林·鲍迪奇（Henry Pickering Bowditch，1840—1911）曾在美国内战时期担任少校职务，后来到巴黎，在伯纳德实验室学习生理学，又转到德国。后来，鲍迪奇成为哈佛大学医学院院长，他在自己家阁楼上建立了美国第一个生理学实验室，创建并担任了美国生理学学会的第一任主席。鲍迪奇的学生沃尔特·布拉德福德·坎农（Walter Bradford Cannon，1871—1945）首创了在消化道用铋或钡餐进行 X 射线造影法，此法很快传遍各国，成为诊断消化道肿瘤和溃疡最得力的手段之一。坎农于 1935 年在北平协和医学院工作，为中国培养了许多生理学人才。

施米德贝格担任了斯特拉斯堡大学第一任药理学教授，更是培养了来自 20 多个国家的 120 多位学生，让药理学传遍世界。他的一个学生汉斯·霍斯特·迈尔（Hans Horst Meyer，1853—1939，发现麻醉药物效果与其亲脂性有关）又培养了 4 位诺贝尔奖获得者：乔治·霍伊特·惠普尔（George Hoyt Whipple，1878—1976，1934 年因使用动物肝脏治疗贫血获奖），奥托·勒维（Otto Loewi，1873—1961，1936 年因发现神经冲动的化学传递过程获奖），科尔内耶·海曼斯（Corneille Heymans，1892—1968，1938 年因发现颈动脉窦和主动脉处神经感受器调节呼吸获奖），卡尔·费迪南德·科里［Carl Ferdinand Cori，1894—1984，1947 年因发现糖原的催化转化过程，与妻子吉蒂·科里（Gerty Cori，1896—1957）一起获奖］。

施米德贝格的美国学生约翰·雅各布·埃布尔（John Jacob Abel）于 1891 年成为美国第一位药理学教授（密歇根大学），后来到约翰斯·霍普金斯大学任教。

他创办了《生物化学杂志》(*Journal of Biological Chemistry*，JBC)和《药理学与实验治疗学杂志》(*Journal of Pharmacology and Experimental Therapeutics*，JPET)。埃布尔成果丰硕，分离出肾上腺素(1897年，有争议)，最先结晶了胰岛素(1926年)，还发明了一种原始的人工肾，他还是美国药理学会的创建人之一。

巴甫洛夫的动物实验研究

俄国的生理学也源于德国。伊万·彼德罗维奇·巴甫洛夫(Ivan Petrovich Pavlov，1849—1936)是一位东正教神父的长子。而东正教远不如天主教对科学的态度开明，更不用说新教了。1870年，经过几年的神学学习后，巴甫洛夫再也忍不住，转投了俄国西部的圣彼得堡大学，先考入法学系，后转入帝国医学院(Imperial Medical Academy)学习化学和生理学。他在这里的学业可以用"很差"来形容，没有通过解剖学考试，没有通过毕业考核，但与同学合作发表了一篇关于胰岛神经的论文(1874年，获金奖)，博士学位两次审评才过关……夫妻两地分居(1881年结婚)……但最终，他凭借毅力，于1883年以《心脏的离心神经》(*Centrifugal nerves of the Heart*)作为毕业论文，得到了博士学位和教职、一个金质奖章以及一个去德国学习的机会。

1884—1886年，巴甫洛夫到德国，先后在路德维希实验室、鲁道夫·海登海因(Rudolf Heidenhain，1834—1897，消化生理专家，发现胃产生蛋白酶和盐酸的腺细胞)实验室研究消化领域课题，其科学视野为之一阔。并且，经过系统训练，巴甫洛夫练就了高超的实验技巧，简直可以称为神奇，这让他的研究如鱼得水。他能够在没有麻醉的情况下，几乎无痛地将导管插入实验动物(狗)的股动脉，从而准确记录各种药物和情绪刺激对动物血压的影响。他能够短时间内精细地剥离心脏神经，证明离开心脏神经丛的神经对心跳强度的控制，验证切断神经后对心脏及其他功能的影响。他还和海登海因一起研究"动物催眠"（海登海因观看魔术表演后对这一领域感兴趣）。

1890 年，巴甫洛夫成为帝国医学院生理学教授，后来又建立了实验医学研究所（Institute of Experimental Medicine）。巴甫洛夫通过胃瘘管收集胃的分泌物研究消化情况。1894 年，巴甫洛夫通过手术将狗的一部分胃独立出来，这个独立的胃也被称为"巴甫洛夫袋"，它在没有食物进入的情况下，仍产生消化行为。1898 年，巴甫洛夫和同事进行了"假饲"实验。实验犬的食管被切断，食物不能进入胃里，但胃瘘管还是收集到了分泌出的胃液。不久后，他们又发现只向饥饿的狗展示食物也能够引起其分泌胃液，但在切断支配胃的迷走神经后，这一现象便消失了，证明神经系统能对消化活动进行控制。

在这些实验的基础上，巴甫洛夫于 1903 年在马德里举办的第 14 届国际医学大会上，宣读题为"动物的实验心理学和精神病理学"的论文，提出了条件反射理论假设，并在随后的几十年内一直从事这一研究。这引起了全世界的兴趣，但也引来了动物保护主义者的非议。尤其是巴甫洛夫为了扩大实验经费来源，还售卖胃瘘管收集到的实验动物胃液，用于治疗消化不良病人，这项业务更受动物保护主义者的抨击。

伦敦狗活体解剖事件：科学界与动物保护主义者的冲突

加快发展的病理学和生理学，与呼声渐高的动物保护主义之间，矛盾愈演愈烈。在动物保护主义运动中心的伦敦终于爆发激烈冲突。

1903 年 1 月，亨利·哈利特·戴尔（Henry Hallett Dale）在德国埃尔利希实验室学习 4 个月后回到了伦敦。2 月 2 日，他在伦敦大学学院（University

College London）作为助手，协助自己的导师、多肽激素的发现者——生理学家威廉·马多克·贝利斯（William Maddock Bayliss，1860—1924）和欧内斯特·亨利·斯塔林（Ernest Henry Starling，1866—1927，贝利斯的妻兄，生理学家，在组织体液平衡、内分泌、神经调节等方面作出贡献）在课堂上，教学性地活体解剖了一只灰色的小型犬。

因为有动物保护主义者也在这一教室，结果这堂活体解剖课引发动物保护主义者（以英国反活体解剖协会为主）的强烈抗议，双方闹上法庭，就是否对这只狗进行了麻醉，是否之前对这只狗进行过其他实验等细节展开激烈交锋。

早在 1900 年两位出身显贵的瑞典年轻女子参观巴斯德研究所时，被该研究所对待实验动物的方式，以及处死的实验动物规模吓坏了。她们很快成立了瑞典的反活体解剖协会。为了使自己的主张更加专业，她们参加了伦敦的女性医学课程。她们对所有的课程都做了详细记录，包括戴尔这堂课。在她们的记录中，这节课上充满了老师和学生们的"笑声"，并在笑声中，间或听到实验犬的痛苦呜呜声。

以贝利斯和斯塔林为代表的生理学教授们也忍无可忍，他们严正声明自己的操作合理合法，为活体解剖正名。1906 年，动物保护主义者专门立了一座灰色犬的塑像，这更让医学生们忍无可忍，以致需要警察 24 小时蹲守才能保证塑像不被破坏。医学生们与动物保护主义者们的激烈对抗直到 1910 年，才算告一段落。

不过，戴尔在法庭上承认，自己是用一把刀处死了这只实验犬，而不是实验助手所说的过量麻醉剂，因此，他受到更多针对。戴尔于 1904 年被迫到宝来威康药业工作了 10 年。在那里，他被指派研究麦角的提取物，开始了乙酰胆碱的研究。

戴尔的同事合成了许多儿茶酚胺类物质，由戴尔检测是否有神经介质作用。但是，他们没有检测去甲肾上腺素这种神经递质。因为当时肾上腺素就已经作为化学品上市销售，用于治疗哮喘和升血压（强心药），并且，宝来威康药业在肾上腺素的竞争中落后于美国的帕克-戴维斯（Parke-Davis）公司。这样，他们反而未在这方面多做研究。

肾上腺素的发现

1716 年，新婚一年并喜得爱女的法国波尔多地区的年轻律师夏尔-路易·德·塞孔达（Charles-Louis de Secondat，1689—1755），成为法国波尔多科学院院士。当年，科学院举办了一场竞赛，题目是：肾上腺有什么用？

赛孔达担任比赛的评判。不过，他在阅读了所有应征的投稿后，认为没有一个值得获奖，他遗憾地表示希望有一天肾上腺的作用会被发现。

1716 年末，赛孔达从去世的伯父那里继承了财产和爵位，成为孟德斯鸠男爵（Baron de La Brède et de Montesquieu）。此后孟德斯鸠不再做律师了，他把生意、家产交给清教徒出身的妻子处理，自己一心一意做起了学术研究。1721 年，《波斯人信札》出版，孟德斯鸠声名鹊起。随后他游历欧洲，并到英国考察两年之后，回到巴黎一心著书。1748 年《论法的精神》出版了。在书中，他考察了古希腊的城邦制、古罗马的共和制、欧洲各国的君主分封制，以及英国的君主立宪制，认为君主立宪制最优。他在前人的基础上，从公共权力的稳定、适应角度（即"政治自由"），以及反对特权的角度（即"法律面前人人平等"）出发，来研究公共权力的框架模式，完成了三权分立学说，该学说是现代法治的先声。但他从政治自由的角度出发，认为教会等社会组织是不可或缺的，并不像伏尔泰等那样抨击天主教会，结果未被迎入先贤祠（Panthéon）。而肾上腺的作用，直到他去世后 100 多年才被发现。

肾上腺素的发现也牵涉到了科学界的争端，前文所说的埃布尔，也成为争议的主角之一。

19 世纪 50 年代以后，随着动物实验的增加，越来越多学者研究肾上腺，并取得了诸多成果。1895 年，医生乔治·奥利弗（George Oliver，1841—1915）发明了一种测量动脉收缩（间接反映血压大小）的装置，发现动物的肾上腺提取物对多种动物有作用，他找到了伦敦大学学院的爱德华·阿尔伯特·谢弗（Edward Albert Schäfer，1850—1935）合作，验证这一结果。他们发现除了肾上腺的提取物之外，腺垂体的提取物也具有很强的生理活性，用水、乙醇和甘油从肾上腺中提取的物质对活体动物的血管、心脏和骨骼肌都具有强烈的作用。

埃布尔在 1899 年发现了肾上腺提取物中起作用的是肾上腺素（epinephrine），波兰、德国等地学者也从动物肾上腺提取物中发现了新的物质。

日本科学家高峰让吉（Jōkichi Takamine，1854—1922）从小从居住在日本的一家荷兰家庭学习英语，他于 1879 年毕业于东京帝国大学科学与工程学院，后在政府资助下，到英国格拉斯哥学医。期间，他转向了化肥研究，回国后，于 1887 年建立了日本第一家化肥厂。1884 年，他代表日本参加在美国新奥尔良举办的棉花博览会，与房东的女儿相识并结婚。

当时的酿酒工艺，在酒精发酵之前，谷物中的淀粉必须用降解淀粉酶处理。在西方，这种酶是从发芽的大麦中获得的。在中国和日本等地，这种酶来源于水稻上生长的丝状真菌产生的"曲"，其中的酶与麦芽酶相当，但活性更高，制备成本更低。高峰让吉提取了这一酶，后来命名为高峰淀粉酶（Taka-diastase）。因为婆媳矛盾问题，他的岳母建议他到美国，把自己的发现产业化。

1894 年，他申请了美国专利并授权（U.S. Patent 525823），于是开始创业。

不过，自己开工厂太困难，投资血本无归，他还大病一场。他在医院发现那里的伙食含有大量淀粉，让病人消化不良，而自己发现的酶则可以治疗这一情况。于是他把专利转让给了帕克 - 戴维斯公司，并成为该公司的技术顾问。这一产品很快热销。

因为肾上腺提取物已经在临床试验中表现出缓解哮喘等活性，所以一些药企也开始介入其中。已经上市了"科利毒素"这种抗肿瘤药物的帕克 - 戴维斯公司，资助高峰让吉研究肾上腺提取物中的活性成分。高峰让吉特意去参观了埃布尔的实验室，他于 1900 年回到纽约后，从牛、羊的腺体中提取了肾上腺素（还有说法是用了一万头牛的肾上腺），取名 adrenalin。另外，帕克 - 戴维斯公司的托马斯·奥尔德里奇（Thomas Aldrich）也在密歇根分离得到了肾上腺素。

但是，上面这些科学家所得到的物质分子式都不一样。很有可能他们的样品中含有去甲肾上腺素，导致了这些差异。奥尔德里奇通过研究，认为高峰让吉与自己得到的分子是相同的，并给出了正确的分子式。1900 年，高峰让吉和帕克 - 戴维斯公司申请专利，并且于 1901 年申请商标，该产品很快热卖。

1902 年，贝利斯和妻兄斯塔林合作，研究消化作用。他们向狗的肠腔内注入盐酸，发现会引起胰腺分泌现象；但把盐酸注射入狗的血管，却不会引起这种反应。于是，他们在含有盐酸的沙子中将肠黏膜磨碎，而把这种提取物注射到狗的血液中，却发现会引起胰腺大量分泌。他们称其中含有一种化学信使物质，促使胰液分泌，并称之为激素（hormone）。这就是肠促胰泌素（secretin），继肾上腺素之后，第二个被发现的激素。

托马斯·埃利奥特（Thomas Elliott，1877—1961）在剑桥大学读书时，发现肾上腺素对动物的作用与交感神经刺激类似。他提出了神经介质的概念，但没有坚持。他的导师，约翰·纽波特·兰利（John Newport Langley）根据这些实验，借鉴了埃尔利希的侧链理论，于 1905 年提出受体的接受物质（receptive substance）的观念。

肾上腺素作为一种药物上市，因为帕克 - 戴维斯公司将 Adrenalin 注册了专利和商标，宝来威康药厂的美国创办人亨利·韦尔科姆（Henry Wellcome）希望使用埃布尔的 Epinephrine 作为药品名来上市，且能规避专利。不过，药理研究部的戴尔坚持使用 Adrenaline 一词，他认为埃布尔发现的是没有活性的衍生物。

不过，赫奇斯特公司在 1900 年，就上市了由斯特拉斯堡大学的奥托·冯·菲尔特（Otto von Fürth，1867—1938）分离的肾上腺提取物 "suprarenin"。而且，公司化学部负责人、化学家弗里德里希·施托尔茨（Friedrich Stolz，1860—1936）于 1905 年解决了还原反应后的分离提纯问题，合成肾上腺素，这是第一种被合成的激素。他申请了三项专利，两项是合成过程的中间体，另外一项是终产物的合成反应方法。

1910 年，戴尔制备了肾上腺素的气雾剂。詹姆斯·亚当（James Adam）于 1913 年通过临床试验，指出从鼻黏膜、喉或气管吸收肾上腺素是一种不错的选择。气雾剂很快上市热销。

帕克 - 戴维斯公司于 1909 年制造了一种用于调节可溶性药物的器械——玻璃安瓿（glaseptic ampoule）。该安瓿瓶含固定剂量的药物，提高了可溶性药物制备和给药的准确性和速度，可以在紧急情况下进行皮下注射。

不过，有竞争对手在 1910 年对帕克 - 戴维斯公司提起诉讼，在法庭上，双方争议的问题有两个，首先是这一发现的原创性和优先级，其次，肾上腺素是自然界（人体）的天然物质，为此申请专利是否合适。法官比林斯·勒尼德·汉德（Billings Learned Hand，1872—1961）最终裁定帕克 - 戴维斯公司一方胜利。

但是，法官要求，只能申请肾上腺素的提取方法专利，而不能就肾上腺素（人体固有物质）申报专利。这一裁定，对未来的生物药产生了深远的影响。

不过，埃布尔自始至终坚持自己分离的肾上腺素有活性，自己是第一发现者。高峰虽然让吉与帕克-戴维斯公司赢了官司，但没能在美国得到任何学术荣誉。后来，高峰让吉通过自己的专利权益，于1913年建立了日本三共药业（Sankyo Co., Ltd.）并担任首任主席。日本明治天皇也为他封爵，并送了大量樱花树种到帕克-戴维斯公司总部。

当时美国科学界的态度鲜明且严苛，要求科学家不得参与营利性工作，即便接受企业的资助搞科研也不行。所以，埃布尔才对高峰让吉这番态度吧。另外，据戴尔回忆，当埃布尔于1909年遇到戴尔时，起先也对他的研究成果表现出怀疑，不过，埃布尔最后还是信服了，他们建立了合作关系。

小鼠成为实验动物的主流

美国科学界的这种情况，在欧洲就没有那么明显。李比希开食品公司，珀金开染料公司，吉森大学接受默克公司资助等，跟美国不一样，可能与美国当时面临着反垄断集团的舆论压力有关。

短短几十年，洛克菲勒集团推动世界进入了石油动力时代，通用电气等开启了电力时代。但是，这些垄断巨头们把原有的美国自由竞争的市场经济完全摧毁了。虽然垄断集团们建医院、建学校、建研究所，但丝毫改变不了人们对它们的印象。在当时的环境下，科学界出于洁身自好的原因，主动与营利性项目保持距离。

当发生于英国伦敦的"狗活体解剖事件"不断发酵时，美国人权协会（American Humane Societies）也开展了新一轮保护动物权益的活动。在1900—

1910年，因受这一活动影响，美国有30多家医学院的动物实验机构被关停，科研人员的实验动物匮乏。这时，近交系小鼠登场了，标准品系的小鼠被广泛应用于各种生理、药理实验研究中，开启了实验动物的新时代。

克拉伦斯·库克·利特尔（Clarence Cook Little，1888—1971）大学毕业后成为哈佛大学医学院的研究员，研究小鼠肿瘤。在威廉·欧内斯特·卡斯尔（William Ernest Castle，1867—1962）的指导下，他最早对小鼠成品系培养。因为公众反感用狗和猫进行实验，所以小鼠成为实验动物的最佳选择。

1900年，孟德尔遗传定律在埋没了几十年后，被重新发现并传播。卡斯尔被认为是第一个宣传孟德尔遗传学说的美国科学家。在1902年，卡斯尔就使用小鼠研究遗传，并且，他也是第一个使用果蝇研究遗传学的学者。

艾比·莱思罗普（Abbie Lathrop，1868—1918）是一位退休女教师兼小鼠爱好者，她从1900年开始，在马萨诸塞州饲养和销售老鼠，品种包括当地的野生小鼠、日本华尔兹小鼠（Waltzing mice）等。1902年，卡斯尔发现莱思罗普繁育的小鼠有着详细的繁殖和饲养记录，就从她那里订购了一批小鼠，用来研究小鼠不同毛色的遗传。从此，莱思罗普就成了卡斯尔实验室的主要供应商，她的生意渐渐红火。

莱思罗普还是一位科学家，她在1916年就发现了激素和癌症易感性之间的联系。莱思罗普的繁殖记录和笔记本，包括许多已发表的观察结果，都保存在杰克逊实验室（Jackson Laboratory）的图书馆里。

利特尔从小就喜欢动物，自己也养过小鼠。他在哈佛大学读本科期间，就进入卡斯尔的实验室学习，他是哈佛大学辩论队的队长，他利用自己的影响力，带动队友们选修卡斯尔的课程，他本人还成为卡斯尔的研究生，参与动物毛色的遗传研究工作。

卡斯尔的实验室同时还研究兔、大鼠、豚鼠。开始，利特尔希望研究狗的颜色与遗传，但卡斯尔说服他，狗太大，不容易驯养，并指派他研究小鼠。他们明白，使用纯种小鼠（纯合子小鼠，homozygous mice）来研究遗传是极重要的，于是利特尔通过近交繁殖小鼠，在1909年建立了第一个近交品系小鼠DBA（dilute, brown, and non-agouti）小鼠。这个品系的小鼠拥有相同的基因特征，并且能代代传下去。他还开发了小鼠的标准饲养程序。

"一战"时期，利特尔加入美军，获得了少校军衔。战后，利特尔又到冷泉港实验室，培养了 C57BL（black）系等近交系小鼠。他用这些小鼠研究肿瘤移植，观察肿瘤的生长或排斥情况。

1921年，利特尔发起成立了美国优生学学会。依靠这些成绩以及出色的口才，1922年，他成为缅因大学（University of Maine）校长，是美国历史上最年轻的校长。随着福特汽车的崛起，底特律成为世界汽车制造中心。而利特尔与底特律的汽车企业建立了友好的关系，所以得到车企的资助。他成立了杰克逊实验室，生产标准品系小鼠，并邀请摩尔根的学生赫尔曼·约瑟夫·穆勒（Hermann Joseph Muller，1890—1967）等专家加盟。1925年，他又担任密歇根大学（University of Michigan）校长，成为美国医学界和生物学界的权威人物。

1929年，他成为美国癌症学会（American Cancer Society，ACS）的负责人，同时担任优生学学会主席。由于他公开支持优生学，受到许多非议，便全职领导杰克逊实验室工作，将其定位为非营利性的独立研究机构。即便在美国大萧条时代，实验室仍大量地出售品系小鼠。

"二战"之后，利特尔还成为烟草工业研究会的理事，并公开宣称"吸烟与肺癌之间的关联并不明确"。虽然他也重视男女平等以及少数族裔权益，但仍让他饱受争议。

1953 年，DNA 的双螺旋结构提出后，各大实验室开始对 DNA 测序。小鼠是测序生物中的首选，对小鼠的全基因测序断断续续到 2002 年完成。目前，小鼠是生命科学所有细分领域最重要的实验动物，特别是转基因小鼠，无论是肿瘤、免疫、神经科学还是新药开发，都离不开小鼠实验的数据支持。

宾夕法尼亚大学兽医学教授拉尔夫·L. 布林斯特（Ralph L. Brinster，1932—　）在宾州大学攻读博士学位期间（1963），就开发了一种哺乳动物胚胎细胞体外培养方法。他最早把 DNA 和 RNA 注射到小鼠胚胎细胞当中。

鲁道夫·耶尼施（Rudolf Jaenisch，1942—　）出生于德国，博士毕业后到美国研究 SV40 病毒在小鼠上的致癌机制。1974 年，他在索尔克研究所（Salk Institute）与福克斯切斯癌症中心（Fox Chase Cancer Center）的比阿特丽斯·明茨（Beatrice Mintz，1921—　）合作，使用布林斯特的方法，将 SV40 病毒注射到早期小鼠胚胎中后，发现动物并没有患上癌症。后来他与保罗·伯格（Paul Berg，1926—　，因基因重组技术获得 1980 年诺贝尔化学奖）等合作，开发新方法来检测感染小鼠体内的病毒 DNA，才发现病毒基因的确融合到了小鼠全身细胞，但却没有表达，而且没有遗传到下一代。

在 1981 年左右，布林斯特等多个实验室通过把 DNA 注入小鼠卵子，得到了转基因动物，并可以把遗传物质传到下一代。

诸多实验室制备了原癌基因转基因小鼠，以研究肿瘤情况。哈佛大学于 1984 年提交一项广域的转基因肿瘤小鼠专利："一种生殖细胞和体细胞含有激活癌基因的转基因非人动物"，专利于 1988 年授权。1992 年哈佛大学又申报了一项专利，从荷瘤小鼠中衍生和制备细胞系。1999 年哈佛大学建立了一个荷瘤小鼠用作测试促瘤致癌物和抗癌药物的筛选平台，并申报专利。这三项专利都独家授权给了杜邦公司。

2003 年，SARS 病毒肆虐，恒河猴是病毒研究的动物模型之一。当年 11 月，美国斯克利普斯研究所（Scripps Research Institute）的崔承哲（Hyeryun Choe，毕业于韩国首尔大学）最先发现血管紧张素转换酶 2（ACE2）是病毒感染人体的重要受体。那么，应用基因编辑小鼠技术，敲除小鼠相关基因，或将人 ACE2 转入小鼠体内，就可以建立病毒研究模型 hACE2（humanized ACE2），用于药物、疫苗研究。杰克逊实验室很快建立了这种转基因小鼠，能够产生人的 ACE2 蛋白，这种蛋白可以使 SARS-CoV-2 进入细胞。

2019 年，新冠病毒疫情暴发，有研究发现，新冠病毒对 ACE2 的亲和力比 SARS 病毒强 10 倍以上。各个实验室纷纷向杰克逊实验室发出 hACE2 转基因小鼠订单，短短几天小鼠就被订购 3000 多只。虽然实验室保存了转基因小鼠的精子，可以迅速繁殖，但也需要一定的时间。在药物研发中，转基因小鼠起到越来越重要的作用。

但是近些年，有不少人发现，一些小鼠实验中的结果无法应用到人身上，甚至还会得出相反的结果。有研究认为，小鼠与现实世界过于隔离，缺乏现实世界中的寄生微生物（共生菌和致病菌），这可能会严重扭曲免疫系统的发展和功能，导致实验偏差。美国国立卫生研究院的斯蒂芬·P. 罗斯哈特（Stephan P. Rosshart）等把实验小鼠胚胎注入野生鼠体内，获取野鼠中才有的微生物群。罗斯哈特把这种新生鼠称作"野化鼠"（wildlings），经过特定病原体的检测后，就可以在实验中心继续使用。

模式生物与生物入侵

英国生理学家、生物物理学家艾伦·劳埃德·霍奇金（Alan Lloyd Hodgkin，

1914—1998）、安德鲁·菲尔丁·赫胥黎（Andrew Fielding Huxley，1917—2012）和澳大利亚科学家约翰·埃克尔斯（John Eccles，1903—1997）分享了 1963 年的诺贝尔生理学或医学奖。他们在研究神经时，一开始没有进展，但后来找到一种亚洲乌贼，其体内神经轴突粗大，剥取出来后，可以把特制的电极插入轴突处的细胞膜内而不损坏轴突。这样，他们才得以通过膜内外记录的电位差［电压钳（voltage clamp）技术］，发现神经细胞轴突在兴奋时发生膜电位的急剧倒转，证明了神经冲动的本质是动作电位。在研究神经电位之后，赫胥黎于 1953 年与同事一起，用自己完善的干涉显微镜发现了肌肉收缩的滑丝现象。

另外，斑马鱼与人类基因同源性高达 85%，其信号传导通路与人类基本一致，生物结构和生理功能与哺乳动物高度相似，具有个体小（目前唯一适于进行微孔板高通量药物筛选的脊椎类动物）、发育周期短（24 小时器官便可形成）、体外受精、透明（可直接观察药物对内部器官的作用）等多种优点，作为模式生物的优势很突出。

斑马鱼模型现已广泛应用于人类疾病模型研究、新药筛选、药物毒性与安全性评价。目前国际上已有 19 个基于斑马鱼模型研发的药物（包括老药新用）获得美国 FDA 的临床试验许可或上市许可。跨国医药巨头公司均通过自建或合作方式用斑马鱼进行药物早期研发，推动了斑马鱼模型在药物研发应用中的标准化和规范化进度。

不过，也有一些模式生物会带来负面影响。英国生物学家、遗传学家、医学统计学家兰斯洛特·托马斯·霍格本（Lancelot Thomas Hogben，1895—1975）是位传奇式的人物。1915 年，他从剑桥三一学院毕业，获得生理学学位。在校期间，他加入独立工党（Independent Labour Party，比工党更加激进，后来成为工党的一部分），成为活跃分子。第一次世界大战中，他作为和平主义者前往法国，在红十字会工作了半年。不过，回到剑桥后，他因拒绝服兵役而被捕入狱。

1918年，他与剑桥大学的校友、数学专业的伊妮德·查尔斯（Enid Charles，1894—1972）结婚。随后，他在多个大学担任职务。1927年，他来到南非开普敦大学，研究非洲爪蛙（African clawed frog）的颜色与内分泌的关系。在黑暗中饲养的爪蛙是黑色的，在亮光中饲养的爪蛙是浅色的，不过，当他把垂体切除后，爪蛙都变成白色的，从而证明，爪蛙发展出颜色差异的能力与垂体有关。

接着，他为切除垂体的爪蛙注射牛的垂体提取物，观察爪蛙能否利用别的物种的垂体相关物质重新产生颜色差异能力，但意外发现爪蛙的排卵现象。

他检查发现，原来垂体的供体是只怀孕的牛。他猜测，可能提取物成分含有类似人绒毛膜促性腺激素的物质，它是孕妇体内的一种特征激素，所以导致了爪蛙的排卵。

沿着这个思路，他最终证实，雌性非洲爪蛙在注入孕妇尿液后数小时内就排卵。它成为检测妊娠反应的方法，被称为霍格本孕检法（Hogben pregnancy test），在全世界使用了15年之久。只不过，爪蛙因携带真菌，造成其他两栖类生物减少，现在已经成为一种入侵生物。我国部分区域就受到非洲爪蛙和美国牛蛙两种外来物种的同时侵害。

中国仓鼠的贡献：生物制药的工厂 CHO 细胞

生物制药离不开细胞表达系统，而最常用的细胞系则是中国仓鼠卵巢（Chinese hamsters ovary，CHO）细胞表达系统。

1919年，北京协和医学院的解剖系助理教授谢恩增（En-tseng Hsieh，1880—1965，1917年哈佛医学院博士毕业）在进行肺炎球菌感染研究时，一时找不到实验室小鼠，便到北京郊外抓了一些中国仓鼠带到实验室做动物模型。1924 年，在协和工作的乔斯林·斯迈利（Jocelyn Smyly）与同事查尔斯·扬（Charles Young）发现中国仓鼠可以非常容易地制备寄生虫感染模型，如黑热病（利什曼病）等。

1928 年，协和医学院的马歇尔·赫蒂希（Marshall Hertig）运送了 150 只中国仓鼠到哈佛医学院，希望建成一个品系，但驯养失败了。

1943 年，意大利裔英国遗传学家圭多·蓬泰科尔沃（Guido Pontecorvo，1907—1999）在低倍显微镜下观察中国仓鼠细胞，他只发现了 14 条染色体（实际为 $2n=22$），比起其他常用的实验动物（小鼠的 40 条和大鼠的 42 条）要少，这使中国仓鼠成为一个很好的研究染色体的对象。

1948 年，美国北部最大的实验动物供应商维克多·施文泰特克（Victor Schwentker）了解到中国仓鼠很有价值，却难以在实验室传代（驯养），于是他嘱托正在中国的美国医生罗伯特·布里格斯·沃森（Robert Briggs Watson，1903—1978）带几只回来。

沃森正在南京参加洛克菲勒基金会研究亚洲疟疾的医学计划，于是他向协和医学院的胡正祥（Cheng Hsiang-Hu，1896—1968）教授求助，让他把 20 只中国仓鼠（雌雄各半）装在笼中运至南京。

1948 年 12 月 6 号，沃森带着这 20 只中国仓鼠来到上海，并从上海启程前往美国旧金山，然后再运至纽约，后来沃森又到南美等地进行医学研究。而施文泰特克于 1949 年年初在纽约收到中国仓鼠后，经过两年的驯养，成功地把它变成一种实验室动物的品系。

哈佛大学的乔治·耶甘宁（George Yerganian）得到有中国仓鼠供给的消息，立即应用这一动物研究染色体，他用更好的显微镜发现中国仓鼠有 22 条染色体，不是蓬泰科尔沃报道的 14 条。

耶甘宁在养中国仓鼠时，创新了一套饲养方法，并把方法公开，但这一动物仍然难以饲养，在相当长的时期内，耶甘宁成为美国中国仓鼠的唯一供应商。1983 年，他成立细胞原研究与开发公司（Cytogen Research and Development, Inc.），无偿为研究机构提供中国仓鼠。

1955 年，科罗拉多大学的西奥多·普克（Theodore Puck，1916—2005）分离得到了单克隆的 HeLa 细胞系，普克实验室随后开展各种各样的哺乳动物体外培养技术研究。1957 年，普克向耶甘宁实验室订购了中国仓鼠，后者派出一位中年妇女，把中国仓鼠放在手提篮里，乘坐两天火车送到了普克实验室。

普克通过分离 0.1 克中国仓鼠卵巢组织，将细胞体外培养，发现它的生命周期较长，达 10 个月之久。而后，一些细胞的形态发生了变化，并且这些细胞过度生长，形成了最初所见的严格的成纤维细胞类型。在培养的仓鼠卵巢细胞中，似乎经历了某种类型的自发永生化，同时保持了接近二倍体的特征，据猜测很可能是遗传原因，其起源至今还不清楚，被称为 CHO-ori 细胞。

普克的同事 Fa-Ten Kao（高法恬）在 1968 年，通过 CHO-ori 细胞培养得到了 CHO-K1 细胞系，这是一种上皮贴壁生长型细胞，培育方便。不过，这一细胞需要额外给予脯氨酸（proline）才能生存。他们把这一细胞免费供给需要的研究机构，使得这一细胞系成为研究细胞生物学的基本工具之一。

1955 年 12 月，华裔科学家蒋有兴（Joe Hin Tjio，1919—2001）在瑞典发现人类细胞有 46 条染色体，改变了几十年来 48 条染色体的错误观点。1961 年，徐道觉（Tao-Chiuh Hsu，1917—2003，曾任美国细胞生物学会主席）发表了一篇具有里程碑意义的论文《细胞群中的染色体进化》，使染色体结构的视觉分析和鉴定成为标准技术，对动物细胞培养具有重要意义。

1976 年，斯坦福大学的罗伯特·席姆克（Robert Schimke，1932—2014）和学生弗雷德里克·W. 阿尔特（Frederick W. Alt，后来卷入转基因小鼠人源化抗体技术纠纷）在研究细胞对肿瘤药物耐药时发现了基因扩增现象，他们发现甲氨蝶呤抑制细胞的二氢叶酸还原酶（dihydrofolate reductase，DHFR），而耐药细胞则会十倍甚至百倍地表达这一基因。他们分析，这一酶基因表达抑制后可以反向调节细胞基因加速表达 *DHFR* 基因。

1980 年，哥伦比亚大学的劳伦斯·蔡辛（Lawrence Chasin）和盖尔·乌尔劳布（Gail Urlaub）等通过 γ 射线诱导突变，把 CHO-K1 细胞中的 *DHFR* 基因敲除，得到了 CHO-DUKX 细胞系（后来称 CHO-DXBⅡ）。

在这一细胞中，通过质粒转染转移功能性 *DHFR* 基因可以修复 *DHFR* 缺陷，并使重组细胞在明确的培养基中易于选择。此外，由同一质粒载体编码的第二个不相关的目标基因（gene of interest，GOI）很容易同时转录，表达所需的目标基因。1986 年，蔡辛团队通过把 CHO 细胞染色体上的两个 *DHFR* 基因座全部突变，又得到了 CHO-DG44 细胞系，这一细胞在制药业应用更加广泛。

1982 年，席姆克的学生兰迪·考夫曼（Randy Kaufman）来到 MIT 的菲利普·夏普（Phillip Sharp）实验室进行博士后研究。考夫曼希望在 CHO 细胞中表达 *DHFR* 基因并连接其他基因蛋白，当细胞培养基内含有甲氨蝶呤（MTX）时，二氢叶酸还原酶被抑制，通过反馈调节，使该基因自我扩增，连带其上下游 100~1000 对核酸序列的基因都会扩增。这一设想被随后的实验证实了。不过，夏普并没有让考夫曼申报专利，他认为哥伦比亚大学的基因表达系统已经覆盖了这一领域。所以夏普参与创立的百健（Biogen）公司也没有用哺乳动物细胞表达系统生产干扰素，而是与合作伙伴先灵葆雅（Schering-Plough）公司一起采用了大肠杆菌。

但在基因泰克公司，另一位席姆克实验室人员克里斯·西蒙森（Chris Simonsen）帮助阿瑟·莱文森（Arthur Levinson）实现了在 CHO 细胞中表达生产 *DHFR* 基因及蛋白，并于 1983 年 1 月申报了专利。而考夫曼因为没有申报专利，于 1983 年年底到一家波士顿基因研究机构工作，在那里他用 CHO 细胞表达生长激素、促红细胞生成素（EPO）、组织型纤溶酶原激活剂（tissue plasminogen activator，tPA，有抗凝血作用）、凝血八因子等蛋白。

当基因泰克公司的 tPA 进入临床后，生产负责人比尔·扬（Bill Young）开始考虑大规模生产的问题，但当时哺乳动物培养都是实验性的小规模培养，从礼来公司跳槽过来的吉姆·斯沃茨（Jim Swartz）开始把培养大肠杆菌的发酵罐应用到哺乳动物细胞中。他们又从宝来威康公司挖来三位大规模发酵生产疫苗的工艺专家，共同组建了一支哺乳动物细胞发酵工艺研究团队。经过几年的努力，哺乳动物细胞发酵工艺成熟了。1987 年，基因泰克公司的 tPA 被 FDA 批准，这是第一个 CHO 细胞表达的上市药品。

从这时开始，CHO 细胞作为哺乳动物蛋白表达系统全面走入制药行业。CHO 细胞大规模培养技术及其生物反应器工程可广泛应用于抗体、基因重组蛋白质药物、病毒疫苗等生物技术产品的研究开发和工业化生产。

通过几十年的发展，CHO 细胞已成为生物技术药物最重要的表达或生产系统，成为基因工程和生物制药的重要工具。而相应的发酵工艺的提高，也类似芯片中的摩尔定律，在短短几十年间，已经从最初的毫克级提高到了今天的十克级。

今天，市场上大多数生物药是用 CHO 细胞表达的，每年的销量达到 500 亿美元以上。

参考文献

[1]　NOBLE D. Claude Bernard, the first systems biologist, and the future of physiology[J]. Experimental Physiology, 2010, 93(1):16-26.

[2]　OSLER W. The Evolution of Modern Medicine[M]. Gutenberg:CreateSpace Independent Publishing Platform, 2015.

[3]　FEDERSPIL G, SICOLO N. The nature of life in the history of medical and philosophic thinking[J]. Am J Nephrol,1994,14(4-6):337-343.

[4]　RUBIN R P. A brief history of great discoveries in pharmacology: in celebration of the centennial anniversary of the founding of the American Society of Pharmacology and Experimental Therapeutics[J]. Pharmacol Rev,2007,59(4):289-359.

[5]　Life Science Foundation. A Brief History of CHO Cells[J]. LSF Magazine,2015: 38-54.

[6]　MITSUO I. Hormone Hunters: The Discovery of Adrenaline[M]. Kyoto:Kyoto University Press,2018.

第六章
进化论、基因与生物药出现

梅斯默的动物磁性

犹太人通过哲学思考，较早地提出了创世学说（genesis），形成了一神论。而中国，则是在汉代才有了女娲、盘古之类的创世神话。只有当人开始思考"造物主"（creator）或者世界起源时，才能真正以认真的态度来对待世界。其实，《圣经》中《创世纪》的正式编纂，是在前5世纪左右，很有可能借鉴了古希腊学者们的哲学思考。

柏拉图借苏格拉底之口，提出了"德米格"（Demiurge）的概念，即一个类似工匠的人物，把混乱的客观世界塑造得有条理。他更进一步地思考起源问题，认为物质是永恒的，而不是相互转化的。并且，事物是"理想形式"（ideal form）的投影。

亚里士多德不同意柏拉图的观念，他在自己的《理后学》（*Metaphysics*）中转述，自然哲学家米利都的泰勒斯（Thales of Miletus，前624或623—前548或545）最早提出了世界本原问题：自然的起源原理是一种单一的物质——水（the originating principle of nature was a single material substance: water）。然后他从自己的角度为泰勒斯的假设提供了相关的证据，当然，他本人并不支持这一本原学说。

亚里士多德从创世论进一步提出，这个世界的任何事物都内在地包含着一个"为什么"，通常有四种原因（cause）来回应它，包括物质原因（material cause）、形式原因（formal cause）、主体原因（agent 或 efficient cause）和目的原因（purpose 或 final cause）。这种哲理思考完全可以解释《旧约》在 1 世纪汇编成文，以及 397 年 27 卷《新约》在第三次迦太基宗教会议被确定。

盖伦认为，人通过呼吸，从空气中汲取灵（pneuma，精意），从而维系生命。在《圣经》中 pneuma 译为圣灵。

事实上，生命是一种生物化学基础上的生理过程。随着化学的发展，对生命的研究不可避免地吸引了越来越多人的关注。

提出燃素学说的施塔尔（Stahl）同样也是一位万物有灵论的支持者。不过，1707 年，他在自己的著作中提出，生命体内有一种特殊的东西区别于非生命体。

约翰·弗里德里希·布卢门巴赫（Johann Friedrich Blumenbach，1752—1840）于 1775 年提出五个人种划分方案。而后，他参考牛顿的万有引力，于 18 世纪 80 年代提出了关键力（vital forces），认为它是生命的原因。弗里德里希·卡齐米尔·梅迪库斯（Friedrich Casimir Medicus，1736—1808）还专门论述关键力与灵魂的区别，并指出植物的关键力存在于髓部，动物和人的关键力存在于脑和脊髓。随着科技的发展，伪科学盛行起来，但伪科学与关键力之类的科学假设是有本质区别的。

弗朗茨·安东·梅斯默（Franz Anton Mesmer，1734—1815）是一位对天文学感兴趣的医生。1774 年，他尝试通过磁铁治病。他让病人先服用铁剂，然后把几个磁铁放在体表疼痛部位"治疗"。有几位病人症状好转后，梅斯默反而认为，并不是磁铁治好了疾病，而是自己长期从事磁铁研究，自带"动物磁性"（animal magnetism）。后来他干脆认为自己发挥出来的动物磁性无所不能。

1775 年，他受邀在慕尼黑大学作报告时当众提出，一位奥地利的牧师兼驱魔师之所以能够治疗疾病，同样是因为（驱魔师）有动物磁性。梅斯默把动物磁性与当时的矿物磁学、宇宙磁学和行星磁学等进行区分。他认为这种特殊的力量只存在于人类和动物的身体中，其实变相地成为一种"关键力"。

因为一次治疗失败，梅斯默于 1778 年来到巴黎，与沃尔夫冈·阿玛多伊斯·莫扎特（Wolfgang Amadeus Mozart，1756—1791）住在同一个酒店。不过，当时的法国科学院和医学学会都不认可他的理论。莫扎特在 14 年前曾作为"神童"为路易十五演奏，但再次来到巴黎的他，明显受到冷落。他虽然创作了《巴黎交响曲》，可仍没找到一份稳定的工作，加上母亲去世，所以很快离开了巴黎。而梅斯默则找到机会，投到了一位知名内科医生的门下。

1779 年，梅斯默出了一个小册子。他在其中宣称，人的身体内有上千个通道，健康在于生命在通道内的自由流动（真实的流体），疾病是由这种流动的障碍造成的。当自然状态无法自发地恢复通道流动时，与动物磁性的接触就是必要且充分的补救措施。从现在看，它与中医所描述的经络相似，并且动物磁性与气功的描述也有较高的可比性。

到了 1780 年，梅斯默已经在巴黎树立了自己的地位，他的病人多得接待不完，于是他创立了一种舞会形式的集体治疗。

1783 年，约瑟夫 - 米歇尔·蒙哥尔费（Joseph-Michel Montgolfier，1740—1810）和弟弟雅克 - 艾蒂安·蒙哥尔费（Jacques-Étienne Montgolfier，1745—1799）的热气球，以及雅克·夏尔（Jacques Charles，1746—1823）的氢气球陆续在巴黎升空，吸引了所有巴黎人的关注。

当年，美国正式独立，法国作为盟国也取得了对宿敌英国的胜利，全国一

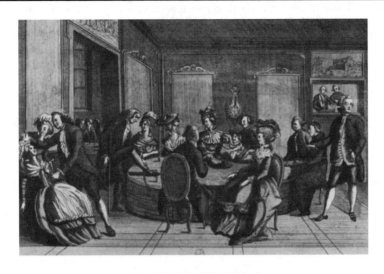

梅斯默的动物磁性治疗舞会

图片来源：https://cdn1.stuttgarter-zeitung.de/media.media.8c6fe2d9-ac75-4d1e-
9504-6a7026e61618.original1024.jpg

片欢腾。路易十六（Louis XVI，1754—1793）饶有兴致地让蒙哥尔费兄弟到凡尔
赛宫表演气球升空实验。长期居住巴黎，从独立战争时的驻法联络专员转正为
首任驻法大使的富兰克林还资助了一个氢气球载人项目。

　　1784 年，路易十六对梅斯默的动物磁性也有了兴趣。他号称是"最虔诚的
基督教国王"，在 1775 年加冕当天，他在王后的陪同下，用手触摸了 2400 名患
有瘰疬病（是一种发病于颈部淋巴腺体的结核病）的病人，因为当时认为"国
王的触摸"具有治疗作用。但显然，路易十六并不相信自己的触摸有多么神奇。

　　路易十六从医学院和皇家科学院先后任命了 9 名专员，负责调查梅斯默所
提出的"动物磁性"，其中包括化学家拉瓦锡、美国驻法大使富兰克林，以及提
倡使用更人道刑具的医生约瑟夫 - 伊尼亚斯·吉约坦（Joseph-Ignace Guillotin，
1738—1814，断头台后来在法国被称为 Guillotin）。委员会经过调查认为：梅斯

默所说的"生命的液体"是不存在的，其液体的效果，只是病人对液体的想象力。梅斯默只得逃回了维也纳。

达尔文与孟德尔

随着化学的发展，关键力学说这种基于物理体系之上的假设无法成为主流。不过，化学家们的确认为有机化学与无机化学是难以交叉的两个领域。

1828 年，德国化学家弗里德里希·维勒（Friedrich Wöhler，1800—1882）用无机物为原料，合成了尿素，他的好友李比希并不太在意。一些人也认为，尿素只是两个化学领域的偶然重合。

1842 年，李比希指出：在植物的种子中，有一种处于静态的力，可以导致生物体质量的显著增加。而通过施肥，这种力就会打破原有的平衡，从而（在植物生长中）发挥作用。它在运动中表现为一系列结构，这些结构与我们在结晶矿物中发现的那种几何形状是不同的，这是一种关键力。

巴斯德也认为关键力存在，19 世纪 50 年代，虽然他提出病原学说，否定疾病的自然发生说，但他认为发酵是一种"关键活动"（vital action），必须有活的酵母参与。而李比希等人却认为，发酵是由细胞内的化学试剂或催化剂引起的，细胞死亡后，这些物质就会释放并进行发酵过程。巴斯德曾向李比希就这一问题提出正式的科学辩论邀请，但李比希没有同意。后来两人在一次会面时，有意地回避了这一争议，这是因为，在 1860 年，法国科学家马塞兰·贝特洛（Marcellin Berthelot，1827—1907）提出，发酵是一种"酶"参与的化学反应，与酵母的死活无关。

关键力学说是在查尔斯·达尔文（Charles Darwin，1809—1882）提出进化论后，才逐渐退出科学界的。达尔文的祖父伊拉斯谟·达尔文，就支持法国博

物学家让 - 巴蒂斯特·拉马克（Jean-Baptiste Lamarck，1744—1829）的进化论。达尔文从祖父的手稿中接触到了这一学说。不过，拉马克却因自己的理论而后半生穷困潦倒。

1825 年达尔文进入爱丁堡大学医学院。不过，他对医学不感兴趣，而是加入了普林尼协会，成为解剖学家、动物学家罗伯特·埃德蒙·格兰特（Robert Edmond Grant，1793—1874）的助手。而格兰特对拉马克学说表示支持，这进一步影响了达尔文。达尔文的父亲很苦恼，于是送他去剑桥大学的基督学院（Christ's College）学习艺术。《失乐园》的作者约翰·弥尔顿（John Milton，1608—1674）也毕业于这一学院。

达尔文的一个表哥也在这一学院，于是他跟着表哥收集蝴蝶、甲壳虫，研究昆虫学，并发表了自己的成果。他对博物学家亚历山大·冯·洪堡（Alexander von Humboldt）的科学考察非常向往。1831 年 12 月，达尔文的植物学老师约翰·史蒂文斯·亨斯洛（John Stevens Henslow，1796—1861）介绍他以自费形式，作为博物学家加入"比格犬"号（HMS Beagle）的环球科考，达尔文果断加入。在科考期间，他记录了数十本笔记，并随时将标本一批批地寄回国内。随着这些标本数量的增长，他的名字也渐为科学界所知。

1837 年，达尔文回到家里，以动植物的纲目为枝杈，画下了一个简略的树状图，将正在萌芽的进化论思想具形化。1838 年，他出版了自己的科考成果《比格犬号旅行记》（*The Voyage of the Beagle*），获得了声誉。当年，他读了托马斯·罗伯特·马尔萨斯（Thomas Robert Malthus，1766—1834）的《人口论》（*An Essay on the Principle of Population*）。书中用假设的统计模型证明，持续增长的人口必定会在短期内超过社会所能负荷的数量，而技术的进步（带来的粮食和财富增长）无法满足人口增长的需求，从而马尔萨斯悲观地认为，战争、疾病是不可避免的。

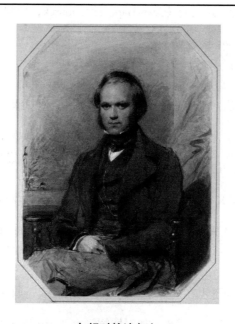

年轻时的达尔文

图片来源：https://commons.wikimedia.org/wiki/File:Charles_
Darwin_by_G._Richmond.jpg

这一理论让达尔文豁然开朗，他抛弃了拉马克的"用进废退（如长颈鹿的脖子因频繁使用变长）、获得性遗传"观点，把马尔萨斯的社会竞争观念应用到物种群体之间的竞争。他认为一种力量像楔子一样，将适应环境的变异推入"自然界的缝隙"（gaps in the economy of nature）之中，幸存者传递它们的形态和能力，而弱者被淘汰，从而开始用自然选择理论作为进化论的基础。

1858 年春，一位博物学家阿尔弗雷德·拉塞尔·华莱士（Alfred Russel Wallace，1823—1913）也受到马尔萨斯理论启发，提出了竞争性的生物进化机制，并把自己的观点寄给达尔文。达尔文读后，决定写一篇文章，把自己的进化观点更好地表达出来。结果，他写出了一部几百页的《物种起源》（*On the Origin of Species by Means of Natural Selection, or the Preservation of Favoured Races in the Struggle for Life*)。

"比格犬"号的船员们起初为达尔文的成功感到光荣，船员们在 1839 年的航行中，将澳大利亚一个港口命名为达尔文港。船长罗伯特·菲茨罗伊（Robert FitzRoy，1805—1865）也因功担任新西兰总督，被授予海军上将军衔。他保障毛利人的利益，致力于气象预报工作，后担任了英国气象厅（Meteorological Office）负责人。只不过，当《物种起源》发表后，他斥责达尔文为叛徒，并感到内疚。他把 6000 英镑私人财产用于公共开支，仍然无法解决气象厅的财务困难，最后自杀。他的朋友们为他的遗孀和女儿们发起一个基金，其中达尔文贡献了 100 英镑。

虽然达尔文不信宗教、不信神迹、不信灵魂、不信来世，也不信永生，但他却是自然神论者，坚定地相信上帝的存在。在他看来，如果（物质）存在是永恒的，那么这个永恒只能是（来自）上帝。上帝的位置与（永恒）存在是一体的，如果没有人或事物来取代（取缔）这一位置，那么上帝就是存在的。

玻意耳对人类起源也有研究，他相信所有的人都来源于亚当和夏娃，甚至他用胡克与牛顿的光学研究成果，推测亚当和夏娃是白种人，从而他们的后代可以有不同的肤色。进化论打破了创世说，但还有赖于遗传规律的发现，我们才能了解人类自身。

《物种起源》是一本伟大的科学著作，孟德尔就是一位忠实的读者，他熟悉这本书，于 1863 年认真读过第二版，并注释过德语译本。而在此之前，孟德尔还接触过一些"灾难学说"（基于灭绝的物种化石，推测地球经历过灾难），以及与拉马克类似的"进化学说"。

孟德尔从假设出发，试图找到遗传的数学规律。他做杂交实验的出发点并不是验证进化论，因为他所在的修道院激烈地反对进化论（拉马克等的）。他的实验目的是为了更好地育种，以有益于农业或植物科学，这一点教会并不反对，反而非常支持。但孟德尔自己却相信进化学说，而非创世论。

孟德尔经过 9 年的实验研究，1866 年把自己的论文《植物杂交实验》发表在《布隆博物学学会会刊》上，他假设决定植物性状的是一些遗传自父母的"因子"，而这些因子有显性的，也有隐性的。并且他认为："这对植物的进化史特别重要，因为不断的杂交获得了新物种的地位。"孟德尔把自己的论文寄给了几十位知名学者，据说其中包括达尔文。但显然，达尔文并没有读过，或者根本没有收到过。

在《物种起源》中，达尔文如实说：关于遗传的规律，现在是未知的。所以接下来达尔文也开始做植物杂交实验，1868 年，达尔文出版了《驯化中动植物的变异》，并在第 27 章提出了泛基因假说（the provisional hypothesis of pangenesis）。根据他的假设，植（生）物的每一个器官和组织都会释放出含有特征信息的微粒，这些微粒通过液体循环到达生殖器官和组织，对于双亲的芽胚受精产生作用，并决定后代的不同性状。

孟德尔也认真地读了这篇文章，并在与植物学家卡尔·威廉·冯·纳格利（Karl Wilhelm von Nägeli，1817—1891）的通信中，写下了反对意见。孟德尔认为，如果达尔文的实验再细致一些，并进行数据分析，应该也能得到自己发现的 3∶1 的性状遗传定律。

纳格利于 1842 年研究花粉时，观察到细胞分裂现象，并认为细胞的遗传（分裂）取决于原生质部分。虽然他同时也在与达尔文通信，但他认为孟德尔对达尔文的反对意见还不充分，需要进一步研究更多种植物（包括无性繁殖的山柳菊）。而孟德尔在纳格利建议下，尝试山柳菊杂交实验，却完全无法重现自己的理论，但他还是把失败的结果寄给纳格利。那么纳格利自然无法对孟德尔的理论表示信服，所以并未把孟德尔的意见传达给达尔文。

1900 年，孟德尔的理论被再次发现。在美国最先传播这一遗传理论的是哈佛大学的卡斯尔（Castle）。摩尔根向卡斯尔学习，于 1909 年开始用果蝇研究遗传。在此之前，摩尔根并不相信孟德尔的理论，因为他在家鼠、野鼠的杂交实验中，完全无法重现孟德尔遗传定律，并且当时的技术也找不到孟德尔假设的"遗传因子"。

摩尔根的实验室用了两年时间，在暗室培养果蝇，希望找到一个眼盲突变，却失败了。幸运的是，1910 年 5 月，他得到了一个白眼果蝇，与野生型的红眼果蝇杂交后，完美地再现孟德尔的理论，并且得到了遗传连锁定律（这一白眼突变基因表现在雄性果蝇上，还与残翅、黄体等性状基因连锁）。

但是与摩尔根用第一代突变果蝇保证实验对象的基因确定性（纯合子）不同，孟德尔却是使用豌豆第三子代的性状来推断第二子代的基因型，而且还获得了完美数据，这就引起了科学界探讨了几十年"孟德尔是否造假"争议。

1960 年，袁隆平（1930—2021）发现了一株植株高大、穗大粒多的超优稻秧。次年播种后，收获了 1000 多株稻秧，却有两类性状，一类 700 多株，另一类 200 多株，比例恰好 3:1，印证了孟德尔的遗传定律。这一实验为他指明了方向，使他在 1964 年发现"雄性不育株"，最终于 1970 年在海南获得"野败"型雄性不育系。

事实上，达尔文的植物杂交实验（野生型和变异型比例是 88:37），以及其他众多的实验得到混乱结果的原因，就是无法保证实验对象是原代的纯合基因。除非像摩尔根或袁隆平一样，得到第一代的突变基因，或者连续多代单一性状杂交，从而筛选出纯合基因株，然后再进行杂交。

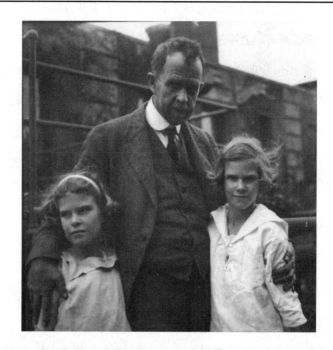

摩尔根与女儿们，左边是在脊髓灰质炎疫苗研发中作出贡献的伊莎贝尔（Isabel）
图片来源：https://content.dnalc.org/content/c16/16146/16146_morgan_with_daughters.jpg

从核素到 DNA

1865 年，瑞士巴塞尔大学（University of Basel）的医学生约翰尼斯·弗里德里希·米舍（Johannes Friedrich Miescher），本来要沿着父亲和叔叔的医学道路走下去。他在 1868 年患伤寒而一只耳朵失聪，于是转向生理学研究，在霍佩塞勒（Hoppe-Seyler）指导下研究中性粒细胞核。

霍佩塞勒的研究领域涉及血液、血红蛋白、脓液、胆汁、牛奶和尿液等多个方面，而且，他最先描述了血色素的吸收光谱，还认识到红细胞中的血红蛋白与氧结合，产生复合氧血红蛋白。霍佩塞勒获得结晶形式的血红蛋白，并证实它含有铁。后来他研究尿液中的有机硫化合物，确定尿液中芳香族化合物的来源是芳香族氨基酸（如酪氨酸）。他合成的硫代缩醛（thioacetals）和硫代缩酮（thioketals）被其他科学家用于麻醉。他和同事们一起证明了甲状腺素是甲状腺的活性成分。

米舍从医院收集废弃医疗绷带，用自制的硫酸钠溶液冲洗上面的脓液，并用多种溶剂分离细胞核开展研究。他发现细胞核中除了一般认为的蛋白质外，还存在一种略呈酸性的物质，霍佩塞勒亲自试验，验证了这一结果。1871 年，米舍发表研究结果，将之命名为核素（nuclein）。

霍佩塞勒对此非常感兴趣，他指示自己的另一个学生科塞尔（Kossel）继续核素方面的研究，最终分离并描述了核素的酸性非蛋白组分，并称之为核酸（nucleic acid）。

1883 年，科塞尔担任柏林大学生理研究所化学科主任，继续核酸方面的研究工作。在 1885—1901 年，科塞尔分离并命名了五种有机化合物：腺嘌呤（A）、胞嘧啶（C）、鸟嘌呤（G）、胸腺嘧啶（T）和尿嘧啶（U）。这些化合物现在统称为碱基，它们是承载生物遗传信息的基本分子结构。因为这些贡献，科塞尔被授予 1910 年的诺贝尔生理学或医学奖。

1928 年，英国生物学家弗雷德里克·格林菲斯（Frederick Griffith，1879—1941）通过实验发现了一个很有意思的现象，当非致病型肺炎双球菌（R 型）与热灭活的致病型肺炎双球菌（S 型）混合，就会形成致病型菌株（S 型）。这表明热灭活的 S 型菌释放出了遗传物质，可以导致 R 型菌向 S 型菌的转化。但这个遗传物质是什么，依然不能确定，大多数人仍认为是蛋白质。

立陶宛生物化学家弗布斯·莱文（Phoebus Levene，1869—1940）因国内的反犹运动于 1893 年来到美国，于 1896 年左右与科塞尔合作研究核酸。1909 年，莱文鉴定了 RNA 中的碱基、糖和磷酸，当时称为"酵母核酸"（yeast nucleic acid）。

1929 年，莱文在纽约的洛克菲勒研究院鉴定出了细胞核中含量最多的物质是一种糖，即脱氧核糖，他称核素为脱氧核糖核酸。接着，他命名了核苷酸（nucleotide）并指出它是按照磷酸 - 核糖 - 碱基的顺序结合在一起的单位。至此，科学界终于弄清楚了 DNA（当时被称为胸腺核酸，thymus nucleic acid）的成分。

莱文提出假设：每个 DNA 分子只有四个核苷酸，由 A、C、G、T 四种碱基按照等量组成。而他又认为这一化学结构过于简单，所以 DNA 不能储存遗传密码。这就是 DNA 的"四核苷酸说"。

1938 年，阿斯特伯里（Astbury）的研究生弗洛伦丝·贝尔（Florence Bell）得到了最早的 DNA 结晶衍射图片。他们在"四核苷酸说"基础上，提出了一个"叠硬币"的 DNA 结构模型，即莱文的简单四核苷酸分子一个个叠在一起，形成一个长链。不过，"叠硬币"模型一开始就没有被认可。

乔治·韦尔斯·比德尔与爱德华·劳里·塔特姆（Edward Lawrie Tatum，1909—1975，与比德尔共享诺贝尔生理学或医学奖）在 1941 年通过细菌突变 - 筛选实验证明，一个基因表达一个酶。但是，科学界受到莱文的四核苷酸假说的影响，普遍认为，有 20 多种氨基酸的蛋白质才是基因的基础。但是，越来越多的实验认为，DNA 是遗传信息的关键。埃尔温·薛定谔（Erwin Schrödinger，1887—1961）也从量子学说的角度认为遗传物质必定是复杂的大分子结构，这样才能形成稳定、精确的遗传复制系统。这些实验和猜测，都提示四核苷酸假说存在缺陷。

DNA 双螺旋模型的提出

1944 年，美国微生物学家奥斯瓦尔德·埃弗里（Oswald Avery，1877—1955）和同事在格林菲斯（Griffith）的肺炎双球菌转化实验的基础上，把 S 型菌成分分为多糖、脂质、蛋白、DNA 等，逐一单独实验，发现 DNA 是 R 型菌转为 S 型的关键，说明有活性的遗传物质是 DNA。

埃弗里这一仔细而精确的实验被认为是 20 世纪最重要的生物学实验之一，然而埃弗里直到 1955 年去世，也未获诺贝尔奖，诺贝尔奖委员会专门在官网解释并表达了遗憾。

欧文·查伽夫（Erwin Chargaff，1905—2002）从定量的角度来研究 DNA 四种碱基的比例组成。在 1947—1952 年，查伽夫采用纸层析法分离碱基，再用紫外吸收光谱做定量分析，发现在碱基数量上，A=T，G=C。实测数据为：A=30.9%；T=29.4%；G=19.9%；C=19.8%。这一结果与四核苷酸假说显然矛盾，于是很多人认为这一测定不精确。

1947 年，查伽夫前往英国的途中与鲍林同船，他提到了自己的初步研究成果，但鲍林正研究蛋白质结构，对此没有在意。

英国结构生物学家罗莎琳德·埃尔茜·富兰克林（Rosalind Elsie Franklin，1920—1958）于 1950 年被伦敦国王学院生物物理学实验室主任约翰·特顿·兰德尔（John Turton Randall，1905—1984）聘用，分析生物大分子结构。

实验室副主任是参加过曼哈顿工程的莫里斯·休·弗雷德里克·威尔金斯（Maurice Hugh Frederick Wilkins，1916—2004，新西兰科学家）。威尔金斯于 1950 年与博士生雷蒙德·戈斯林（Raymond Gosling，1926—2015）一起得到了一个 DNA 晶体衍射照片，为 DNA 结构分析提供了可能。1951 年 5 月，威尔金

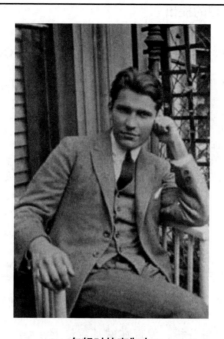

年轻时的查伽夫

图片来源：https://image.slidesharecdn.com/12historyofdna-110728233702-
phpapp01/95/12-history-of-dna-11-728.jpg?cb=1311896317

斯在那不勒斯的一次会议上展示了自己的照片。

沃森（Watson）参加了这次会议，他的本科专业是动物学。虽然攻读博士学位期间，他跟随萨尔瓦多·爱德华·卢里亚（Salvador Edward Luria，1912—1991）做过噬菌体研究，但对大分子结构所知不多，特别是他在用本生灯加热苯时发生一次事故后，就放弃了化学实验。但卢里亚觉得化学是自己团队欠缺的，有必要让沃森补上这一课，就让他在 1950 年申请了一个海外学习的奖学金，到哥本哈根大学跟随赫尔曼·考尔卡（Herman Kalckar，1908—1991，曾在加州理工学院与德尔布吕克同事，后来又到冷泉港实验室向他学习噬菌体技术）研究生物化学。

不过，沃森在丹麦的工作完全没有进展。1951 年年初，考尔卡决定去那不勒斯海洋生物研究站两个月左右。沃森也申请前往，希望能研究海洋生物胚胎，还以此从美国的奖学金机构（Fellowship Office）得到了 200 美元的旅费资助。在意大利，他遇到了威尔金斯。

威尔金斯的 DNA 照片激发了沃森的热情，因为鲍林已经于当年发表了蛋白质的螺旋结构。沃森希望自己能揭开 DNA 的秘密，于是申请到威尔金斯实验室，但因不会 X 射线衍射技术被拒绝。

沃森请导师卢里亚帮忙，作为噬菌体小组（phage group）的核心成员，卢里亚在科学界颇负盛名。他找到了卡文迪什实验室的肯德鲁（Kendrew），大力推荐自己的学生，之后不久，在 1951 年秋天，把沃森安排了进去。沃森 10 月开始工作，课题是研究烟草花叶病毒（tobacco mosaic virus，TMV）结构，与克里克一个办公室。卡文迪什实验室的布拉格团队自 1948 年起就在研究碱基的结构，这为 DNA 结构的研究提供了条件。沃森说服研究 α - 角蛋白（alpha-keratin）结构的克里克与他一起研究 DNA 结构。沃森和克里克都读过薛定谔的《生命是什么？》，这也是他们顺利合作的基础之一，虽然这一点是他们在双螺旋模型发表后才知道的。

1951 年，瑞士化学家鲁道夫·西格纳（Rudolf Signer，1903—1990）分离出一些高质量的小牛胸腺 DNA，他在某次科学会议上把这些 DNA 放在一个"果冻罐"里交给了威尔金斯，威尔金斯把样品又交给富兰克林。当年 11 月，富兰克林获得了清晰的 DNA 衍射照片。而且她认为 DNA 有两种模型，以含水量不同分为干的 A 型、湿的 B 型。威尔金斯的照片不清晰，是因为那是个混合物。

沃森和克里克使用量子化学理论，计算碱基、磷酸、核糖之间的分子结合力，向着螺旋模型的方向发展。1952 年，他们提出了一个三螺旋的模型。螺旋

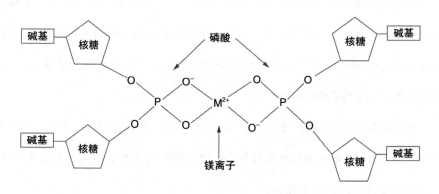

沃森与克里克的第一个 DNA 模型（单股螺旋断面结构）

图片来源：http://www.forensicgenealogy.info/images/franklin_incorrect_model.jpg

断面结构为：一个镁离子在中间，同时连接两个磷酸，外面接四个碱基。这样的结构组成三股螺旋。

他们邀请威尔金斯和富兰克林提建议，富兰克林毫不客气，直接指出了他们的错误：碱基不应该在外，因为它们是疏水性的，另外，镁离子不可能在中间连接磷酸。沃森和克里克的模型其实是建立在莱文的四核苷酸假说基础上的。沃森和克里克很尴尬，特别是克里克，他与威尔金斯其实是好朋友，自己贸然介入好友的研究领域，显得"不够绅士"。

因为富兰克林的批评，布拉格停掉了克里克与沃森构建 DNA 结构模型的工作。沃森继续研究 TMV 结构，克里克研究角蛋白结构，不过，在私下里，他们并没有放弃。

1952 年 5 月 2 日，经过 100 多个小时的曝光，富兰克林和戈斯林得到了 51 号照片（第 51 张 B 型 DNA），可以根据这一 DNA 衍射照片获得大量数据。使富兰克林成为最有可能发现 DNA 结构的人。

1952 年 7 月，查伽夫在访问剑桥大学期间，与沃森和克里克分享了自己的

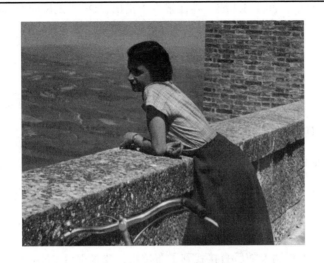

罗莎琳德·埃尔茜·富兰克林

图片来源：http://www.forensicgenealogy.info/images/franklin_physics_today.jpg

发现。于是他们明确地在模型中，把相应碱基 A 与 T、C 与 G 配对起来，这使他们的模型彻底摆脱了"四核苷酸"说的影响。

1952 年年初，计划探索 DNA 结构的鲍林写信给威尔金斯，要求对方提供 DNA 的晶体照片，但被拒绝。11 月，加州大学的一位教授，为鲍林提供了一张不太清晰的 DNA 衍射照片。鲍林据此推测 DNA 是螺旋结构，直径是 15 埃。他通过测算，认为 DNA 是一个三螺旋结构，并且碱基在外，磷酸在内。鲍林于 12 月 31 日向美国科学院院报（Proceedings of the National Academy of Sciences, PNAS）提交了他的 DNA 三螺旋结构论文（1953 年 2 月发表）。

1952 年 12 月中旬，在克里克的要求下，他的导师佩鲁茨以自己 MRC 高级专家的职务便利，得到了国王学院富兰克林的年度报告，并交给了克里克（多年后，佩鲁茨称自己这一行为"随意和缺乏行政经验"）。这篇报告很详细，包括富兰克林最新测得的磷酸间距等数据，她推测 DNA 分子直径 20 埃，螺旋周长 34 埃，重复单位间距 3.4 埃。她在报告中指出，DNA 是反向对称结构。沃森看不懂，克里克告诉他，DNA 是两股平行，但方向相反的核苷酸链。沃森一下子明白了。

1953 年年初，因为富兰克林不满意国王学院的研究环境，特别是因为与威尔金斯关系紧张，另找了一份工作（尚未离职）。沃森则利用两人之间的矛盾，积极与威尔金斯联络。因为富兰克林即将离职，戈斯林向威尔金斯汇报工作，并把 51 号照片给了他。威尔金斯没有经过富兰克林允许，就把 51 号照片交给了一起晚餐的沃森观看。51 号照片提供了 DNA 是螺旋结构的确证。

沃森和克里克两人随后直接找到了布拉格，要求重启 DNA 模型工作。布拉格此时得知鲍林也在进行这一工作，他一直对鲍林率先提出蛋白质的螺旋结构一事耿耿于怀，于是同意他们与鲍林竞争。

鲍林的儿子彼得·鲍林（Peter Pauling，1931—2003）此时也在剑桥大学，且与克里克等相熟。彼得于 1953 年 1 月把鲍林关于 DNA 结构的文章预印稿给沃森看，沃森看到文章后松了一口气，鲍林在一些地方犯了他们的老错误。2 月，彼得在给父母的信中说，父亲的 DNA 结构模型与沃森和克里克前一段时间构建的模型（错误的）相似。

沃森与克里克确信他们走在鲍林的前面。现在，还有一件事他们无法确定，那就是碱基之间是如何连接的。沃森和克里克请教了同一办公室的访问学者杰里·多诺霍（Jerry Donohue，1920—1985）。多诺霍是鲍林的博士生，刚毕业不久，获得了一份奖学金，来到英国进行半年时间的学习。一开始，多诺霍只了解到克里克在研究角蛋白的结构。他一直在与鲍林通信，并且在 1952 年 12 月底告诉鲍林，克里克因为鲍林抢先发表了角蛋白的结构而很不开心，因为克里克也接近得出这一蛋白的结构。

多诺霍虽然一直在与鲍林写信交流，但内容全部是蛋白质的结构问题。直到 1953 年 1 月 20 日，鲍林才在信中通知多诺霍，自己有一篇关于 DNA 结构的论文，将于 2 月发表。2 月 10 日，鲍林再次写信给多诺霍，详细讨论了核酸结构与磷酸基和氢键的关系。此时他已经意识到，自己关于 DNA 的结构是有瑕疵的。

由此，多诺霍开始了解这一领域。当沃森和克里克向多诺霍请教时，时机恰恰好。多诺霍告诉他们，目前的碱基结构是错误的，应该是酮式异构体，而并非是烯醇式的，并且在这种情况下，A 与 T、C 与 G 碱基相互吸引。他们一下子明白了碱基依靠彼此氢键进行连接的方式。

而同一时间，富兰克林受困于碱基的比例和连接方式，虽然她在 2 月 23 日的笔记上写出了自己的猜想，即 A 与 T 等量，C 与 G 等量，但还需要找到证据支持（验证）。

1953 年 2 月 28 日，是个周六，沃森和克里克在剑桥大学的老鹰酒吧宣布"发现生命的奥秘"。随后，他们请威尔金斯和富兰克林再次当面验证他们的模型。

布拉格对此感到振奋，他与国王学院的兰德尔协商后，直接与《自然》杂志编辑部沟通，他们的双螺旋模型论文以及威尔金斯和富兰克林的文章，没有经过同行评审，就发表在 1953 年 4 月同一期的《自然》杂志上。

双螺旋论文排第一位，沃森与克里克在文中感谢了多诺霍，而富兰克林的数据分析论文则排在最后。富兰克林在文中写道，自己测定的数据支持沃森与克里克的双螺旋模型。她并不知道，模型其实是根据她的数据得到的。

在双螺旋论文发表前，沃森把文章寄给了德尔布吕克，并叮嘱不要给鲍林看。但德尔布吕克认为这种隐瞒是不道德的，于是把论文寄给了鲍林。鲍林意识到自己犯了错，沃森和克里克的模型才是正确的。

直到 1953 年 3 月 20 日，DNA 双螺旋模型已经公开（霍奇金等科学家都已经看过），多诺霍才在给鲍林的信中说，沃森和克里克也构建了一个 DNA 结构模型。信的主要内容是多诺霍一篇关于蛋白质结构的论文，鲍林和多诺霍的精力都在蛋白质结构上。在这场竞赛中，鲍林团队失败了。事实上，克里克于 1954 年获得博士学位，其论文也是关于蛋白质结构的。

1955 年，多诺霍发现，在 DNA 结构中，C 与 G 碱基之间的氢键应当有三个，而不是两个，他与鲍林进行了交流。1956 年，鲍林团队专门发文章指出了这一点。

1962 年，因 DNA 双螺旋结构，沃森、克里克、威尔金斯三人共同获得诺贝尔生理学或医学奖。虽然沃森感激地昵称富兰克林为"萝茜"（Rosy，Rosalind 的昵称），但"萝茜"已经因卵巢癌（很有可能因为接受辐射过多）于 1958 年去世，年仅 38 岁，终身未嫁。三人在颁奖致辞中也没有特别提到她的贡献。

富兰克林离开国王学院后，与刚刚博士毕业的亚伦·克卢格（Aaron Klug，1926—2018）合作，比沃森更早得到了 TMV 的结构。后来，克卢格团队把染色质分成小到足以用 X 射线衍射和电子显微镜加以研究的片段，据此构建了染色体的整个结构模型。因晶体电子显微学（crystallographic electron microscopy）及核酸—蛋白质复合体的晶体结构研究，他于 1982 年独自获得诺贝尔化学奖。

而查伽夫则已经预见到了即将到来的基因工程，但是他认为除了知识外，分子生物学的研究不会有什么有益的经济成果，反而有着巨大的风险，所以他公开退出科学界。不过，几十年后，基因工程药物的出现，让分子生物学产生了巨大的经济效益，当然也提高了相应的风险。

硅谷的发展与斯坦福大学的基因领域研究

弗雷德·埃蒙斯·特曼（Frederick Emmons Terman，1900—1982）被认为

是硅谷之父。他于 1924 年在 MIT 取得电气工程博士学位，导师是万尼瓦尔·布什（Vannevar Bush）。特曼还有一位师弟克劳德·艾尔伍德·香农（Claude Elwood Shannon，1916—2001，是布什的硕士生），提出了信息论。

特曼于 1925 年因病留在家乡，在斯坦福大学执教。1934 年，特曼的两个学生戴维·帕卡德（David Packard，1912—1996）和威廉·雷丁顿·休利特（William Redington Hewlett，昵称：比尔，Bill，1913—2001）从斯坦福大学毕业。休利特到 MIT 取得了电气工程的硕士学位，他的硕士论文主题就是振荡器（oscillator）。1936 年，特曼邀请休利特回到斯坦福大学读研究生。其间，特曼接到当地一位医生的求助，要求制作一个测量脑电波的设备，特曼把这一任务交给了休利特。

休利特当时没有完成这一工作，但他在这一工作中，利用一个灯泡作为温度依赖电阻，发明了采用负反馈电路和（电）阻（电）容调谐的变频振荡器。他于 1938 年把成果写成论文，特曼与另两位学生也在该文章上署名。特曼对此非常赞赏，在他的鼓励下，休利特邀请他的好友帕卡德（1937 年从通用电气公司办理停薪留职）一起把自己的发明产业化。帕卡德精通生产工艺，休利特则长于电路设计，他们刚好互补。

在 1938 年夏天，他们创办了惠普公司。特曼借给他们 538 美元的启动资金，并帮助他们从帕洛阿托银行得到 1000 美元的贷款。于是他们在帕卡德的车库（租来的）开始创业，当时的工作条件是：一个工作台、一套老虎钳、一台钻床、一把螺丝刀、一把锉刀、一只烙铁、一把钢锯以及一些在外面买来的电子元件。开始，振荡器缺少订单，所以他们为当地诊所生产透热设备，并生产望远镜的闸流管控制驱动器，以及保龄球馆的犯规线指示器等。当迪士尼的声音工程师订购了 8 台惠普的音频振荡器，以优化正在制作的《幻想曲》（Fantasia，1940 年上映）后，惠普开始爆发式增长。

这一订单来源有两个版本，一是特曼的介绍，另一是帕卡德在展览会上给予对方深刻印象。无论是哪种，都造就了电影史上的一个里程碑，也说明了一个事实：优秀的电影需要技术进步与艺术发展相结合。

1951年，特曼说服斯坦福大学提供土地，成立了高新区，硅谷正式诞生了。通过硅谷崛起，斯坦福大学有了充裕的资金，面向全球招兵纳将。他们吸纳顶尖人才的方式也很直接，即盯上那些诺贝尔奖获得者们。

1956年，亚瑟·科恩伯格（Arthur Kornberg，1918—2007）和同事在大肠杆菌中发现了DNA聚合酶Ⅰ（Pol Ⅰ），DNA模板通过这一酶进行自身复制。1959年，科恩伯格因这一发现获诺贝尔生理学或医学奖。

1958年，斯坦福大学就已经把当年的诺贝尔奖得主乔舒亚·莱德伯格（Joshua Lederberg，1925—2008）聘去。而科恩伯格也在莱德伯格的劝说下，于获奖当年来到了斯坦福大学，他的助手保罗·伯格（Paul Berg）也跟着来到了斯坦福大学。

伯格读高中时，化学实验室管理员苏菲·沃尔夫（Sophie Wolfe）在课后组织了一个科学俱乐部，她指导学生做实验，并鼓励学生们到图书馆查找资料，来解决实验中遇到的问题。伯格受到她的影响，走上科学道路。伯格高中毕业进入纽约城市学院（The City College of New York）学习化学，后到宾州大学学习生物化学。"二战"期间他加入海军，前往太平洋战场，在一艘猎潜艇上服役。从战场回归后，他继续研究工作，到丹麦哥本哈根游学，后到华盛顿大学科恩伯格实验室工作。其间，他还到索尔克研究所学习细胞培养技术、噬菌体和SV40病毒知识。

科恩伯格一生中发现了30多种酶，自称"酶的情人"，在1970年，他与马尔科姆·E.盖福特（Malcolm E. Gefter）进一步研究DNA聚合酶Ⅰ时，又发现了DNA聚合酶Ⅱ（Pol Ⅱ）。后来他在20世纪80年代生物技术创业大潮中创立了公司。

利用基因限制酶最早的是伯格。他于 1971 年和同事研究病毒 DNA 重组，他们使用大肠杆菌的相关 DNA 酶（限制性内切酶Ⅰ），把部分噬菌体（phage）DNA 和大肠杆菌的半乳糖操纵子（galactose operon）的三个基因切割，而后用连接酶整合，再转到 SV40 病毒的基因组中，并成功表达。相关内容的文章发表于 1972 年 10 月。

这是人类构建的第一个重组 DNA 分子，这意味着生物体的遗传性状可以人为地改造。但是，出于生物安全的考虑，伯格并没有继续开展把基因重组到别的生物体的研究，即便如此，他还是获得了诺贝尔化学奖。这样一来，即便其他人把基因重组投入应用，也无法获得诺贝尔奖了。

DNA 内切酶的发现

同样来自斯坦福大学的斯坦利·诺曼·科恩［Stanley Norman Cohen，1935— ，与 1986 年因发现表皮生长因子而获得诺贝尔生理学或医学奖的斯坦利·科恩（Stanley Cohen，1922—2020）不是同一人］年轻时是个音乐迷，喜欢弹奏班卓琴，还自己谱写了一首恋曲《唯有你》（*Only You*）。他学过物理，最终转向医学。他于 1958 年来到斯坦福大学，从事细菌耐药性问题的研究。当时各种抗生素药物纷纷上市，临床耐药情况越来越严重，特别是青霉素耐药情况引起了学术界的高度关注。

科恩研究的是细菌通过质粒传导的耐药机理。在此之前，莱德伯格的妻子埃丝特·米丽娅姆·齐默·莱德伯格（Esther Miriam Zimmer Lederberg，1922—2006）已经发现了大肠杆菌的致育因子［fertility factor F，F plasmid（F 因子）］，她是第一位发现 λ 噬菌体（λ bacteriophage）的科学家，她在攻读博士学位期间研究大肠杆菌对紫外线的基因反应时，当把突变后的大肠杆菌与父本（E. coli

K12 株）杂交时，因为突变后的大肠杆菌对噬菌体敏感，所以被父本中携带的噬菌体感染。

埃丝特是犹太人，在大萧条时期，她虽然自己也吃不饱，但还是用自学的希伯来语为饿死的人祈祷。她本来学习艺术和文学，但勇敢地转向女性很少涉及的科学。1944 年，她应聘斯坦福大学教授比德尔的助手，并且获得了一个奖学金，可以攻读硕士学位。

比德尔的合作伙伴是塔特姆，他们于 20 世纪 40 年代初，在斯坦福大学用 X 射线照射霉菌，发现基因突变，造成酶的改变，通过特殊的成分培养基（每种培养基都缺少特定的物质，如维生素）进行筛选，从而发现基因突变导致（维生素）代谢异常，由此提出了"一个基因，一个酶"的假设。1945 年，塔特姆到耶鲁大学，成为莱德伯格的博士生导师。由于塔特姆与比德尔还有项目合作，于是，莱德伯格主动写信，询问埃丝特一种霉菌的情况。他们都是犹太人，莱德伯格的父亲是一位拉比，他母亲的名字恰巧也叫埃丝特。1946 年 12 月，他们在通信的 6 个月后结婚。后来，埃丝特跟随丈夫去威斯康星大学攻读博士学位，而她的研究论文都署上了丈夫的名字。最后，莱德伯格与两位老师一起获得了诺贝尔奖，埃丝特却隐于丈夫身后。

埃丝特虽然获得了博士学位，但是在斯坦福大学，她只能担任临时研究职务。直到 1974 年，她才从高级研究人员转为兼职教授，但仍然没有获得终身教职（tenture）。

直到 1976 年，埃丝特的后辈、同校教授科恩邀请她成为斯坦福大学质粒收藏室的负责人（当时斯坦福大学从世界各地收集了大量的细菌质粒），不久她被任命为斯坦福质粒参考中心（Plasmid Reference Centre）主任，这使她成为质粒及其携带基因命名的关键仲裁者。她一直担任该中心的负责人，直到 1986 年。

维尔纳·阿伯（Werner Arber，1929—　）在发现内切酶前，在几内亚大学进行电子显微镜研究，1956年，他读到了莱德伯格夫妇关于大肠杆菌通过噬菌体转导基因的论文，决定转向分子生物学。1960年初，他在斯坦福大学莱德伯格夫妇的实验室以及MIT大学卢里亚（Luria）的实验室学习了几个星期。

20世纪50年代，噬菌体小组的卢里亚和朱塞佩·贝尔塔尼（Giuseppe Bertani，1923—2015）在研究噬菌体时发现了它在不同的大肠杆菌株中生长性能变化巨大，他们称性能差的菌株对噬菌体为限制性宿主（restricting host）。

阿伯从美国回到瑞士后，继续噬菌体的研究，1961年，他和学生黛西·鲁兰-杜索斯（Daisy Roulland-Dussoix，1936—2014）在研究大肠杆菌对噬菌体的防御机制时，发现了DNA的降解现象。根据实验结果，他们推测受体细菌具备两种防御酶，第一种酶切割病毒的DNA以限制其生长，第二种酶可以修改自己的DNA，以抵抗第一种酶的切割和破坏。因此，他从瑞士国家科学基金会获得了一笔基金，指导自己的研究生们发现了EcoB、EcoK两种Ⅰ类限制性内切酶。他把两种酶的发现归功于研究生们，但没有特别提到杜索斯的名字。

1970年，汉密尔顿·O.史密斯（Hamilton O. Smith，1931—　）和同事在流感嗜血杆菌（Haemophilus influenzae）中分离出了Ⅱ型限制酶Hind Ⅱ，它可以特异性地切割特定DNA双链。丹尼尔·内森斯（Daniel Nathans，1928—1999）和同事用不同的内切酶来切割SV40病毒的DNA并进行电泳分离，用这一方法对病毒的DNA进行测序。

阿伯、史密斯和内森斯因为这些工作获得1978年的诺贝尔奖。他们的工作为基因重组技术创造了条件。限制酶是基因工程必不可少的工具，目前已经发现3000余种限制酶，600余种已经被商业化。

在1968年加入斯坦福大学之后，科恩博士在医学院的职务是医学助理教授，次年他担任新成立的临床药理学负责人，以细菌质粒为对象，研究抗生素耐药性的遗传机制。他和加州理工学院的诺曼·戴维森（Norman Davidson，1916—2002，"二战"中参与曼哈顿工程中的钚元素纯化）和菲利普·夏普（Phillip Sharp，1944—　）进行了初步的合作研究。

他们利用电子显微镜，鉴定了携带抗生素抗性基因存在于质粒 DNA 的特定区域。接下来就有必要"克隆"质粒 DNA。科恩的实验室开始使用机械剪切法将质粒 DNA 切割成碎片，然后连接起来。但这个过程是随机和随意的，即便有时这些片段会粘在一起形成一个新的圆形质粒，但结果始终无法重复。毕竟，此时内切酶刚刚被发现，还未被深入研究。

1972 年 10 月，伯格的基因重组文章发表在了 PNAS 上面，基因重组时代到来。

基因克隆技术问世：科恩与博伊尔的合作

一个月后，太平洋火奴鲁鲁岛上的夏威夷大学召开了一次为期三天的美 - 日质粒论坛，主办方之一是美国的微生物学会下属的国际质粒命名委员会（International Committee on Plasmid Nomenclature）。此时已经是斯坦福大学医学院副教授，并获得宝来威康药业颁发的临床药理学学者奖（1971 年获奖）的科恩，正担任这一大会的理事（任期 1970—1973）。

唐纳德·赫林斯基（Donald Helinski）是加州大学圣迭戈分校（University of California，San Diego，UCSD）的教授，也是这次大会的组织者之一，他的实验室用电镜照片证实了质粒是环状的 DNA。赫林斯基听说了来自加州大学旧金山分校（University of California，San Francisco，UCSF）的赫伯特·W. 博伊尔（Herbert W. Boyer，1936—　）博士关于内切酶的研究。博伊尔的研究小组是在 1968 年从一名患有耐药性尿路感染的病人身上培养的大肠杆菌中进行分离，得到并鉴定了一种内切酶。赫林斯基想把他加入演讲嘉宾名单，并征求科恩的意见。于是，科恩专门打电话邀请博伊尔，他很高兴地答应了。

在夏威夷大学的质粒论坛上，科恩报告了自己实验室把质粒 DNA 转入大肠杆菌，并进行筛选乃至表达的研究，这一成果使研究人员得以在细菌中繁殖和克隆质粒。

而博伊尔也报告了自己的研究，他的博士生罗伯特·吉森（Robert Yoshimori）分离得到了内切酶 EcoRI 这一 Ⅱ 型内切酶，实验室的助教正是推测大肠杆菌存在限制性内切酶的杜索斯（Dussoix）。这一酶对 DNA 的切割是位点特异性的，可以剪切双链 DNA 分子，生成末端相同的单链，产生的 DNA 末端又可以再次黏合在一起。

一天下午，会议结束后，科恩与博伊尔在沙滩边走边聊，最后来到当地烧烤店喝起了啤酒。他们一致认为，使用博伊尔的技术，就可以精确地把基因重组到质粒中，然后在大肠杆菌中表达出来。而科恩研究的抗生素耐受质粒可以把重组成功后的细菌株，通过抗生素筛选出来。那么接下来就可以把这些细菌大量培养，让它们成为生物工厂……

他们还激动地把实验路线画在餐巾上，由此开始了一项旨在构建和克隆含有目标 DNA 片段质粒的合作。回到西海岸后，他们就立刻启动了合作。科恩的实验室助手、住在旧金山的安妮·C.Y. 常（Annie C.Y. Chang）担任合作联系人。

（1）科恩小组从大肠杆菌中纯化含抗生素耐药基因的质粒，然后，安妮将它们送到博伊尔的实验室。

（2）博伊尔小组使用限制性内切酶切割质粒，然后用不同的排列方式将 DNA 碎片粘在一起，再由安妮把 DNA 送回斯坦福大学。

（3）科恩小组将其转染至大肠杆菌中，然后通过抗生素筛选，从这些大肠杆菌中分离出质粒，并将它们送回博伊尔小组。

（4）博伊尔小组进行鉴定，看筛选得到的细菌质粒中是否有重组的 DNA。

（5）通过鉴定的细菌再回到科恩小组培养，然后送到博伊尔实验室检测，看是否表达目标基因。

最后，当博伊尔通过凝胶电泳发现了自己想要看到的蛋白条带时，他回忆说：自己眼泪流了出来，并且畅想通过这种技术，自己可以表达任何目标基因。

仅仅一年时间，他们于 1973 年 11 月发表了论文《体外构建具有生物功能的细菌质粒》。而科恩团队进一步优化了转染技术，使用氯化钙处理后的大肠杆菌可以更好地导入外源基因（抗生素抵抗基因）并在质粒中表达。从科恩的角度来看，重要的是"DNA 克隆方法的使用产生了关于基因和细胞在健康和疾病中工作的重要见解"。这引起了媒体的兴趣，因为当时对重组基因的生物风险及

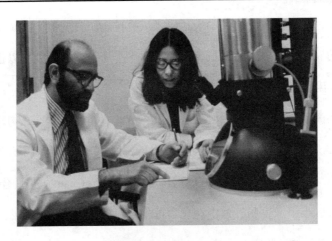

科恩与安妮在实验室

图片来源：https://laskerfoundation.org/wp-content/uploads/2021/02/cohen_and_chang_cropped.jpg

伦理争议日益增加。

斯坦福大学于1970年专门成立了技术成果转化中心，负责人尼尔斯·赖默斯（Niels Reimers）从媒体得知科恩的成果后，立刻催促他把基因重组技术申请专利，不过，科恩并不热心。可按照专利法，文章发表后，必须在一年内申报专利，否则法律就不会保护该成果的利益。在赖默斯不停地催促下，科恩终于同意了。就在截止时间两个星期前，专利得以申报。发明人为科恩和博伊尔，这就是著名的科恩-博伊尔（Cohen-Boyer）专利。

早在1972年，通用电气就申报了一个改造新菌种专利，希望用新菌种来降解石油。但是这一专利能否被授权引起了极大争议。因而，类似专利也悬而未决。1980年，美国最高法院以5:4判定可以为新物种申报专利，因为这是"人造物"。这一判决使科恩-博伊尔专利也能够被授权。于是，该专利于1980年被授权，1997年过期。在有效期内，这一专利累计授权468次，收益达到2.55亿美元。

当时的博伊尔已经看到了基因工程未来的发展方向，在1974—1976年，他和同事陆续进行了一系列通过限制酶改造自己想得到的外源基因序列，或者通过合成办法（如果序列很短）得到DNA片段，并通过质粒在大肠杆菌中进行表达，其中包括非洲爪蛙的基因。而且，他开始与德国的朋友联系，考虑产业化问题。

虽然，1980年的诺贝尔化学奖给予了伯格［与沃尔特·吉尔伯特（Walter Gilbert，1932—　）和弗雷德里克·桑格（Frederick Sanger）共享］，但伯格担心生物安全问题，特别是他的研究对象是病毒，而且能够引起人的肿瘤，所以不得不加倍慎重。而科恩研究细菌耐药问题，对生物安全也非常敏感，所以，他也对基因重组产业化顾虑重重。

1975年2月，伯格就基因重组的生物危害，专门在阿西洛马沙滩召集了一次基因重组会议（the Asilomar conference on recombinant DNA），约有140位生物学家、律师和医生出席。会议也讨论了自发制定一些基因重组技术指导原则，而其中的一条原则，就是不得从人类身上分离 DNA 用于基因重组。这一会议进一步引起了政府的和公众对基因重组技术的重视。

更重要的是，基因重组技术会产生新的"性状"并遗传下去，使之成为新的"物种"，引发社会伦理争议。美国国会收到几十个相关的立法方案，并且，1976 年 NIH 专门召开了会议，几十家相关的生物药企和科研机构参加，一起讨论基因重组技术规范，希望可以出台一种指导意见。

但是博伊尔却不这样认为，他积极寻找商业化的路径。这时，恰好有一位前风险投资公司经理罗伯特·A. 斯旺森（Robert A. Swanson，1947—1999）找到他，他们各自出资 500 美元，成立了公司，开启了生物制药的新篇章。

硅谷的形成与基因泰克公司的成立

1975 年年底，斯旺森刚刚从风投公司克莱纳 - 珀金斯［Kleiner & Perkins，简称 KP，即凯鹏华盈（KPCB）的前身］离职。他搞砸了一次投资，使公司资金损失。但在此期间，他接触到了基因重组技术，这吸引了他的注意。他知道礼来公司的胰岛素当时是全球第一，但礼来公司采用的是提取工艺。如果能够转化为基因重组方法大规模生产，完全可以把这一块丰厚的市场拿下来。

斯旺森离职后，面试了很多公司（包括英特尔），但找不到他想要的工作。三四个月后，他回过头来继续琢磨基因重组技术。他通过自己的关系，搞到了一份出席阿西洛马会议的专家名单（有联系方式），逐个打电话洽谈，寻求商业机会。虽然多数人对基因重组技术非常看好，但都表示这一技术不成熟，或者有政策风险，除了博伊尔，因为他对基因克隆技术的产业化抱有极大热情，恐怕这也是他在名单位置靠后的原因。博伊尔接到电话后，说自己很忙，但还是给对方十分钟。

1976 年 1 月的一个星期五下午，在加州大学，40 岁的博伊尔和 28 岁的斯旺森见面了。对基因重组技术商业化的共同热情，让他们聊了很久。与火奴鲁鲁岛上的聊天相似，博伊尔又与对方到酒馆喝起了啤酒。

虽然当时发酵法生产青霉素、链霉素等抗生素工艺非常成熟，但只是因为它们的相对分子质量小。青霉素的相对分子质量 334.390，而简单的蛋白——生长抑素，相对分子质量就达到 2876.298，更不要说斯旺森心心念念的胰岛素了，相对分子质量高达 5807.58（人胰岛素）。

当斯旺森从对方的介绍中知道博伊尔是基因重组技术发明者之一后，带着崇敬之情询问起胰岛素项目的产业化，以当时的技术，较大的蛋白尚无法重组表达，博伊尔就连大规模的细菌培养技术也没有掌握，但他毫不犹豫地给出了肯定答案，而斯旺森也描绘了胰岛素的前景。两个人趁着酒兴，敲定了成立公司的计划，名字就叫遗传工程技术（Genetic Engineering Technology），简称基因泰克（Genentech）公司。斯旺森负责资金及企业管理，而博伊尔负责项目团队组建、技术开发。有了方向，斯旺森立刻回头找到了老东家 KP 公司。

KP 公司的创始人之一尤金·克莱纳（Eugene Kleiner，1923—2003）是著名的硅谷"八叛逆"之一，并且是年龄最大的。他和另外 7 名同事于 1955 年应晶体管之父——小威廉·布拉德福德·肖克利（William Bradford Shockley Jr.，1910—1989，1956 年获得诺贝尔物理学奖）亲自发布在《纽约时报》和《纽约先驱论坛报》招聘公告的征召，经过心理测试和肖克利本人的面试，从东海岸前往加州的山景城（Mountain View），加入了由贝克曼仪器公司资助（100 万美元，要求两年内产业化）的肖克利半导体实验室（Shockley Semiconductor Laboratory），希望把晶体管产业化。

后来他们知道，肖克利本来想请贝尔实验室的同事到硅谷来帮忙，但没有人响应。在肖克利领导下的半导体小组成员，与他共同获得诺贝尔奖的约翰·巴丁（John Bardeen，1908—1991，后来又提出超导电性理论再次获得诺贝尔物理学奖）和沃尔特·布拉顿（Walter Brattain，1902—1987）也备受肖克利打击。因为客观原因，他们申报的"PNP点接触锗晶体管"专利上没有肖克利的名字，于是不满的肖克利申报了另一个"双极结型晶体管"专利。

来到加州的八位年轻人与肖克利的企业管理理念不合，因为一次矛盾，肖克利还对他们用上测谎仪。虽然麦卡锡主义已经在1954年消亡，但是冷战却在全世界升级。美国的忠诚调查令直到1957年才由于同性恋运动的抵制（艾森豪威尔政府的扩大版忠诚调查禁止联邦政府招募同性恋）而被法院判定为"定义不清"，作用逐渐减弱。可能这些都影响到了"二战"中研究雷达军事应用，并预测过美军进攻日本本土战损，与五角大楼关系密切的肖克利。

更不可思议的是，肖克利为更好地控制实验室，禁止几人私下交流工作。而当1956年11月，肖克利被宣布获得了诺贝尔物理学奖，他一下子有了大量的会议、演讲和社交应酬，而这导致了一个严重后果：实验室停摆了。几人忍无可忍，考虑集体出走，除了罗伯特·诺伊斯（Robert Noyce，1927—1990）。

1957年年初，克莱纳假装去洛杉矶，其实是回到纽约寻求帮助，并且他写信给海登斯通投资银行（Hayden Stone & Co.）寻求创业资助，这家银行与他父亲有业务合作。银行的融资经理亚瑟·洛克（Arthur Rock，1926—　，毕业于哈佛商学院）看到信后，立刻与同事阿尔弗雷德·科伊尔（Alfred Coyle）一起前往加州与克莱纳等人面谈。当年6月，在第二次会谈（诺伊斯在前一天晚上被说服参加）结束时，洛克当场拿出钞票，让大家在上面签字确认，作为合作的协议。这样，在场10人，每人一张钞票，代表10%的股份。

随后，洛克向几十家认识的企业介绍这一项目，但最后只有仙童摄影器材公司（Fairchild Camera and Instrument）的老板谢尔曼·费尔柴尔德（Sherman Fairchild，1896—1971）被打动了，他在 1957 年 8 月表示，愿意为这些年轻人提供 150 万美元，但要求 5 年内以 300 万美元收购所有股权。

于是，八人于当年 9 月正式集体辞职离开了肖克利，成立了仙童半导体公司，开启了半导体行业的辉煌时代。肖克利怒不可遏，"八叛逆"（traitorous eight）之名不胫而走。虽然肖克利整理八人留下的研究资料，希望能够申请专利反制他们，但很快，仙童公司用发明的集成电路为电子工业历史翻开了新的一页。

1958 年，在德州仪器公司的张仲谋对同事杰克·基尔比（Jack Kilby，1923—2005）的工作有些不解，后者用焊接的方式把这些元件以细导线互连，在一块板子上集成了 20 余个元件，包括晶体管（为了不受垄断调查，贝尔实验

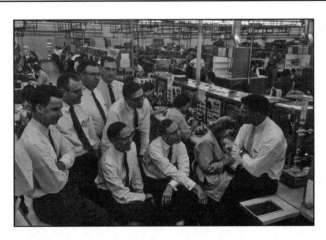

"八叛逆"在仙童公司

图片来源：https://tse2-mm.cn.bing.net/th/id/OIP.lFGDlJ7_no36KFjPZVxhHwHaE-?
pid=ImgDet&rs=1

室 1952 年就大量向其他企业授权使用晶体管的专利）、电阻和电容，并命名为集成电路。1959 年 2 月，基尔比申报专利。张仲谋却疑惑：因为电线连接过于复杂，现在的工艺无法大规模生产。

1958 年年底，"八叛逆"之一让·霍尼（Jean Hoerni，1924—1997）发明了平面工艺。1959 年初，在平面工艺的基础上，诺伊斯提出了集成电路的想法，他在 1959 年 7 月申报的专利中，提出利用平面工艺，使用硅片作为晶圆，用铜导线连接，使集成电路可以大规模生产。从这时起，硅才真正被引入半导体行业，从而成就了硅谷。

德州仪器公司和仙童公司就专利问题打起了官司，多年诉讼后，法庭将集成电路的发明授予了德州仪器的基尔比，而将内部连线技术授予了仙童的诺伊斯。不过，在法院裁决之前，两家企业就于 1966 年达成专利交叉授权的协议。2000 年，基尔比获得了诺贝尔物理学奖，而遗憾的是诺伊斯却于 1990 年去世。

因为仙童公司短期内取得巨大成功，提前被出资人收购所有股权，"八叛逆"从合伙人变成打工仔。于是，八人陆续离开。而诺伊斯和摩尔于 1968 年成立了英特尔公司，专攻集成电路。克莱纳也是英特尔的股东之一。

1972 年，克莱纳与惠普公司的研发部总裁托马斯·珀金斯（Thomas Perkins，1932—2016）联手组建了一家合伙公司，专门投资硅谷地区的初创企业。珀金斯毕业于哈佛商学院。哈佛商学院的教授乔治斯·F. 多里奥（Georges F. Doriot，1899—1987）出生于法国，在哈佛商学院学习却没有毕业，并留校任教，"二战"中以中校身份服役。1946 年，他与 MIT 校长卡尔·康普顿（Karl Compton，1887—1954）共同创立了美国研发公司（American Research and Development Corporation），成为第一家专职的风险投资公司。多里奥在哈佛商学院培养了大量风险投资人才。

　　珀金斯从哈佛毕业后，加入惠普公司，中间离职又返回，却没有影响他一路升迁。后来，惠普的创始人帕卡德担任尼克松政府的国防部副部长，珀金斯接替了他的工作。不到两年，帕卡德认为自己不适合官场，又返回惠普，珀金斯只得离职。他与克莱纳成立风投公司后，克莱纳还把他认识的另一位风投公司经理斯旺森介绍到公司来，担任低级合伙人。

　　他们公司投资了诺贝尔奖获得者唐纳德·亚瑟·格拉泽（Donald Arthur Glaser，1926—2013）的公司塞多斯（Cetus），这个公司主要从事抗生素耐药菌测试工作。所以，公司也聘请了科恩这位研究细菌耐药质粒的专家担任理事。正是从这一公司，斯旺森才了解到了基因重组技术。但塞多斯公司表现不好，而且对基因重组技术顾虑重重。于是，克莱纳等出售了公司的股票，显然，他和珀金斯做出决定，还是专心做电子行业的投资，暂时不再碰生物医药，于是他们让斯旺森离职了。

　　不过，斯旺森与博伊尔谈妥后，又于1976年4月1日联系了两位前老板。克莱纳被斯旺森的热情打动，更重要的是，博伊尔详细地向他们介绍了技术细节，让他们感到震撼。斯旺森提出，以外包的方式购买研发服务，而不是从头建设一个实验室，这样可以大大节省资金。

　　但是，两位投资人仍然决定只投资10万美元试水，而不是斯旺森要求的50万美元。当时他们管理的基金有800万美元，其中洛克菲勒家族出资100万美元，是当时美国最大的风投基金之一。1975年KP公司投资天腾电脑（Tandem computers）145万美元，账上还有230万美元左右。

　　公司成立了，但是，因为阿西洛马会议不允许直接提取人的基因使用，所以必须体外合成基因，不过，在当时合成DNA已经被证明是可行的。

　　哈尔·葛宾·科拉纳（Har Gobind Khorana，1922—2011年）是印度裔美国

分子生物学家，毕业于英国利物浦大学。1960年他在美国威斯康星大学麦迪逊分校任酶研究所共同所长，在此期间发现RNA编码蛋白质的机制，并因此获得了1968年的诺贝尔奖。同时，他还研究DNA的合成，于1976年合成了第一个功能性基因。

亚瑟·里格斯（Arthur Riggs，1939—　）本来研究乳糖操纵子抑制蛋白，后来对X染色体有了兴趣，就来到洛杉矶，进入希望城（City of Hope）国家医学中心，在分子进化专家大野乾（Susumu Ohno，1928—2000）实验室工作。后来他也对合成DNA产生了兴趣，并与开展基因重组研究的板仓萤一（Keiichi Itakura，1942—　）合作。

1975年，博伊尔在希望城医院作报告时，与里格斯认识，并为他们的基因重组工作提供咨询意见。他对这种直接合成DNA，而不是用限制性内切酶的技术也非常感兴趣，并且与里格斯达成了合作。很快，他们合成了细菌的生长抑素类似DNA分子，送到了博伊尔实验室验证，1976年2月，实验成功，证实了合成DNA可以在大肠杆菌中表达。激动的里格斯立刻向NIH申请40万美元的基金，提出要把"人激素在细菌中表达"，但被拒绝了。

现在，斯旺森以胰岛素作为"故事"融资，而博伊尔第一个想到的，就是与里格斯合作。他以提供资金为由，劝说里格斯与基因泰克公司合作。里格斯犹豫不决，直到博伊尔明确表示里格斯可以不受限制地把研究成果发表论文，他才答应。而这也成为基因泰克公司的一项传统，即研究人员可以发表论文，并且按贡献大小署名。

不过，里格斯也提出了条件，即从分子量小的生长抑素开始，而不是直接上胰岛素项目，博伊尔也同意了。斯旺森则极力反对，因为生长抑素根本没有商业价值（事实上后来也没推出相关产品），他刚刚拿到每月2500美元的薪酬，不想再次失业。

博伊尔向他保证，生长抑素项目只是胰岛素项目的中间站，对工艺发展有不可缺少的价值，斯旺森只得勉强同意了。并且，斯旺森处理了合作事宜，即给 UCSF 和希望城医院各 3.5 万美元，换取博伊尔和里格斯的实验室为基因泰克公司服务。不过，在与希望城医院协商时，斯旺森聘请了托马斯·基利（Thomas Kiley，1943—　）。基利成功地使对方同意，合作中的所有专利和成果归属基因泰克公司，基因泰克公司只根据相关产品的销售，支付 2% 的后期费用。后来双方就后续费用打官司，官司延续多年，2008 年，基因泰克公司最终被判补偿对方 3 亿美元。

1977 年年初，KP 公司追加了 10 万美元先导投资，其余机构跟进，基因泰克公司得到了共计 85 万美元的融资。

合作协议达成后，里格斯等合成生长抑素 DNA，然后整合进质粒，转染到大肠杆菌表达。1977 年 6 月，实验结果出来了，但是个失败的结果，细菌蛋白中未能检测到生长抑素的存在。焦虑的斯旺森住进了医院，而且他们还面临加州大学生物安全委员会的审查。

不过，科学家们习惯于失败，里格斯认为，生长抑素有可能被细菌识别为外来蛋白，通过细菌自带的酶降解了。因为他一直在顾虑基因重组中的外源蛋白表达的适应性问题，于是他们把生长抑素与一种更大的蛋白质 β - 半乳糖苷酶连接起来，在大肠杆菌中表达，希望生长抑素能够被保护起来。表达后的蛋白连接体被提取后，再将生长抑素与半乳糖苷酶分离。1977 年 8 月，实验成功了。而生物安全委员会也支持他们的项目，认为不存在风险。

他们就专利和文章的署名问题经过了短时间争执，最终，专利上只有里格斯和板仓的名字。研究成果于当年 12 月发表在《科学》杂志上。

斯旺森与科学家们一起向媒体介绍了这一成果，这时，日益紧张的生物安全讨论趋于缓和。斯旺森又在股东会上大肆吹嘘了一番，股东们表示会资助基因泰克公司建设自己的实验室，以满足下一步的项目需求。

药企与高校竞争：基因重组人胰岛素项目

接下来，就是胰岛素项目了。其实，在生长抑素项目收尾阶段，斯旺森就已经开始想办法与其他药企一起合作推进胰岛素项目了，其中包括德国赫奇斯特公司，但都被拒绝了。而当时占有 80% 胰岛素市场的礼来公司在嗅到科技趋势之后，开始资助哈佛大学的吉尔伯特（Gilbert）实验室，以及博伊尔的同事，同在 UCSF 的霍华德·M. 古德曼（Howard M. Goodman，1938—　，1981 年到哈佛大学建立分子生物学系，得到赫奇斯特公司资助），古德曼与另一同事威廉·J. 拉特（William J. Rutter，1928—　）合作，抢先在基因泰克公司之前，开展了人胰岛素基因重组表达项目。

古德曼、拉特与博伊尔同在 UCSF 的生物化学与生物物理学系（Department of Biochemistry & Biophysics），当博伊尔与科恩的基因克隆实验甫一发表，他们系里同事就一起讨论下一步的应用。并且，拉特多年来一直研究胰腺，所以他很快就向 NIH 申请资助，要求克隆人的胰岛素编码基因，可惜没被批准。NIH 回复的一个未批准理由是，他没有技术经验。当他想找博伊尔合作时，博伊尔成立了基因泰克公司，而且，拉特被提拔成为系主任。而古德曼此时刚从副教授晋升教授。并且，他曾与博伊尔一起研究限制酶 EcoRI，对博伊尔甩开自己与科恩合作略有不满。

拉特想找哈佛大学的一个团队要一些胰腺癌细胞，来研究胰岛素基因。没有想到，说好的事情却黄了，因为吉尔伯特也找了他们，他们只得拒绝了拉特。

1976 年，礼来公司举办了一次学术论坛，拉特和古德曼不约而同地参加。在论坛上，"基因重组胰岛素"成为高频词，产生紧迫感的两人当场达成了合作。拉特团队提供 RNA，古德曼团队把 RNA 转为 cDNA，并完成基因克隆，他们的合作很快有了成果。1977 年，古德曼的博士后阿克塞尔·乌尔里希（Axel Ullrich, 1943—　）以第一作者，在期刊《科学》上发表了一篇克隆大鼠胰岛素 cDNA 的论文，但这篇论文为他们带来更大的 NIH 审查压力。

事实上，博伊尔、斯旺森以及珀金斯均出面与古德曼、拉特等面谈过，希望把他们拉进公司。但显而易见，古德曼、拉特无法在基因泰克公司得到与博伊尔平等的地位，而吉尔伯特有自己成立企业的想法，所以他们拒绝加入，并且由于他们都受到外部企业的资助，也不允许与基因泰克公司有技术合作。不过，博伊尔等相信，凭借在生长抑素项目上积累的经验，他们可以完成反超。

博伊尔的学生赫布·海涅克（Herb Heyneker，后来成为基因泰克公司的第一位发酵技术专家），以及于 1978 年年初从斯坦福研究中心跳槽的两位合成 DNA 的专家丹尼斯·克雷德（Dennis Kleid）与大卫·格德尔（David Goeddel），三人一起负责胰岛素项目。并且，他们的技术路线参考中国人工合成牛胰岛素的方法。

1978 年 3 月，格德尔正式入职，但基因泰克公司的实验室还是空空如也。于是，里格斯安排他们到希望城医院的实验室，把自己合成的 DNA 片段连接起来。几个星期内，他们就把胰岛素的 A 链在细菌中表达，但在 B 链遇到了困难，后来认为是 DNA 合成序列有误。

从荷兰返回的海涅克虽然没有正式入职，但还是加入了团队的工作。海涅克和格德尔 24 小时不休息，合成 DNA 片段，通过放射性同位素技术为 DNA 测序，确认序列正确，再连接起来。他们只用了一个星期就合成了正确的 B 链序列。

此时，哈佛大学吉尔伯特团队公开宣布已经利用 cDNA 克隆技术成功重组了人胰岛素，但马上又宣布只是一个前体，没有功效，这让基因泰克团队有了更大的紧迫感。吉尔伯特与朋友新成立了百健公司（Biogen Inc.），进行项目产业化。

同时，在生长抑素项目宣布成功后，斯旺森联系礼来公司的副总欧文·约翰逊（Irving Johnson），并于 1978 年 6 月达成一份协议，即礼来公司每月资助基因泰克公司 5 万美元，用于重组胰岛素项目。这一协议也是参照礼来公司之前与古德曼实验室的协议。礼来公司多头下注，对重组胰岛素项目志在必得。

此时，格德尔在科罗拉多大学的实验室同事丹尼尔·扬苏拉（Daniel Yansura）也在 1.8 万美元年薪的诱惑下加入了他们。三人在新建的基因泰克公司实验室里完成了两条肽链（与大肠杆菌自身蛋白连接）的表达，而后，通过蛋白水解，他们剪切掉了连接的细菌蛋白，成功分离得到了胰岛素的两条肽链。接下来，就是纯化两条肽链，再用化学方法连接起来。1978 年 8 月 21 日晚上，格德尔将两条肽链成功地连接，第一次获得了重组人胰岛素。

而另外两支竞争的队伍因接受 NIH 基金，必须接受严格的审查，只能在特定的实验室完成自己的克隆实验，这大大地拖延了他们的进度。最后，两支队伍不得不到欧洲开展他们的实验。事实上，在基因泰克公司成功的前几天，礼来公司还与 UCSF 签署了一个 130 万美元的胰岛素项目协议，乌尔里希到了礼来安排的法国实验室，可没有太大进展。而吉尔伯则到了英国，但样品与小鼠的胰岛素交叉污染，被迫中断实验。

当斯旺森代表基因泰克公司宣布重组人胰岛素项目成功后，礼来公司的代表立刻赶到洛杉矶，以最快速度与他们签下授权协议：礼来享有在世界范围内使用基因泰克公司的技术，独家生产和销售人胰岛素的权利。礼来支付 50 万美元的前期许可费，对于产品销售额，基因泰克公司获得 6%，希望之城医院获得 2%。这一比例相比于其他医药技术项目转让，高出了一倍左右。而且，在基利的操作下，协议条款只允许礼来公司把基因泰克公司的技术使用在胰岛素项目上。1990 年，礼来公司因违规把这一技术用于其他项目，被判额外支付基因泰克公司 1.5 亿美元。

基因泰克公司用这一成功证明，一个科技企业一样可以在科学前沿取得重大突破。博伊尔始终认为基因泰克公司的科学家们应当公开发表他们的成果，并且，他作为技术咨询，因为不直接参与项目，所以不会参与署名，这让年轻的科学家们更感到鼓舞。

又一次取胜：生长激素项目

1977 年 12 月，古德曼实验室申请了一项专利，用大肠杆菌生产部分生长激素多肽（24~191 号氨基酸）。但是，负责项目的两名博士后研究骨干彼得·西伯格（Peter Seeburg，1944—2016）和约翰·夏因（John Shine，1946—   ）却未被列为发明人，而另外两位教授拉特、约翰·巴克斯特（John Baxter）却与古德曼一道，成为发明人。

这引起了他们的强烈不满。经过夏因与教授们沟通，西伯格、夏因、古德曼三人被列为发明人，而巴克斯特则以协议的方式，也享有这专利的权益分成，拉特被除名。

虽然事情解决了，但这一矛盾导致后来夏因回澳大利亚，西伯格以及乌尔里希则在基因泰克公司持续不断的劝说下，全职加入了基因泰克公司。

这时的基因泰克公司一点儿也不缺钱，因为路博润公司（Lubrizol Corporation）向他们投资了 1000 万美元。他们火力全开，向重组生长激素项目前进。当时除了基因泰克公司外，还有两支团队在并行推进生长激素项目：由礼来资助的UCSF的古德曼、巴克斯特团队，由罗氏资助的拉特团队联合李卓皓领衔的激素研究所。李卓皓是首次提取人生长激素并破译其氨基酸序列的领军人物，他还于1960年建立了美国第一个垂体库。而拉特也打算自己做完整的克隆技术，不只是给古德曼团队打下手，于是找到了李卓皓合作。

西伯格在1975年从德国到博伊尔的实验室进行博士后研究，就是为了生长激素项目，但是博伊尔却不擅长DNA技术。而西伯格认为cDNA技术才是关键，于是转到古德曼实验室，不过，古德曼喜欢让不同的人从事不同的项目，虽然一开始并不看好生长激素项目。古德曼找到同系的教授巴克斯特合作，后者很欣赏西伯格，为他提供大鼠垂体瘤细胞，其中有大量的生长激素mRNA，用来做cDNA克隆。

因为生长激素基因专利事情闹翻后，西伯格得不到古德曼的支持，只能在晚上到巴克斯特的实验室与实验室的博士后约瑟夫·马夏尔（Joseph Martial）一起工作。1977年，在古德曼宣布完成鼠胰岛素的克隆的同一时期，西伯格与马夏尔也完成了鼠生长激素的克隆，远远领先于基因泰克公司和拉特、李卓皓团队。

而同一时期，全球人生长激素最大的药企——瑞典卡比维切姆（Kabi Vitrum）公司也对基因重组技术有了关注，并联系基因泰克公司要求合作，博伊尔和斯旺森还专程飞到斯德哥尔摩谈判。1978年8月，双方达成了正式协议。卡比维切姆公司支付100万美元，获得除北美之外的全球市场（北美市场两家共享）。并且，为基因泰克公司提供化学家、生物学家，帮助其在洛杉矶建立生产车间。这一协议，比礼来公司提供的条件慷慨得多。

1978年春天，西伯格等得到了人生长激素的1~191号氨基酸的cDNA。4月，他们申请了完整的生长激素氨基酸 cDNA 专利，西伯格、夏因和古德曼再次被列为发明人。但是，西伯格此时已经决心加入基因泰克公司，他于 9 月向 UCSF 提出离开，11 月正式入职基因泰克公司。在 9 月，西伯格、夏因已经作为咨询专家列席基因泰克公司的生长激素立项会。由于人的生长激素蛋白氨基酸有 191 个，几乎是胰岛素的 4 倍（51 个），所以按原来的方法，需要 1 年到 1 年半的时间才能完成 DNA 的合成。于是他们决定用半合成、半 cDNA 的方法来完成，即一半使用 mRNA 来逆转录 DNA。

而西伯格和夏因同时也是礼来公司在生长激素上的咨询顾问，所以存在一定的利益冲突。在西伯格正式入职后，基因泰克公司写信给古德曼，要求把西伯格的研究资料转交给基因泰克公司，特别是人生长激素的 cDNA，这当然被拒绝了。西伯格被警告说，他的研究成果不但是 UCSF 的财产，而且课题得到了 NIH 的资助，所以还必须遵循 NIH 的规则。

乌尔里希和西伯格都是德国人，从德国同一所大学获得了博士学位，在 1974—1975 年前后脚来到 UCSF 做博士后研究。西伯格加入基因泰克公司后，乌尔里希也决定加入基因泰克公司，他和古德曼达成协议，保证把 UCSF 工作的成果写成论文发表。

1978 年 12 月 31 日午夜，西伯格要求乌尔里希带他一起回到 UCSF。他们悄悄地从巴克斯特位于 9 楼的实验室取回了西伯格的研究资料，以及西伯格完成的人生长激素 cDNA，并连夜送到基因泰克公司保存起来。

UCSF 的反应是激烈的，古德曼和巴克斯特发出了联名信，要求立刻归还所有取走的资料和材料。但基因泰克公司据理力争，说这些东西归属西伯格本人。双方争执几个回合之后，基因泰克公司又声称，西伯格现在处于吸毒和酗酒状态，并没有使用他的 cDNA 在基因泰克公司展开研究，而是由格德尔和海涅克在执行这一项目，生长激素项目暂时与西伯格没有关系。

他们一边打口水仗，一边竞争生长激素项目的进度，最终，双方在 1979 年 7 月 11 日同时宣布成功。不过，此时基因泰克公司已经验证了结果，并且申报了专利，只是得到了巴克斯特、古德曼宣布的消息，才临时赶在同一天发布信息。

更关键的是，基因泰克公司的结果是纯的人生长激素蛋白并且有功能活性，而 UCSF 的结果是生长激素融合蛋白，并且其前 30% 的区域是一个细菌蛋白，中间还有一段信号肽，也就是说，它是没有功能的。基因泰克公司在克隆人生长激素基因的时候，就通过合成技术，把不需要的 DNA 去掉了。并且，非常幸运的是，人生长激素在大肠杆菌包涵体内溶解后，仍可以复性。但其余的大的重组蛋白却无法实现。这也就是未来要用到 CHO 细胞来表达其余大蛋白的原因。

无论如何，UCSF 的进度一直在基因泰克公司前面，最终却落后，这样的结果 UCSF 难以接受，于是双方开始不断交涉。

这或许是基因泰克公司的策略，当初在申请生长激素专利时，就只由格德尔和海涅克署名发明人。至于为什么不把"吸毒和酗酒"的西伯格辞退，基因泰克公司的说辞是，他掌握着人生长激素的 cDNA 技术，如果离开，很可能会把技术带给竞争对手。基因泰克公司支付了 35 万美元给 UCSF，使双方暂时和解，保证了自己在 1980 年的顺利上市。

到了 1979 年年初，基因泰克公司已经组织起了一支近 30 人的研发团队。因为礼来公司为他们制定了多个合作节点，他们必须在规定时间达到礼来公司的要求。

1980 年，美国最高法院判定重组基因可以申请专利。一直奔波于学术界和政府的博伊尔才舒了一口气。这为重组胰岛素和重组生长激素产业化打通了最后一个障碍，也使基因泰克公司顺利上市。

在这场生物技术革命中，这家成立短短 5 年的公司成为最大的赢家。作为初创公司，它的战略简单直接、清晰可行，充分节约成本，利用高校和科研院所的资源和技术，与大药企合作，获得资金助力，整个公司集中资源、高度专注，开发计划由简到繁、步步为营。

此后，基因泰克公司自己开发生长激素项目，完成临床试验，并申报新药。在 1982 年，UCSF 申请的生长激素 cDNA 专利正式授权，专利号 4363877。1985 年，基因泰克公司的生长激素获得 FDA 批准，商品名 Protropin。基因泰克公司自建销售团队，年销量达 2 亿美元。

在 1990 年，UCSF 把基因泰克公司告上了法庭，以专利侵权为名，要求赔偿 500 万美元。双方就这一 "新年夜盗窃案"（midnight raid）展开更加激烈的交锋，基因泰克公司是否使用了西伯格带走的 cDNA 成为案情的核心。而西伯格也在法庭作证，自己入职基因泰克公司以后，就处于 "吸毒和酗酒状态，研究完全没有进展"。

事实上，1981 年，西伯格和乔·梅辛（Joe Messing）建立了利用 M13 噬菌体进行单链 DNA 测序的技术，这是分子生物学研究的一个突破。1982 年，他成为基因泰克公司发表论文最多的员工，工作包括蛋氨酸和亮氨酸脑啡肽前体基因的序列、生长激素基因的启动子元件、具有生长激素突变的人类家族基因，还测定整个牛乳头状瘤病毒（1 型）基因组序列。

到了 1999 年，双方再次法院相见。这次，UCSF 提出了 5 亿美元赔偿。基因泰克公司提出以下证据：没有使用西伯格带来的 cDNA；西伯格没有参与实验；UCSF 的专利技术有缺陷，无法有效表达生长激素。

但这次，关键人物西伯格全盘翻供，他向法庭证明，基因泰克公司使用了自己的 cDNA（这一点受到所有基因泰克公司前同事的激烈驳斥），而且这一

cDNA 是有效的。

基因泰克公司做出让步，双方再一次庭外和解。基因泰克公司补偿 UCSF 的损失，共计 2 亿美元。其中 8500 万美元给了包括西伯格、夏因、古德曼在内的三名发明人。此时的西伯格早已经回到了德国，利用自己的测序技术研究人脑中的抑制性和快速兴奋性离子通道，并分离出了中枢神经系统的所有正性兴奋和抑制受体的亚单位。不过，此时的基因泰克公司已经成长为制药界的大鳄，几亿美元对它来说并不是大的开支。

在基因泰克公司的带动下，百健公司等先后成立。塞多斯公司（Cetus Corporation）在 1978 年也认识到基因重组技术乃大势所趋，放弃了观望。拉特在 1981 年与同事联合创立了凯龙公司（Chiron Corporation）。这些具有企业家精神的科学家大多借鉴了基因泰克公司的模式。

同时，基因泰克公司也是一个典型的硅谷企业。虽然它有着独特的科学文化，如自由发表论文、按贡献大小署名等，但它的背后隐藏着的是"冒险"和"叛逆"，从"新年夜盗窃案"就可见一斑。

财富与创新是硅谷的形象，但叛逆和冒险才是它的底色。跟随着"八叛逆"成长起来的硅谷，本身就继承了叛逆的基因。同样依靠风险投资成长起来的苹果公司，公然悬挂起了海盗旗帜，史蒂夫·乔布斯（Steve Jobs，1955—2011）认为"真正的艺术家靠产品说话，宁为海盗也不做海军"，反对规则是苹果创新和发展的动力。

而为这些叛逆们欢呼并提供支持的，是新出现的创新资本。历史上，贸易资本随着货币主导市场交换而产生，金融资本随着民间货币业务的出现而产生，但产业资本却直到近代工业革命才产生。随着工业的发展，技术创新速度加快，从蒸汽机、内燃机代表的近代工业革命，到化工革命、电力革命、电子革命，金融资本开始向新技术倾斜，于 20 世纪中期出现专注于新技术投资的创新资本，主要表现形式是风险投资（如果投资于新的商业模式，包括电商平台，只能算是商业资本的一部分，而不能称为创新资本）。

在市场中，垄断资本追求长期控制，投机资本追求短期利润，而创新资本则追求新技术带来的附加价值。它比追求循环扩张、破旧立新的产业资本更加注重技术价值。而且创新资本为初创公司带来了大量的资源。天腾电脑是 KP 公司的第一个成功项目，1977 年上市，得到了 1.5 亿美元的回报。基因泰克公司是 KP 公司的第二个成功项目。珀金斯在基因泰克公司上市后，就把帕卡德邀请进董事会，帕卡德把自己的经验带进了基因泰克公司。

以基因重组技术为代表的生物技术革命彻底改变了人对自身和生命的认识。以互联网为代表的信息革命，又彻底改变了人类社会的沟通和交流方式，二者将在 21 世纪逐渐融合。

参考文献

[1]　WILSON R D . The Problem of Mesmerism[J]. Tooth & Claw,2014(11):1-8.

[2]　HURST L D . A century of bias in genetics and evolution[J]. Heredity,2019,123:33-43.

[3]　OSMAN L E. Rosalind Franklin and the Double Helix[J]. Physics Today, 2003, 56(3): 42-48.

[4]　COHEN　S N. DNA cloning: A personal view after 40 years[J].PNAS ,2013,110 (39): 15521-15529.

[5]　HUGHES S S. Genentech: The Beginnings of Biotech[M]. Chicago:University of Chicago Press, 2011.

[6]　RIMMER M. Genentech and The Stolen Gene: Patent Law and Pioneer Inventions[J]. Social Science Electronic Publishing, 2004, 6:198-211.

[7]　DE MEYTS P. Protein Therapeutics, First Edition[M]. Weinheim:Wiley-VCH Verlag GmbH & Co. KGaA., 2017.

第七章
病因学说、病原筛选与血清疗法

尼达姆的"鳗鱼"

1651年，提出血液循环理论的威廉·哈维发表著作《动物生育研究》（*Exercises on the Generation of Animals*），他在书中批评了亚里士多德和盖伦的一些观点，通过对鸡蛋孵化的研究，提出生命的卵源说，认为一切生命源于卵（egg）。这本书为现代胚胎学奠定了基础，同时也阐述了生命自发理论（spontaneous generation）。他支持后生论（epigenesis），反对预成论（preformation）。

意大利博物学家、生物学家、诗人弗朗切斯科·雷迪（Francesco Redi，1626—1697）准确地观察到蛇毒是由毒牙产生的。他描述了大约180种寄生虫，包括肝片吸虫和蛔虫。他还是一位诗人，因为出版了一本优秀的诗集，美第奇家族的科西莫三世（Cosimo Ⅲ de' Medici，1642—1723）授予他一枚荣誉勋章。

1668年，雷迪发表《昆虫生成实验》（*Experiments on the Generation of Insects*），被认为是第一部反对生命自然发生学说的著作，书中发表了两组实验。

第一组实验：三个罐子，第一个放了灰尘等物体，第二个放一条死鱼，第三个放一块生牛肉。用细纱布盖住第一个罐子顶部，这样只有空气才能进入，后两个罐子口敞开。他发现苍蝇落在后两个罐子里，产卵并出现了蛆虫，但纱布覆盖的第一个罐子里却没有。

第二组实验，三个罐子里面都放肉：第一个用软木塞盖上，第二个用纱布盖上，第三个敞开。苍蝇只能进入没有盖上的罐子，在里面产生蛆虫。而在覆盖着纱布的罐子里，纱布上出现了蛆，但没有存活下来。软木塞盖住的罐子里，什么也没有。

接下来，他把死苍蝇或死蛆与肉一起放在密封的罐子里，结果，并没有蛆虫产生，只有放在敞开的罐子里，蛆虫才能出现。他进一步研究多种昆虫，发现这些昆虫的幼虫都是出生于昆虫产的卵。出于谨慎，雷迪只提出了这一观念："一切生命都来自生命。"

然而，随着 17 世纪显微镜的发展和完善，人们观察到了许多新的生命形式。荷兰人安东尼·范·列文虎克（Antonie van Leeuwenhoek，1632—1723）于 1675 年在显微镜下观察到雨水中的细菌、真菌和原生生物。1676 年，在研究辣椒为何辣时，他把辣椒种子研成粉，放入水中，三个星期后，他发现了水中有活的东西，并以 animalcules 命名。

一位荷兰内科医生把列文虎克的发现寄给了英国皇家学会，罗伯特·胡克用显微镜证实了这一结果。1680 年，尽管英国与荷兰处于敌对状态，列文虎克仍被选为皇家学会会员。

列文虎克还在显微镜下观察到活动的精子。很快，动物学家也观察到多种动物精子，从而提出了生命的精源说。而且，显微镜下，发现了很多细小的生物，没有人知道这些微生物是从何而来的，于是生命自然发生假说重新出现。

英国天主教牧师约翰·特伯维尔·尼达姆（John Turberville Needham，1713—1781）于 1745 年发现把（患赤霉病）浮小麦籽（blight wheat）变白的部分溶于水，会观察到一些类似鳗鱼一样的生物在运动。他以《浮小麦生产的鳗鱼或蠕虫》(*On Eels or Worms Bred in Blighted Wheat*)为题目，记述自己的观察，并作为第五部分，发表在自己的著作《最新的显微镜下发现》。

因为这一成果，尼达姆于1747年成为英国皇家学会会员，是学会的第一位天主教会员。他于1748年来到巴黎，与法国皇家植物园负责人、博物学家乔治斯·路易·莱克莱雷·德·布丰（Georges Louis Leclere de Buffon，1707—1788）合作。他们开始解剖狗、兔子和羊的生殖器官，通过研究生殖系统和生殖过程，寻找生命起源的线索。

他们重复了尼达姆在伦敦的实验，并且在布丰的建议下，他们观察了15种植物的过滤液，用软木塞塞住瓶口，放置后仍能发现显微镜下的"活物"，他们把发现与法国著名科学家、当时已经前往普鲁士担任柏林科学院院长的路易·莫罗·德·莫佩尔蒂（Louis Moreau de Maupertuis，1698—1759）一起交流。尼达姆称自己发现的显微镜下的活物为"原子"（atoms）。他认为自己见证了生命从无到有的过程，证实了生命自然发生理论。并且，尼达姆提出了一种"植物力"（vegetative force）来解释这种"生命自发"现象。

布丰则提出"有机分子的设想"。而莫佩尔蒂没有亲眼看到，有些怀疑。他更感兴趣的是人的遗传机制。他在柏林观察一个家族的遗传情况，发现孩子既有父亲的特征，也有母亲的特征，有一些性状还会出现隔代遗传。他甚至想用数学建立一个遗传模型，当然，这一设想后来被与伏尔泰的著名论战中断。

就在几人的相互启发下，尼达姆做了著名的实验：他把一定量的热羊肉汤放进玻璃瓶，加入一些动物和植物成分，用软木塞塞住瓶口，又用树脂密封。确保其中不会有活的虫卵或生殖细胞，以及太小而看不见的微生物存活，他又进行了煮沸，冷放三天，依旧发现瓶里充满了显微镜下可见的"微生物"。

尼达姆于是把这些实验集成撰写了《动植物物质的产生、组成和分解的观

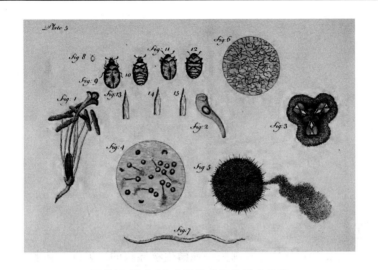

尼达姆观测到小麦枯萎病相关微生物菌

注：Fig 6（图 6）从浮小麦中提取的大量"鳗鱼"，使用第三个
镜头观察；Fig 7（图 7）用最大镜头观察到的单个"鳗鱼"

察》(*Observations upon the Generation, Composition and Decomposition of Animal and Vegetable Substances*) 一文。他认为，生命不是从卵中发现的。1748 年，他在《哲学会刊》(*Philosophical Transactions*) 发表了自己的研究结果。

1749 年，布丰的第一卷简单的"目录"(inventory) 以"自然历史：一般和特殊"为题发行，销量火爆。而布丰信奉的是笛卡儿的机械论。他在自己的《自然史》中提出，生命是有机分子组成的，生命并不是理后学（所讨论）的存在 (metaphysical degree of being)，而是物质的物理学 (physical) 属性。

在 1749 年出版的《自然史》第二卷中，布丰特意称赞笛卡儿：笛卡儿把一切现象归结为粒子的外延、运动，这是一个伟大的思维。但布丰也批评了笛卡儿的局限性，包括他拒绝引入额外的基本原则，物质的性质如引力。布丰自己还引入了另一种新的范式，称为内在模具 (internal mould) 以解释生命的产生、生长和再生。

很明显，布丰同时受到了笛卡儿和牛顿的影响，笛卡儿认为宇宙是一个由火、气、土元素粒子构成的精密的机械系统，牛顿引入了万有引力。于是布丰很自然地把物理学的思维应用到不成熟的生物学研究中。

1765 年，意大利物理学教授拉扎罗·斯帕兰扎尼（Lazzaro Spallanzani，1729—1799）对尼达姆的实验提出挑战，他发表了《关于尼达姆和布丰先生微观生成系统观察的论文》（*Essay on microscopic observations regarding the generation system of Messrs. Needham and Buffon*）。在文中，他指出尼达姆的实验结果是错误的，是没有充分的烧煮沸腾杀死微生物导致的。另外，其多孔软木塞封闭的烧瓶缺乏密封性。他通过实验验证，推测微生物可以在空气中移动，并可以通过煮沸杀死。

尼达姆反驳说，自己煮沸了一小时，另外，除了用软木塞外，还用了附加的密封。斯帕兰扎尼猜测尼达姆使用的显微镜分辨率不高，不少批评者认为，布丰和尼达姆使用的是英国袖带复合显微镜，放大倍数只有约 100 倍，并且有严重的色差和球差。然而，也有研究说尼达姆使用的是英国威尔逊螺旋镜筒设计（Wilson screw-barrel design）的高质量单透镜显微镜，由詹姆斯·威尔逊（James Wilson，1655—1730）设计，约翰·卡夫（John Cuff，1708—1772）制造，能够放大 400 倍，"分辨率超群"。后来，罗伯特·布朗（Robert Brown，1773—1858）在 1827 年在显微镜下观察到花粉粒的布朗运动，他把这些活动的花粉粒称为"活性分子"（active molucule）。布朗使用的也是单透镜显微镜，该显微镜由罗伯特·班克斯（Robert Banks，1796—1834）制造，放大倍数也是 400 倍。

而斯帕兰扎尼在实验中使用的却是乔治·亚当简易显微镜（George Adam's simple dissecting microscope），是彼得·利奥内（Pieter Lyonnet，1708—1789）

设计的用于解剖的显微镜，分辨率较低。那么就有一种可能，尼达姆看到肉汁中的"生物"，有可能是布朗运动。

从比较来看，尼达姆绘制的"鳗鱼"，大小与现代显微镜下放大 400 倍的禾谷镰孢菌（引起小麦赤霉病）差不多，但是，从形态来看，似乎是尼达姆有了一些"发挥"。预估其显微镜倍数为 300 倍左右，不可能观察到布朗运动。

而布丰在研究中，也存在一些偏见。他在《自然史》中以树懒为例，认为美洲大陆的环境易于滋生懒惰，而不可能发展出类似欧洲这样的发达文明。接替富兰克林担任驻法大使的托马斯·杰斐逊（Thomas Jefferson，1743—1826）看到后，立刻写信，让人在美洲丛林里捕获一头雄伟的驼鹿（moose），并把庞大的鹿角寄来。布丰看到鹿角后，同意在《自然史》下一版修订自己的观点，但未能完成就在几个月后去世了。

至于后来巴斯德重复尼达姆这一实验时，布朗运动已经被科学界认可，巴斯德的主要目的在于病原致病理论的推广。

莫佩尔蒂抄袭事件

莫佩尔蒂是支持泛生论（pangenesis）的，他把自己发现的"最小作用量原理"（principle of least action）应用到物种进化中，认为"我们今天看到的这些物种，只是盲目命运所产生的最小部分"。1752 年，莫佩尔蒂发表文章，推广布丰的《自然史》，并引述尼达姆实验推导出的自然发生理论。

牛顿把指纹作为上帝存在的证明，而作为牛顿的仰慕者，莫佩尔蒂把自己于 1750 年发现的最小作用量原理作为上帝存在的证明。

此时的莫佩尔蒂受到自认为"国家第一公仆"的普鲁士国王腓特烈二世（Friedrich Ⅱ，1712—1786）的邀请，担任柏林科学院院长，这一科学院由莱布尼茨等创办，莱布尼茨是创始院长。

与莫佩尔蒂同样跟随约翰·伯努利（Johann Bernoulli，1667—1748）学习数学的约翰·塞缪尔·柯尼希（Johann Samuel König，1712—1757）宣称最小作用量原理是由莱布尼茨最先发现的，质疑莫佩尔蒂抄袭，因而遭到打压。

伯努利的另一弟子，大数学家莱昂哈德·欧拉（Leonhard Euler，1707—1783）的欧拉公式，更是艺术在数学中的完美展现，甚至被称为"上帝公式"。不过，欧拉是虔诚的基督徒，他从不认为上帝需要证明。在这次争议中，他站在莫佩尔蒂一方，并担任调查柯尼希委员会的主席。欧拉自小跟随伯努利学习数学，并与伯努利的两个儿子交好，是莫佩尔蒂将他从俄国科学院招募到柏林来的。而莫佩尔蒂离任后，欧拉继任了柏林科学院院长职务。

伏尔泰因为夏特莱侯爵夫人（Émilie du Châtelet，1706—1749）的去世而伤心，于是在1750年受腓特烈二世邀请来到柏林。莫佩尔蒂曾经担任夏特莱侯爵夫人的数学老师，而争议的发起者柯尼希也曾在莫佩尔蒂推荐下，担任过夏特莱侯爵夫人的继任数学老师。不过，此时的伏尔泰与莫佩尔蒂关系已经疏远，在此次争议中，站到了柯尼希一方。而争议的发起者柯尼希也曾在莫佩尔蒂推荐下，担任过夏特莱侯爵夫人的继任数学老师。

伏尔泰与莫佩尔蒂都是牛顿理论的支持者。根据牛顿的理论，地球是近扁球形的。当莫佩尔蒂通过测量地球子午线证明这点后，伏尔泰还在莫佩尔蒂的肖像上作了一首赞美诗：

"描述世界、愉悦世界、启迪世界，这是他的命运"（His destiny is to describe the world，to please and to enlighten it）。

当1751年莫佩尔蒂打击柯尼希时，已经与他关系紧张的伏尔泰开始倾向于维护柯尼希。1752年4月，欧拉宣布调查结果，认定柯尼希伪造了莱布尼茨的信件。柯尼希则公开发表了自己的辩护信。

伏尔泰此时写了一个小册子，攻击莫佩尔蒂，其文笔锋利一如既往，引起轰动。而国王腓特烈二世也匿名写了个小册子，支持莫佩尔蒂，不过，文采比伏尔泰差得远，几乎无人问津。意识到这一点后，腓特烈二世下令，把伏尔泰的小册子毁禁，但它已经流传到了整个欧洲。伏尔泰因此与国王关系破裂，虽然被挽留，但伏尔泰仍决心离开柏林，他一度在法兰克福被短暂监禁，后来流浪到了瑞士。

表面上，莫佩尔蒂胜利了，但伏尔泰的小册子对他造成了巨大伤害，包括他的身体健康。后来在"七年战争"中，普鲁士与法、奥、俄三国对战，更让出身法国的他无法在普鲁士立足。最后他辗转来到瑞士伯努利公馆养病，并在那里去世。由于在"七年战争"中，柏林于1760年被俄奥联军短暂占领破坏，腓特烈二世让欧拉重新为自己的宫殿建一个喷泉。欧拉的《流体力学》是多个欧洲国家的教科书，但他并不是工程师，他建造的喷泉居然无法喷水，让国王非常恼火。

腓特烈二世邀请意大利年轻科学家约瑟夫 - 路易·拉格朗日（Joseph-Louis Lagrange，1736—1813）来取代欧拉，但拉格朗日曾经受过欧拉的指点，他表示拒绝。欧拉于是主动离开，返回俄国科学院。腓特烈二世再次以"最伟大的国王需要最伟大的科学家"发出邀请，拉格朗日才于1766年成行。

而此时，斯帕兰扎尼公开挑战尼达姆，伏尔泰又加入了进来。他认为布丰的生命自然发生理论完全是"妄想"（chimera）。而在1752年，伏尔泰只是对尼达姆的实验冷嘲热讽，称其为"面粉产生鳗鱼的实验"。但此时，伏尔泰认为，无神论比教会更危险。并且他公开称："如果上帝不存在，我们有必要发明他。"因此他激烈地批评尼达姆。

虽然伏尔泰的思想转为保守，但他年轻时呼吁民权等激进思想，让他成为"启蒙运动的旗手"。卢梭提出社会关系是"契约"，而契约应当是平等的。为了打破这一"不平等的契约"，卢梭认为需要简化社会关系，提倡复古。而伏尔泰则提倡用道德来促进社会平等，提倡向以中国为代表的东方文明学习。

但事实上的社会关系是有方向性的，特别是"命令 - 服从"关系，更是单向性的。当赋予社会关系"方向"以及"度量"参数之后，通过计算机模拟发现，只有增加社会关系的交汇节点，形成更多的有不同正负反馈效果的社会连接环，才能达到一种平衡稳定的社会网络状态，并促进社会发展。

另外，在当时的欧洲，王权和教权都有着完善的权力系统配置，但民权则没有。伏尔泰去世后的短短几年，法国在"民权"的主导下，摧毁了财政破产的王权和腐朽保守的教权，却因自身不具备稳定的权力系统配置，而陷入了长期的动荡。结果拿破仑带领着大部分平民出身的元帅们登上皇帝之位。

佩滕科费尔卫生学与瘴气理论

随着拿破仑战争结束，浪漫主义在欧洲兴起。海顿、莫扎特和贝多芬代表的维也纳古典乐派风靡欧洲。老约翰·施特劳斯（Johann Baptist Strauss，1804—1849）在 1825 年组建了一支管弦乐队，华尔兹舞开始普及。

马克斯·冯·佩滕科费尔（Max von Pettenkofer，1818—1901）从小在担任巴伐利亚宫廷药剂师的舅舅弗郎兹·克萨韦尔（Franz Xaver，1783—1850）的资助下读书。佩滕科费尔在 20 岁的时候，一度迷恋上了艺术，并不顾劝阻抛弃学业到剧院当演员。但是舅舅断掉了他的资金，一年后，他只得重新去慕尼黑大学（当时叫 Ludwig Maximilian University），按舅舅的要求学习医学。其间，他到吉森大学李比希实验室游学，研究胆汁酸，并于 1844 年发表了胆汁酸显色反应（以他的名字命名），后来他又研究肉汁。这也启发了李比希研究食品，最终开发了李比希牛肉精。

1845 年，佩滕科费尔获得医学博士学位，并在铸币厂得到了一个职位，在那里他研究金属的纯化、元素的关系，并研究玻璃、气体等，发表了不少论文。1847 年，在李比希推荐下，佩滕科费尔被任命为慕尼黑大学病理化学系特聘教授。1850 年，他被任命为巴伐利亚宫廷药房主任和宫廷药剂师，达成了舅舅对他的期望。

自 1845 年开始，马铃薯真菌病造成数年爱尔兰大饥荒。同期，欧洲农业连年歉收。此时，工业革命极大地改变了欧洲的社会结构，手工业者、农民深受其苦，而成长起来的工人群体因福利极低也对现状不满。各种思潮冲击原有的社会秩序，君主立宪主义、共和普选主义、民族主义、无政府主义、不同派系的保皇党、保守的天主教、激进的新教，都与底层的不满结合起来，在 1848 年引起了席卷欧洲的革命活动。

在此之后，传染病抬头。1854 年，霍乱和伤寒在德意志境内流行。佩滕科费尔研究了约翰·斯诺（John Snow，1813—1858）1849 年的论文《霍乱机制探讨》（*On the Mode of Communication of Cholera*），即霍乱和伤寒是通过水传播的。佩滕科费尔的瘴气理论使他确信，霍乱病原应该是在地下水中，通过土壤向上渗透，转化成霍乱瘴气，然后释放到大气中造成传染。而土壤的含水量随地下水的涨落而变化，难以控制。于是他建议建立一个集中的城市供水系统，为城市居民提供清洁的饮用水。这一点引起了许多人的反对，但他积极奔走，并上门拜访那些反对者，最终项目得以实施。在建设过程中，佩滕科费尔还亲自开发了一款更坚固的水泥，他建造的下水道系统今天仍在使用。这一项目减少了疾病，使慕尼黑成为当时世界上最清洁的城市之一。

19 世纪 50 年代，以巴斯德为代表的微生物学家开始挑战自盖伦时代就流传下来的瘴气理论（miasma theory）和亚里士多德提出的自然发生（spontaneous generation）理论。他在 1859 年年底公开挑战自然发生理论的支持者费利克斯 - 阿基米德·普歇（Félix-Archimède Pouchet，1800—1872），通过在法国科学院的实验验证了微生物学说。法国科学院和教会一致认可了巴斯德的胜利。后者支持巴斯德，是因为生命自发理论与创世论冲突。

但瘴气理论仍然有广泛的受众，佩滕科费尔就是坚定的支持者。柏林大学的科赫发现了霍乱弧菌后，佩滕科费尔依旧坚守瘴气理论。1863 年，他开创了卫生学学科，并成为卫生学教授。他还向巴伐利亚国王路德维希二世（Ludwig Ⅱ，1845—1886）提出要求：建立世界上第一所卫生研究所。国王不仅支持他，而且还授予他爵位。1869 年，喜欢瓦格纳歌剧的国王下令修建新天鹅堡。不过一年后，他就在刚取得普法战争胜利的俾斯麦的"建议"下，带领巴伐利亚向普鲁士称臣，使普鲁士完成德国形式上的统一。

佩滕科费尔担任创办主任的卫生学研究所成立于 1879 年。他本人致力于实验领域的研究，出版了 20 部专著和 200 篇科学论文，吸引了来自世界各地的研究人员和学生，他们中的许多人随后将领导其他地方类似的卫生和公共卫生部门。罗马、芝加哥、费城和柏林等城市都建立了相同的机构。佩滕科费尔的卫生研究所是瘴气理论的最后辉煌。

科赫在 1877 年拍下了炭疽杆菌照片，并于 1882 年宣布发现结核杆菌。次年，在德国政府的安排下，科赫经过长途跋涉，前往埃及和印度，调查霍乱疫情，终于在 1884 年 1 月，分离得到了霍乱弧菌。其实，早在 1854 年，佛罗伦萨大学的菲利波·帕奇尼（Filippo Pacini，1812—1883）就在显微镜下发现了这一细菌，但迷信瘴气理论的科学界对这一发现根本不认可。

科赫与助手弗里德里希·勒夫勒（Friedrich Loeffler，1852—1915）一起提出了科赫推测（Koch's postulates）：

（1）在每一病例中都出现相同的微生物，且在健康者体内不存在；

（2）要从宿主分离出这样的微生物并在培养基中得到纯培养（pure culture）；

（3）用这种微生物的纯培养物接种健康而敏感的宿主，同样的疾病会重复发生；

（4）从试验发病的宿主中能再度分离培养出这种微生物来。

如果进行了上述 4 个步骤，并得到确实的证明，就可以确认该生物即为相应病害的病原，不过，这一理论对于细菌共生或者病毒的潜伏情形是例外。

佩滕科费尔坚决反对霍乱是由科赫发现的细菌引起的，他坚信自己的地下水 - 瘴气转化理论，并且认为疾病是由多种因素造成的，而不可能单纯由细菌引起。1892 年，汉堡发现霍乱疫情，而相邻城市（同一水源）却因为采用了水过滤法而免于疫情。德国政府派出科赫，他通过检疫、病人隔离、消毒和饮用水烧开等干预措施，成功地控制了疫情，并且，在科赫建议下，汉堡水厂也安装了沙过滤设备。当年 10 月初，德国进行流行病学立法，科赫的理论成为主导。

但是，佩滕科费尔仍不承认瘴气理论的失败。因为根据科赫推测的第三条，将霍乱病菌接种到健康的宿主体内即可产生霍乱，但科赫试图感染牛、家禽和兔子的尝试都失败了。科赫由此认为，人类可能是唯一易受霍乱菌感染的物种。

于是，佩滕科费尔从科赫处要了一瓶霍乱弧菌，并于 1892 年 10 月 9 日，在一些人的当场见证下，喝下了这瓶菌（为了避免争议，他还提前吃了一些碳酸氢钠，以中和胃酸）。此后一个星期，他只出现了轻微的霍乱症状，很快痊愈，这更让他反对科赫。

1895 年，霍乱的豚鼠动物模型终于成功，瘴气理论成为历史。

"科赫的淋巴"与《福尔摩斯探案集》的作者

1882 年，科赫发现了结核杆菌，引起世人振奋。科赫最初用的是一瓶久置的亚甲蓝发现了结核杆菌，但换了一瓶新亚甲蓝，重复实验发现染色效果不稳定。科赫想到可能是大气中的氨使亚甲蓝呈碱性，所以才有了第一次的成功。科赫于是在亚甲蓝溶液中添加苛性钾，得到了清晰染色。

当时在柏林慈善（Charité）医院担任助理教授的埃尔利希也参加了科赫于 1882 年 3 月 24 日晚上在德国生理学会（因科赫与病理学会负责人不和，故选生理学会）宣布发现结核杆菌的大会。埃尔利希的表哥卡尔·魏格特（Carl Weigert，1845—1904）是病理学家，埃尔利希在中学生时就被表哥带去实验室看细胞染色。后来，埃尔利希在弗罗茨瓦夫大学（University of Wrocław，原属于普鲁士，现属波兰）学习时，就成为病理学教授费迪南德·尤利乌斯·科恩（Ferdinand Julius Cohn，1828—1898，细菌研究先驱）的助手。

1876 年，乡村医生科赫把自己对炭疽杆菌的研究成果送给科恩，科恩为科赫提供了发布研究成果的机会，所以埃尔利希与科赫颇有渊源。

科赫在结核杆菌发布会结束后，就把自己携带的一瓶结核杆菌样本送给了参加会议的埃尔利希。激动万分的埃尔利希在当晚的日记中写下："这是我科研经历的最重要一刻……"当天晚上，埃尔利希就使用苯胺水、品红和甲紫等各种染料，对科赫的染色方法做出优化。他先用硝酸和酒精浸润几秒，使细菌周边部分颜色淡化，采用复染法，只用了 30 分钟就显示出红色的结核杆菌，明显优于科赫的方法，科赫对此极为欣赏。后来，埃尔利希又发现通过加热，可以进一步加强染色效果，1882 年，他发表了自己的研究成果。

当时世界被结核病折磨得难以喘息，科赫的发现引发轰动。虽然在发现权

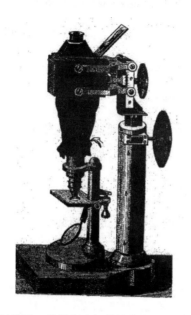

1877 年科赫用于拍摄炭疽杆菌的垂直型显微照相设备
图片来源：https://ars.els-cdn.com/content/image/1-s2.0-S1201971210023143-gr3.jpg

属方面，也有别的科学家认为自己提出的更早，但是，他们没有找到好的染色方法，从而不能像科赫那样说服科学界。

科赫发现结核杆菌和霍乱弧菌后，获得了众多的荣誉。不过，接下来几年，法国的巴斯德发明了多个疫苗，作为竞争对手的科赫却未能在治疗方面取得什么成绩，这让他倍感压力。1885 年后，他全面转向结核治疗的研究。1890 年，他发现结核杆菌的甘油提取物在细菌抑制实验与动物模型中有效。当年 8 月 6 日，柏林承办第十届全球医学大会，来自全世界的 6000 名内科医生出席。科赫在大会上，以演讲的方式介绍了这一治疗物质，不过，他没有给出这一物质的制备方法，也没有命名，于是大家称该物质为"科赫的淋巴"（Koch's lymph）。

他的演讲和后来刊印的文章中都谨慎地指出，他没有发现结核病的"治愈方法"。只是他发现的药方（remedy）抑制了培养基中的结核杆菌，并在动物模型上，破坏了结核病菌所感染的组织。因此，科赫推测，通过使用自己发现的"组分"（substances），可以使结核感染区简单地脱落，然后通过咳嗽排出。但媒体的宣传却一点也不谨慎，直呼这一发现比英国医生爱德华·詹纳（Edward Jenner，1749—1823）发现天花疫苗还要重要。整个世界为之欢呼，就连巴斯德也表示祝贺。

科赫对自己的发现抱以厚望。他曾在自己的情人（后来的第二任妻子）身上试验。为科赫实验室提供染料的，正是赫奇斯特公司，该公司为各个微生物研究机构提供各类的染色颜料。而赫奇斯特因为推出了安替比林，所以想往制药方向做更大努力，于是希望接手这一药物开发研究，不过科赫从政府申请了研究专项资金，未能合作。

亚瑟·柯南·道尔（Arthur Conan Doyle，1859—1930）毕业于爱丁堡大学医学院，他于1879年在《英国医学杂志》（*British Medical Journal*，BMJ）上发表论文《断肠草这种毒药》。后来他一边从医，一边写作，于1887年发表了第一部《福尔摩斯探案集》。1890年2月刚发表了第二部《福尔摩斯探案集》。柯南·道尔在度假时听到"科赫的淋巴"这一消息，立刻动身，于11月16日到达柏林。不过，柯南·道尔没能见到科赫，也没有被准许参加由科赫的同事恩斯特·冯·伯格曼（Ernst von Bergmann，1836—1907，知名外科医生）所做的关于"科赫的淋巴"的公开演示。还好，他从一位美国医生那里得到了一些材料，并在这位医生的陪同下，到伯格曼的医院，去探视接受这一疗法的病人。

柯南·道尔通过调查认为这一物质的疗效高度可疑，果然，后来的情况印证了柯南·道尔的怀疑。这一药物非但没有疗效，许多病人还出现各种不良反应，包括发热、头痛、关节痛、恶心等。1891年，舆论对这一药物一边倒地批评。

科赫被迫又发表一篇文章，说明了制备方法，并给药品取名为"结核菌素"（tuberculin）。科赫谨慎地指出，该药品在病情"进展不太快"的情况下效果最好，他后来还陆续开发出一些副作用较小的低剂量结核菌素药品，但无一例外，疗效不佳。最后研究发现，结核菌素并不是一种好的药物，但它却是一种非常有用的结核病检测试剂。后来，科赫的学生阿诺德·利贝兹（Arnold Libbertz）成为赫奇斯特公司经理，接手了结核菌素项目。

而柯南·道尔更早一步做出相似的判断，即"它的真正价值是对诊断的帮助，帮助医生确定病人是否患有结核病"。有着"侦探思维"的柯南·道尔写出的《福尔摩斯探案集》系列小说大获成功。

北里柴三郎与东大医学部的争议

虽然科赫受到了质疑，陷入争议，不过，西方医学界已经基本告别"瘴气致病说"，接受了"微生物致病说"。日本留学生绪方正规（Masanori Ogata，1853—1919）在1880年，到德国慕尼黑大学学习卫生学，也于1882年转到柏林科赫的实验室学习微生物学。1884年绪方正规回到日本，就任东京大学医科学部的讲习教授，并在内务省卫生试验所创立细菌研究室。

绪方正规与北里柴三郎是日本熊本藩的同乡，两人同岁（北里柴三郎出生月份更早），还是古城医学院（现在的熊本大学医学院）同学，古城医学院的医学教授是荷兰军医康斯坦特·乔治·范·曼斯韦德（Constant George van Mansveldt，1832—1912）对北里柴三郎非常欣赏，任命他为自己的翻译。

1875年，绪方正规与北里柴三郎又同期考入东京大学[①]医学院，但北里柴三郎评论教授的论文（北里认为预防比治疗更重要），成绩也不好，被留级数次，

---

① 1886年更名为"帝国大学"；1897年更名为"东京帝国大学"；1947年重新改为"东京大学"。

直到 1883 年才毕业。绪方正规从德国留学回国后，选择北里柴三郎担任助手。绪方正规解剖脚气病死亡病人的内脏，发现了一种未知细菌，而且在脚气病病人的血液中也发现了这一细菌。他又进行了动物实验，断定它是脚气病的致病菌。

1885 年 4 月 2 日，绪方正规在学校礼堂宣布自己发现了脚气杆菌（beriberi bacillus），听众一片欢腾。脚气病病人一开始两脚麻木、行动不便，然后病情逐渐蔓延到上肢，甚至因心脏病症状死亡。它主要是因为食用精米，而维生素 B_1 摄入不足导致，以前集中发病于高官富人，称江户病，日本天皇、幕府将军均有患病的。随着日本经济发展，精米普及，患病者越来越多。

特别是在日本海军，因饮食单一而脚气病患病率更高。1882 年，朝鲜兵变，中国与日本都派出军队。北洋海军抢先运送淮军吴长庆（1829—1884）部到达汉城，时年 23 岁的代理管带袁世凯（1859—1916）带队占领王宫，诱捕朝鲜摄政王，为迅速平定兵变立下首功。

此时在朝鲜外海与北洋海军对峙的日本海军，三分之一的人出现脚气病症状，而日本海军最大战舰"扶桑号"因为脚气病几乎完全丧失战力，无法离开本土，从而使中方全面占据优势。自此，脚气病被日本军方列为首要攻克疾病，所以绪方正规的成果引发轰动。

海军医务局局长高木兼宽（Kanehiro Takaki，1849—1920）对绪方正规的研究表示公开反对，他在 1884 年就开发出了相关的食物，来预防脚气病并在海员中试验取得了成功。高木兼宽是日本海军的第二代医务局长（后来创立了慈惠医科大学），也是第一个到英国留学的海军军医，他根据自己学习的英国式医学，用流行病学的方法追究脚气病发生的原因，但是，他把问题简单地归结为蛋白摄入量低，在取得成果后便匆忙于 1885 年 1 月 31 日在大日本卫生学会公布，而没有进一步设计相关的归因实验。

绪方正规认为，自己培养的"脚气细菌"是从病人尸体内脏中发现的，把细菌给老鼠、猴子、狗、兔子、鸽子接种，然后对这些动物用镊子夹、用注射针捅，结果动物下肢没有反应，显示了麻痹症状，这与脚气病症状相似。他判断自己的研究符合科赫推测。并且，鉴于当时反对瘴气理论的学术环境，他积极维护病原致病说。另外，高木兼宽的营养失衡的理论（用麦、奶与大米匹配来预防脚气病）也被东京大学的生理学教授用生理消化研究反对。后来高木兼宽认为东京城市环境卫生差是因为贫民多（即"贫民扩散论"），并提出"驱逐贫民"的建议，更遭到批判。

东京大学医学院全力支持绪方正规，认为他为日本争了光。东京大学医学院主导的日本陆军医务局也不接受高木兼宽的饮食建议。1894年甲午战争，"钦命驻扎朝鲜总理交涉通商事宜"的袁世凯提前化妆逃回天津，腐败的湘、淮军一败涂地，北洋海军全军覆没，日军仅死亡3000余人，其中阵亡者不到1000人，其余大部分死于脚气病。但东京大学医学院没有接受教训。1904年日俄战争，日本陆军有8万人因脚气病无法参战，而海军几乎没有脚气病发生。东京大学医学院这才接受了高木兼宽的饮食要求，但仍然坚持脚气病菌致病说。

东京大学农学院教授铃木梅太郎（Umetaro Suzuki，1874—1943，曾留学德国，在费歇尔实验室学习）在1910年用精米喂养动物，得到脚气病动物模型，再给予米糠、麦、糙米，动物康复。第二年，他将糠中的有效成分浓缩后，取名奥利扎宁（orizanin）用来治疗脚气病。但东京大学医学院仍不认错。

绪方正规因为发现"脚气杆菌"这一成果，很快成为东京大学医学院的实权人物，于1886年升任东京大学医学院教授兼内务省卫生局试验所所长。在他的推荐下，自己的助手兼同乡、同学北里柴三郎于1885年年底前往德国科赫实验室留学。

1888 年，荷兰也有学者宣称分离得到了"脚气菌"。于是科赫指导北里柴三郎重复这些实验，结果发现这些不过是普通的葡萄球菌，不存在所谓的"脚气菌"。于是，当北里柴三郎发表自己的研究结果后，日本学术界指责他"背叛"。

1892 年 5 月，北里柴三郎载誉而归（实现了破伤风这一厌氧菌的纯培养，与贝林一起发现抗毒素）回到日本，却被东京大学医学院冷落，只是升了半级（从技佐转为技正），但长达半年没有工作。

1860 年随新见使节团赴美（交换和约、协商货币比率），1862 年又随竹内使节团赴欧（商议延期开埠）的福泽谕吉（1834—1901），写下《西洋事情》宣传西方，并改革庆应义塾，又写下《劝学篇》提倡西学启蒙。不过，他认定清朝保守、落后，"如一潭死水"，又于 1885 年提倡《脱亚论》，提倡吸收西方文化和科学技术，以此对中国展开竞争，并实现超越。到了后期，他逐渐走向实用主义的极致，明目张胆鼓动日本军事扩张，为日本军国主义提供理论支持。不过，日本"二战"战败，战后虽然奋起直追，但 20 世纪 90 年代经济泡沫破裂，2010 年中国的国内生产总值（gross domestic product，GDP）首次超过日本。这些都预示着福泽谕吉的脱亚论和扩张论彻底破产，他在日元上的头像也被涩泽荣一（1840—1931）这位崇尚儒家文化，并两次被提名诺贝尔和平奖的日本近代经济开拓者取代。

当时的福泽谕吉了解到北里柴三郎的情况后，资助他于 1892 年 10 月设立"私立传染病研究所"，隶属大日本私立卫生会，副会长长与专斋（1838—1902，参加 1871 年的岩仓使节团，福泽谕吉的朋友）是日本首任卫生局局长，在他的支持下，每年拨给北里研究所 3600 日元的财政资金。

1892 年，孙中山（1866—1925）从香港西医书院以首届第一名成绩毕业，获得香港总督威廉·罗伯逊（William Robinson，1836—1912）亲自颁奖。此后他到澳门（受到排挤）、广州行医。1894 年 1 月，他花十几天时间在广州寓所写下一篇要求改革的请愿书，发动自己的关系网，联系到了湘军大臣盛宣怀的弟弟，然后与伙伴一起赴上海，辗转到天津，向北洋大臣李鸿章上书。

而同在广州万木草堂授课的康有为（1858—1927）在 1893 年刚刚成为举人，他踌躇满志，开始写自己的《人类公理（大同书）》，并满怀希望地与学生梁启超（1873—1929，1889 年中举）一起前往北京参加慈禧太后开设的"六十寿辰恩科"考试，但再次失利，当年状元是张謇（1853—1926）。而 1894 年广州因为雨季太长，鼠疫时有发生，这让隔壁的香港非常紧张。

1894 年 5 月 9 日，被香港总督委托主持防疫工作的香港中央医院医师詹姆斯·劳森（James Lowson，1866—1935）发现一名疑似鼠疫病人。太平山地区的居住人员密集且环境恶劣，疾病传播迅速，5 月 15 日，总督罗伯逊宣布香港为鼠疫疫区。至 6 月 14 日，香港鼠疫病亡人数达 1708 人，罗伯逊的妻子也在救助病患时染疫去世，港府不得不向国际社会寻求援助。

6 月 12 日，日本内务省调查团抵港，团队一行 6 人，其实包括了两组，一组是东京大学医学院内科学教授、传染病研究所所长青山胤通（1859—1917），另一组是北里传染病研究所的北里柴三郎。青山胤通也是东京大学医学院毕业，并且比北里柴三郎早一年，1883 年他去德国留学，也在科赫实验室学习过，后来到法国巴黎大学学习，在 1887 年回国。后来因为北里传染病研究所被政府指定划归东京大学管理，北里柴三郎愤而辞职，青山胤通就担任了这一传染病研究所所长职务。两组人充满了竞争意味。

他们在到港第二天视察医院，第三天展开研究，解剖病人尸体。北里柴三郎立即从病人血液中检验出一种杆菌，认为是致鼠疫的病原。6 月 15 日，劳森医生发电报给《柳叶刀》杂志，说北里柴三郎发现了致病菌。

来自越南西贡的亚历山大·耶尔森（Alexandre Yersin，1863—1943）通过外交关系，以巴斯德研究所研究员的名义，随身携带一台显微镜、一个高压灭菌器和少量细菌培养材料，于6月15日赶到香港。耶尔森出生于瑞士，1885年到巴黎学习医学，在解剖一位狂犬病病人尸体时，不慎割伤自己，巴斯德研究所的皮埃尔·保罗·埃米尔·罗克斯（Pierre Paul Émile Roux，1853—1933）以新研制的疫苗救了他，后来他就跟随罗克斯做研究。1888年，罗克斯派耶尔森到柏林的科赫实验室学习过两个月。

6月16日，耶尔森拜访劳森，听说北里柴三郎已经发现致病菌，便要求劳森带他去拜访北里柴三郎的实验室。不过，他发现日本团队专注解剖尸体内脏，却忽略了肿大的淋巴结。耶尔森提出自己也要进行病原研究，但被劳森拒绝，认为没有必要。无奈的耶尔森只得贿赂看守太平间的英国士兵，得到了尸体上的肿大淋巴结标本，并且在样本中发现了一种细菌。耶尔森请法国领事出面与港督协商，才于6月22日得到可以解剖尸体的正式许可。

6月底，青山胤通在解剖中感染，退出了研究。北里柴三郎的第一份正式报告于7月7日发出，刊登在8月25日的《柳叶刀》上。耶尔森的报告在7月30日由罗克斯在法国科学院宣读。他们均认为自己发现的才是鼠疫致病菌，科学界一度以他们的名字共同为该菌命名。

1895年，青山胤通公开指出，北里柴三郎发现的细菌一部分呈现革兰阳性反应，而耶尔森发现的却是革兰阴性的。他指责北里柴三郎的成果有误。1897年，绪方正规发现跳蚤在传播鼠疫中的作用，并指出：在中国台湾鼠疫病人肿大淋巴结分离得到的细菌，与耶尔森发现的细菌相同，而与北里柴三郎发现的不同。此时，青山胤通已经成为日本天皇的御医，为明治天皇治疗脚气病。东京大学医学院在学术界更为强势。

北里柴三郎只得承认，耶尔森发现的病菌才是致病菌。但他又补充说，当鼠疫病人发生败血症后，就能找到自己发现的细菌。北里柴三郎内心沮丧，当时东京暴发痢疾，他的学生志贺洁（1871—1957）研究了32名痢疾病人，从中发现了痢疾杆菌。志贺洁根据科赫推测，在动物实验中得到了验证。北里柴三郎没有急于宣布，而是认真核实无误，最后把全部功劳归给志贺洁，让他在1898年单独署名发表了论文。志贺洁还研究发现了这种细菌分泌的毒素。但是，东京大学一系对痢疾杆菌表示质疑。

这时，美国约翰斯·霍普金斯大学病理解剖学教授西蒙·弗莱克斯纳（Simon Flexner，1863—1946）到菲律宾马尼拉研究当地居民的健康状况（1898年美西战争结束后，西班牙在菲律宾和古巴的权益转移给美国），他被邀请来考察志贺洁的工作。弗莱克斯纳对志贺洁的研究表示肯定。几个月后，弗莱克斯纳在马尼拉的痢疾病人中，也得到了一种类似的细菌。1902年，有研究指出，两种细菌不同，于是前一种被命名为志贺菌，后一种被命名为志贺-弗莱克斯纳菌（Shigella flexneri），俗称福氏杆菌。

伍连德与东北肺鼠疫

1900年，清政府利用义和团力量向外国宣战，八国联军借口侵华，俄国更是占据东三省。日本为了自己利益，于1904年不宣而战，在中国东北把俄国击败，双方依南北重新划分了东北的势力范围。

1910年10月25日，运营中东铁路的俄国官员发现，满洲里站的两名中国工人得了肺炎。第二天，又有9名病人被发现死于同一疾病。两天后，俄方成立了一个卫生委员会。但疾病传播迅速，俄方通知中国方面，要求派遣一个医生团队，来实施更多的卫生防疫措施。11 月 9 日，疫情由中东铁路传入哈尔滨，很快蔓延，每天都有数百人死亡。而控制中东铁路南部的日本则紧急采取措施封锁了其控制区域的交通。日俄双方都希望借此机会，以保护侨民为借口，更多介入中国内政。东三省总督紧急向北京和各省区求助，外务部调派伍连德（Lien-teh Wu，1879—1960）前往东北协助。

伍连德出生于马来西亚。1896 年，他考取了英国女皇奖学金，前往剑桥大学意曼纽学院就读，后进入圣玛丽亚医院实习，成为该医院的第一位华裔实习医生。他于 1902 年到利物浦研究疟疾，导师是获得了当年诺贝尔生理学或医学奖的罗纳德·罗斯（Ronald Ross，1857—1932，1897 年发现按蚊传播疟疾）。而后，他又到德国哈勒大学、巴黎巴斯德研究所学习。

1903 年，伍连德回到马来西亚开办诊所，并与黄乃裳（1849—1924，曾参加戊戌变法，开拓诗巫，加入同盟会，参与潮州黄冈起义）之女成婚。1907 年，伍连德受到直隶总督袁世凯的邀请，出任天津陆军医学校的副监督（副校长）。不过，1908 年宣统皇帝上台，袁世凯受到排挤辞职。当东北鼠疫暴发后，曾经留学美国的外务部右丞施肇基（1877—1958）推荐自己的朋友伍连德前往哈尔滨。

伍连德通过解剖病人尸体，在肺部发现鼠疫杆菌，因此提出这是肺鼠疫，可以通过呼吸途径传播，并发明了口罩，用于阻断传播途径。曾在东北工作过的法国医生热拉尔德·梅尼（Gérald Mesny，1869—1911）并不相信，没有接受伍连德的建议，结果十天后染病去世。另一位毕业于剑桥大学，刚刚来到奉天医学院［沈阳医学院，由苏格兰长老会传教士杜格尔·克里斯蒂（Dugald Christie）夫妇创立］担任教授才两个月的苏格兰年轻医生亚瑟·F. 杰克逊（Arthur F. Jackson，1885—1911）在当地检疫工作中染上鼠疫去世。

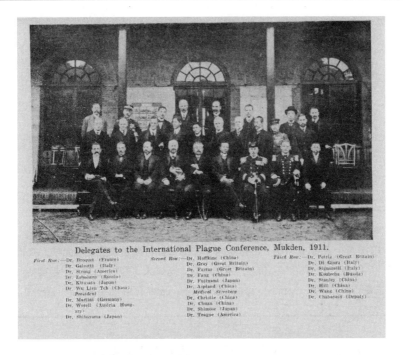

1911 年国际传染病大会（前排左五、左六：北里柴三郎、伍连德）
图片来源：https://www.repository.cam.ac.uk/bitstream/handle/1810/281984/
PhotoID_2087.jpg?sequence=1&isAllowed=y

在极为紧迫的时间内，伍连德还查清了疫情源头：为冒充貂皮而成为捕猎对象的旱獭体内有鼠疫杆菌。在施肇基的运作下，伍连德成为"全权防疫官"，从清政府取得许可，分发口罩、焚烧尸体，并调派军队来防疫隔离。疫情终于在短时间内得到控制。

1911 年 4 月，国际传染病大会（International Plague Conference）在东北召开，伍连德被推举为大会主席，北里柴三郎为副主席。

1914 年，伍连德全程陪同洛克菲勒基金会在中国考察医学教育资助事宜，最后决定建立北平协和医学院和协和医院。时任洛克菲勒研究院主任的弗莱克

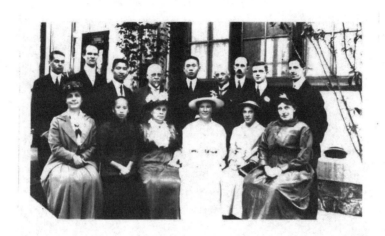

1915 年，弗莱克斯纳（后排左六）与第二批考察团参观清华大学，校长周
诒春（Y. T. Tsur，1883—1958，后排左五）与夫人（前排左二）一起接待

图片来源：https://www.wpi.edu/research/centers/center-for-global-public-safety/history

斯纳也在考察团中，他多次来到中国，提出要把协和医学院建成"中国的约翰斯·霍普金斯大学"。

1921 年，在协和医学院开办仪式上，伍连德作题为"论肺鼠疫"的报告，发明了洒尔佛散的秦佐八郎作题为"化学疗法现状与未来"的报告，志贺洁也受邀出席。志贺洁和秦佐八郎当时在庆应义塾大学医学院工作，因为 1914 年东京大学提出把北里传染病研究所合并，他们在北里柴三郎带领下总辞职。

野口英世的蛇毒血清学研究

弗莱克斯纳未能出席协和医学院开办仪式。1899 年他（时任约翰斯·霍普金斯大学教授）在日本考察志贺洁发现的"痢疾杆菌"期间，翻译是北里传染病研究所的野口英世（1876—1928）。野口英世于 1898 年 10 月通过他人介绍，进入北里传染病研究所，一开始担任普通助理。

意大利一位细菌学家用意大利文（类似拉丁文）写了一封信给北里柴三郎，研究所没有人能看懂。志贺洁把信拿给野口英世。野口英世感觉和自己学过的法语有点像，便找了本拉丁字典，把它翻译了出来，得到大家的称赞。因为语言天赋，野口英世被委派接待弗莱克斯纳教授。

野口英世虽然通过了医生考试，但并没有经过系统的科研训练。他在横滨港检疫期间，认为一名来自香港的病人感染了鼠疫，受到质疑，志贺洁很快予以确认，野口英世由此受到北里柴三郎的赏识。他还到中国工作半年，因义和团运动回国。但他挥霍成性、流连夜场，甚至把研究所的藏书偷出去换钱，被发现后苦苦哀求，虽免于开除，但只能从事外派工作。

野口英世的劣迹人尽皆知，他只得想办法去美国，因为接待弗莱克斯纳教授时，他就询问过前往美国的事宜，当然，弗莱克斯纳并未当真。此时，他哀求自己的资助者给予路费（很快又挥霍一空），哀求北里柴三郎开出介绍信，并采用婚姻欺诈的方式骗取路费。等野口英世来到美国，弗莱克斯纳已经成为宾夕法尼亚大学病理学系主任，他在那里规划了一座新的实验室大楼，并对痢疾、胰腺炎和免疫问题进行研究，特别是在溶血和血液凝集方面。

弗莱克斯纳收留了野口英世，让他担任实验室助手。野口英世在他的指导下，深入研究了蛇毒的凝血溶血机制，率先研制出抗响尾蛇毒血清，研究了蛇毒与血清的体外作用，还论证了动物血清中抗体 - 补体的作用方式，这一研究得到了世界的认可。1902 年，弗莱克斯纳担任洛克菲勒研究院首任主任时，野口英世也跟随前往，并成为首个亚洲研究员。

1911 年，野口英世发表文章宣布梅毒螺旋体纯培养成功，并且，他还研究了梅毒病人的中枢神经损害情况，这使他获得了国际声誉，京都大学（1897 年成立，由《马关条约》赔款的一部分作为开办费）也给他发了博士文凭。1914 年，

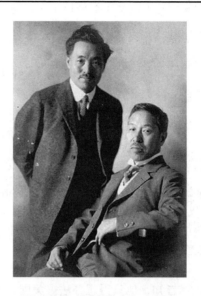

野口英世（站立者）与志贺洁

图片来源：https://www.minyu-net.com/serial/isei/img/isei26.jpg

野口英世回日本探访，这时，北里传染病研究所的人总辞职，野口英世专程拜访志贺洁，表达慰问。

不过，野口英世培养的病菌病原性消失，培养方法也难以重复。后来他研究小儿麻痹症、黄热病，但因为技术限制，他认为这些也是细菌性疾病，草率地宣布自己发现了"病原菌"，还发明了相关的"疫苗"，可他的发现无法被重复，疫苗也没有效果。另外，他认为沙眼也是细菌性疾病，1917 年，他发现了一种"颗粒杆菌"，认为是沙眼的致病菌，不过，这一工作仍然无法重复。

Zinsser 实验室与中国的沙眼研究

沙眼是一种可以导致失明的眼部疾病。美国前总统吉米·卡特（Jimmy Carter，1924—　）年少时就感染过沙眼，他回忆说，"每天都有苍蝇围着眼睛飞"。幸运的是，他的母亲是位护士，可以照顾他。并且，20 世纪 30 年代，医生使用磺胺抗生素，在治疗沙眼中取得了极大成功，但是，沙眼病原体一直未能找到。直到 1957 年，汤飞凡在北京协和医学院成功分离了 TE-8 菌株。

汤飞凡是湘雅医学专门学校的首届学生，校长颜福庆（1882—1970）于 1915 年出任中华医学会首任会长，他奉行精英教育，汤飞凡这届学员只有 11 人于 1921 年顺利毕业。洛克菲勒基金会经过调查，认为协和与湘雅是中国最好的医学院校。耶鲁大学毕业生霍勒斯·特蕾西·皮特金（Horace Tracy Pitkin，1869—1900，母亲是耶鲁大学创始人的后裔）加入了美国公理会差会（American Board of Commissioners for Foreign Missions，ABCFM），到河北保定传教期间，与其余 14 位传教士死于义和团运动。耶鲁大学为纪念他，成立了雅礼会（耶鲁-中国协会，The Yale-China Association）。受雅礼会派遣，美国约翰斯·霍普金斯大学医学博士爱德华·胡美（Edward Hume，1876—1957，本科毕业于耶鲁大学）于 1905 年在长沙创办雅礼医院（于 1914 年改名为湘雅医院）。1910 年，颜福庆这位耶鲁大学第一位亚裔医学博士，受雅礼会委派前往雅礼医院工作。

1914 年，颜福庆为湖南省督军谭延闿（1880—1930）治好了大叶性肺炎，从而得到政府的支持，湘雅医学专门学校^①（Hunan-Yale College of medicine）得以成立，颜福庆任创始校长。次年，颜福庆与伍连德共同倡立"中华医学会"，颜福庆担任首届会长。"五四运动"期间，1916 年入学的龙伯坚（1900—1983）办起了《新湖南》周刊，使湘雅一度成为湖南新文化运动的中心。后来，颜福庆还曾为杨开慧（1901—1930）免费治病。

---

① 1925 年，学校更名为湘雅医科大学；1931 年更名为私立湘雅医学院；1953 年，更名为湖南医学院；1987 年更名为湖南医科大学；2000 年并入中南大学，更名为中南大学湘雅医学院。

不过，汤飞凡更热衷于学术研究，毕业后到协和医学院细菌系学习，后到哈佛大学细菌学与免疫学教授汉斯·秦瑟（Hans Zinsser，1878—1940）的实验室攻读博士学位，并于1929年毕业。秦瑟于1926年担任美国细菌学家协会主席，是细菌学的权威。他出生在纽约的一个德国移民家庭，其上辈就有社会主义传统。他喜欢骑马、拉小提琴，并在哥伦比亚文学系学习，而且出版了自己的诗集，比较知名的一首如下。

原文：

The cold little wrens on a wintry tree

Sadly sings of the never-to-be

And the dead leaves, driven by,

Rustle and whisper "Thou and I."

译文：

寒树冰鹪鹩，

悲声唱无助。

枯叶相应和，

低语"吾与汝"。

不过，据秦瑟回忆，有一次他用雪球击中了一名教授并且逃走了，出于内疚他选了这名教授的课，结果反而引发了他对哲学和科学的兴趣，从而转入了医学院。

秦瑟研究过感染引起的炎症，他于1923年参加红十字会援助行动（前往苏联），并于1932—1935年，指导中国留学生谢少文（Samnel Zia，1903—1995，1926年毕业于湘雅医科大学）研究斑疹伤寒。谢少文把鸡蛋放置于温箱，等鸡胚心脏跳动时，注射接种病原，继续培养七天，发现立克次体大量繁殖，这是世界上首次采用鸡胚培养斑疹伤寒立克次体。

秦瑟在 1935 年出版了畅销全世界的《老鼠、虱子和历史》（*Rats Lice and History*），书中揭示传染病对诸多重要政治事件和军事事件的影响，例如，他认为斑疹伤寒是拿破仑攻打俄国失败的主要原因。他认为传染病塑造了人类历史，由此对社会做出预警。

为参加北伐军而从湘雅医科大学肄业的魏曦（Hsi Wei，1903—1989）于 1932 年到上海医学院学习。汤飞凡受颜福庆邀请正在这里担任细菌学教授，同时担任上海雷氏德研究所（英国）细菌学系主任。在此期间，汤飞凡研究沙眼病原体，还把野口英世分离的细菌"野口株"接种到自己眼内，但并没有引起沙眼。

魏曦毕业后，即到雷氏德研究所工作，后在汤飞凡推荐下，于 1937 年前往秦瑟实验室做两年期访问学者。当时，秦瑟的研究生弗洛伦丝·K.菲茨帕特里克（Florence K. FitzPatrick）正在进行立克次体的琼脂斜面培养的研究，但一直未获成功。魏曦对这一方法做了优化，把豚鼠睾丸组织剪碎涂于琼脂斜面上（使组织细胞处于低代谢状态），然后接种立克次体，获得了成功。

秦瑟又在 1938 年到北京协和医学院，与谢少文一起研究斑疹伤寒立克次体疫苗，制备了大量的斑疹伤寒动物血清疫苗。而汤飞凡此时刚从英国 MRC 回国，又在颜福庆邀请下，主持迁至长沙的中央防疫处工作（当年下半年又迁至云南）。

1930 年毕业于秦瑟实验室的恩德斯（Enders）出身富豪家庭，"一战"退役后经营房地产，后到哈佛大学学习文学。他经人介绍认识了秦瑟，于是转到了细菌学系。1938 年，他参与修订了秦瑟的《感染与抵抗》（*Infection and Resistance*）第五版。1949 年恩德斯与同事借鉴魏曦培养立克次体的方法，发明了病毒培养方法，并获得了 1954 年的诺贝尔生理学或医学奖。

在当时，由于抗生素的普及，沙眼发病率在美国非常低，但在发展中国家仍居高不下。很多人认为沙眼是一种病毒性疾病，科学界按照恩德斯这种培养方法来培养，却无法培养成功。

1954 年开始，汤飞凡继续进行沙眼病原研究。经过多次失败，他假设这是一种介于病毒和细菌之间的微生物。于是他效仿谢少文培养立克次体的方法，用鸡卵黄囊接种法，只加入对沙眼无效的链霉素来抑制杂菌，成功培养出了病原体，由于卵黄囊膜涂片常用染色方法不易区分病原体形态，改用染立克次体的染色法，光镜下可清晰地见到红色细沙粒样病原体，并命名为 TE-8（T 代表沙眼，E 代表鸡卵黄囊，8 代表第 8 次试验）。后来通过不同的抗生素浓度筛选，得到了 14 株病原体。

1970 年，国际上将沙眼病原体和其他几种介于病毒和细菌之间的、对抗生素敏感的微生物命名为衣原体，这是第一类由中国人发现的微生物。

汤飞凡、谢少文和魏曦都参与了新中国的建设，成为中国生命科学界泰斗。颜福庆临去世还对家人说："对人不可以恶报恶，对众人要勉励行善……"他们都是我国科技工作者的楷模。

起源于法国的早期血清疗法

自巴斯德、科赫之后，病原菌在 20 世纪初期被大量发现。但在抗生素出现之前，传染性疾病的主要治疗方法是血清疗法和疫苗。

现在有一种看法，法国生理学家夏尔·罗伯特·里歇（Charles Robert Richet，1850—1935）早于贝林等研究血清疗法。里歇出生于一个医学世家，父亲是外科医生。他于 1887 年继任克劳德·伯纳德（Claude Bernard）的职务，任巴黎大学生理学教授。他也是活体解剖的支持者，并且，他发现了氯醛糖（Chloralose）

这种安眠药，并应用到了活体解剖中。

在巴斯德开展自己的疫苗研究时，作为巴斯德的仰慕者，里歇与巴斯德的学生有过合作，后来又干脆提出"生理学的巴斯德化"，进入免疫领域。1888年他证明给动物注射细菌后可产生免疫性，后来又证实了将一个免疫动物的血液输到另一个动物体内，可产生被动免疫现象。

1888年，里歇和同事偶然分离出一种脓毒葡萄球菌，经过几次实验，他们发现狗天然对这种细菌有抵抗力，而兔子则易受感染并死亡。他们还按照巴氏程序给兔子接种，诱导兔子出现获得性免疫。接下来，他们把狗（接种菌后）的血液（不是血清）注射给兔子，发现兔子也对这种菌免疫了。并且，如果狗提前一个月接种这种菌，其血液的效果会更好。他们认为，这是一种通过血液介导的"免疫传播"。实验结果使他们非常兴奋，认为这是一种治疗疾病的方法。

不过，接下来他们选择结核病作为攻克目标。他们从德国科赫实验室得到了结核杆菌，然后接种给狗。虽然他们非常努力，但动物实验无一例外全部失败。最好的结果是，接受狗血液治疗的动物，结核病情发展会慢一些，但不会免疫。而此时，贝林和北里柴三郎已经开始了破伤风和白喉抗毒素的研究，而且，他们使用的是血清，而不是血液。白喉抗毒素血清疗法真正带动了血清疗法的兴起。

法国女作家乔治·桑（George Sand，1804—1876）在19世纪三四十年代，知名度要超过同时代的维克多·雨果（Victor Hugo，1802—1885）、奥诺雷·德·巴尔扎克（Honoréde de Balzac，1799—1850）等。她主张女性应当在两性关系中处于主导地位，是女权运动的先驱。她从小由祖母抚养长大，而且她祖母还资助了皮埃尔-菲代勒·布勒托诺（Pierre-Fidèle Bretonneau，1778—1862）前往巴黎学医。后来布勒托诺回到当地行医，与乔治·桑的家庭教师结婚。

布勒托诺推广牛痘接种法，提倡病原学，还发明了气管切开术缓解呼吸困难。他的学生阿尔芒·特鲁索（Armand Trousseau，1801—1867）推广了这一技术，他发表的文章显示，216 名接受这一手术的病人，能存活 46 人。上文中提到的里歇的父亲，其实是布勒托诺的另一学生阿尔弗雷德·韦尔波（Alfred Velpeau，1795—1867，首次描述了白血病）的学生。布勒托诺于 1826 年发表了关于白喉的研究，他还研究了猩红热与白喉的区别。

西奥多·阿尔布雷希特·埃德温·克莱布斯（Theodor Albrecht Edwin Klebs，1834—1913）与科赫一样，也在普法战争中担任普鲁士军医。他在 1883 年分离得到白喉杆菌，并对微生物研究提出了自己的理论：

（1）所有的细菌都是病理性的。

（2）细菌从不自发产生。

（3）每种疾病都是由细菌引起的。

（4）引起可分辨疾病的细菌是可分辨的。

现在看来这些推测当然有很多错误，但在当时却对病原致病论的宣传有很好的作用。

巴斯德研究所的白喉抗毒素血清

科赫的助手勒夫勒（Loeffler）在 1884 年也分离得到白喉杆菌，还发现了口蹄疫（口疮病毒）的病原体。他还创造了"勒夫勒血清"，一种含有脂肪浸液、葡萄糖等物质的马血清，用于检测细菌。他于 1910 年在里姆斯（Riems）岛成立了实验室，起初研究口蹄疫，在接下来的几十年里，涉及各种各样的研究，包括在"二战"期间开展生物化学武器项目。20 世纪 50 年代，实验室改名弗里德里希·勒夫勒研究所（Friedrich Loeffler Institute），冷战期间进行疫苗研究，

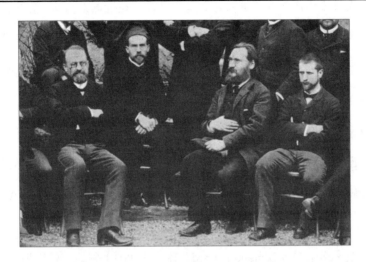

法国巴斯德研究所人员合影 ［从左到右：拉韦朗（Laveran）、罗克斯、梅契尼科夫（Mechnikov）、耶尔森］

图片来源：https://horizon-vietnamvoyage.com/wp-content/uploads/2020/06/yersin-2.jpg

以及动物福利和畜牧业的研究。100 多年的实验室历史中，涌现出诸多成果，为这座岛赢得了"瘟疫岛"的名号。

1888 年，法国科学家罗克斯（Roux）和学生耶尔森（Yersin）在新成立的巴斯德研究所开发了一种技术，使用由巴斯德的学生查尔斯·尚贝兰（Charles Chamberland，1851—1908）发明的陶瓷过滤器，分离得到白喉毒素蛋白。

1890 年 12 月，贝林和北里柴三郎联合发表《关于动物白喉和破伤风免疫机制》（On the Mechanism of Immunity to Diphtheria and Tetanus in Anim），证明可以在动物体内产生抗毒素的抗体。并明确提出了"抗毒素"（antitoxin）的概念。之后，他们分工，贝林研究白喉的血清疗法，而北里柴三郎研究破伤风的血清疗法。贝林对实验并不精通，虽然个别的实验结果令人振奋，但许多结果复杂，有时令人困惑。于是贝林请埃尔利希帮助，建立了白喉抗毒素血清标准生产工艺，并开发了大规模生产技术。更重要的是，贝林等在抗毒素基础上提出的免疫概念，以及埃尔利希等在（染料对）细菌染色基础上提出的抗体免疫概念，都促进了免疫学的发展。而以巴斯德为代表的法国科学家当时的思维仍停留在病原诱导的免疫上。

抗毒素的研究成果发表后不久，罗克斯也用相似的方法在巴斯德研究所生产白喉抗毒素血清。他首先用白喉毒素免疫马，诱导马产生抗体，然后定期放血（每次放血 4~6 升，在总血量的 15% 以内），分离得到血清，而后按 20 立方厘米为单位，分装密封，再运送到药店和医院。

埃德蒙·诺卡尔（Edmond Nocard，1850—1903）曾经担任巴斯德的助手，他在血清技术优化方面做出贡献。后来他建立了一个实验室。诺卡尔在细菌学实验工作中展示了他高超的技能，开发了许多新技术，如优化结核杆菌培养基，静脉注射水合氯醛麻醉大动物等。1895 年，他成为巴斯德研究所的正式成员。并且，他认为科赫的结核菌素可以预防牛结核病。他的学生卡米耶·介朗（Camille Guérin，1872—1961）开发了卡介苗（bacille Calmette-Guérin vaccine，BCG vaccine）这一用于结核病免疫的疫苗。

内科医生路易·马丁（Louis Martin，1864—1946）接替去越南的耶尔森担任罗克斯的助手，后来专职负责血清生产事宜。1894 年 2 月 1 日，他们的白喉抗毒素血清在马拉德斯儿童医院（Hôpital des Enfants Malades）展开临床试验，300 名患病儿童接受了治疗（药物组儿童家境较好，安慰剂组儿童家庭贫困）。1894 年 9 月，罗克斯公布了研究结果，疗效显著。因为这些成绩，在 1901—1932 年，罗克斯被提名诺贝尔生理学或医学奖 115 次，但都遗憾失之交臂。反而是他的学生耶尔森因为在香港发现鼠疫杆菌而一举获奖。

罗克斯公布血清的疗效后，法国不少省份要求自己生产，里昂等城市都在建设自己的血清工厂。不过，到了1895年年初，巴斯德研究所利用募捐得来的资金，建成了新的生产基地（原军队骑兵训练基地），有能力为全国供给血清产品。巴斯德研究所希望自己垄断这一业务，但由于资金是募捐得来的，遭到多个地方政府的反对。另外，如果血清被认为是一种药物，那么原则上它必须被写入官方药典，只能由药剂师销售，如果它不被认为是药物，则没有具体的法律适用于其生产和销售。围绕这一新疗法，政府普遍认为应当进行立法。

1895年4月25日，法国出台了一项新的法案，涵盖所有血清，以及减毒疫苗、改性毒素和类似产品，以及可注射有机提取物。通常，药剂师对他出售的所有产品的安全性和有效性负责，但是普通药剂师无法检查血清产品的质量，更难以检测血清中的有效成分及功效。因此要通过对生产商监管，保证血清的质量。只有经授权的机构才能生产和销售血清产品。内政部成立了一个血清委员会（serum commission），负责实施这一法案。

1896年，血清委员会批准了巴斯德研究所在内的多个机构的血清产品。在委员会的控制下，没有一家私营机构准许进入这一领域，虽然法案并没有明确禁止私营机构或化学药品公司申请这一产品。并且，血清委员会也拒绝批准来自德国贝林公司的血清产品，虽然贝林公司的质量更好。1896年，巴斯德研究所生产了10万剂产品，每个安瓿收取6法郎，当然，有免费申请的慈善援助渠道。而一些小的实验室，产量不过是其2%~5%。

里歇的过敏反应与通灵活动

1894年，里歇已经把血液换成血清，继续研究抗结核疗法，但再次失败。他没有灰心，而是转向了抗肿瘤血清疗法。他用骨肉瘤提取物免疫一头驴和两只狗后，收集了血清，然后注射到两个病人身上（两人分别在胸壁、上腹部有肿瘤）。注射几周后，两个病人的肿瘤体积明显缩小，并且情况有所改善，这些结果于 1895 年 4 月上报法国科学院。许多医生，尤其是勒内·布罗（René Boureau，1854—1936）很感兴趣，并且试图复制这些实验。不过，他发现抗癌血清虽然能改善病人的状况，有时还可以暂时缩小肿瘤体积，但没有阻止疾病进展。

1899 年左右，里歇放弃了肿瘤的血清疗法研究。不过，在研究过程中，他们发现这些血清会在大约第三次或第四次注射时引起荨麻疹、红斑疹。

1901 年，在里歇的一次海洋学巡游中，摩纳哥的阿尔伯特亲王（Prince Albert the First）请他和保罗·波尔捷（Paul Portier，1866—1962）研究小水母捕鱼细丝（small jellyfish fishing filaments）的毒性。在研究各种腔肠动物提取物的毒素麻痹效果的过程中，他们观察到了意外的动物死亡现象，并且死亡与注射剂量无关。死亡的狗都接受了预注射，超过 10~12 天再次注射，就会激发，且给予的剂量远低于毒性剂量。

里歇创造了一个词"过敏反应"（anaphylaxis），意思是"不保护"。通过研究，他发现这是一种免疫反应，而不是病原（微生物）引发的症状。他发现过敏反应的发生并非依赖注射物质是否含有毒性，而是依赖注射的物质是否作为一种抗原在之前致敏过实验动物。之后，他又发现花粉热、哮喘等疾病与过敏反应有密切关系，有着相同的机制。1913 年，在血清疗法竞争中失败的里歇，因为过敏反应的研究而获得了诺贝尔生理学或医学奖。

另外，里歇对超感官知觉和催眠有着浓厚的兴趣。1884 年，他接触到灵媒人尤萨皮亚·帕拉迪诺（Eusapia Palladino，1854—1918），即便她在英国被揭发造假，里歇仍然深信不疑。1891 年，里歇创立了《心理学科学年鉴》（Annales des Sciences Psychiques）杂志。1892 年，他在意大利与凯撒·隆布罗索（Cesare

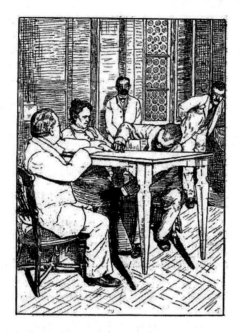

帕拉迪诺"表演"悬浮桌子。里歇与隆布罗索在她两侧，分别限制灵媒人的手和腿

图片来源：https://www.wikiwand.com/en/Eusapia_Palladino

Lombroso，1836—1909，通过测量罪犯人体数据，认为犯罪是特定群体的本能）一起见证帕拉迪诺"表演"悬浮桌子。他还在 1905 年与居里夫妇等著名科学家在巴黎一起参加帕拉迪诺举办的"通灵活动"。

从 1905 年到 1910 年，里歇调查和研究了众多灵媒人，不过，这些灵媒人后来都被揭露有欺诈行为。或许他只是想找到符合自己想法的证据而已，并且，他假设了一种"第六感"，可以感知假设振动，他还于 1928 年出版了《我们的第六感》。但里歇并不相信死后的生命或灵魂。

科学的发展摧毁了宗教中的迷信成分，同时也摧毁了其中的信仰成分。很多人对人（科学）的能力过于自信，于是轻信人可以具有"超自然的力量"，或者"精神力量具现化"。这些只能混乱思想，却无法提供信仰支撑。

抗蛇毒血清与 BCG 疫苗

血清疗法出现后，人们寄希望于它能消灭一切传染病。1890 年，耶尔森与老师罗克斯一起制备出白喉抗毒素血清后，便辞职开启了他的冒险生涯。在他写给母亲的信中表示"巴斯德先生说得很对，'科学研究非常有趣'，但他是天才。一个人必须富有，才能在实验室工作，还要冒着过悲惨生活的风险……"。

而曾经作为海军医疗队成员到香港服役并研究当地丝虫病的阿尔伯特·卡尔梅特（Albert Calmette，1863—1933）随法国海军到过亚洲、美洲、非洲等地，他于 1890 年回国，在参加巴斯德实验室一个为期三个月的课程后，决心加入巴斯德团队，并于次年被派遣到越南建立一个研究机构。因为当地蛇咬病患特别多，所以他一直致力于蛇毒、蜂毒、箭毒等方面的研究。他还组织在当地生产天花和狂犬病疫苗，并对霍乱、鸦片进行了研究。1892 年 3 月，他发表了自己的第一篇蛇毒研究文章，并认为在蛇咬的伤口处注射氯化金可以解毒。但是，他的数据显示这种氯化金的效果只在个别病例上有效。

而此时的耶尔森正担任一个商船的医生，往返于西贡和马尼拉，并且经常去中南半岛的热带雨林探险。他还于 1892 年回到法国，得到了巴斯德的资助，继续回越南探险。

卡尔梅特在西贡劝说耶尔森为自己工作，并且，他保证这份工作不影响耶尔森的探险。耶尔森这才同意，并在西贡筹建了一个简陋的细菌实验室。自此以后，他的生活从航海 - 探险，变成了工作 - 探险。等他第四次探险回到西贡，卡尔梅特派他去调查香港鼠疫，把他送上科研巅峰。

而卡尔梅特本人于 1894 年再次回到巴黎，在马身上研制出第一种抗蛇毒血清，使用的毒素来自越南的眼镜蛇。他认为自己生产的抗蛇毒血清具有通用性，可以用来对抗所有的蛇咬伤。

同样在 1894 年，法国军医凯撒尔·菲撒利斯（Césaire Phisalix，1852—1906）和加布里埃尔·贝特朗（Gabriel Bertrand，1867—1962）研究贝林发现的血清疗法是否可以用在蛇毒方面。他们发现，加热后的蛇毒给动物免疫后，动物的血清有抗蛇毒的作用。菲撒利斯的妻子是一位动物学家和内科医生，她也加入了研究。他们研究的结果显示，每种蛇的毒素产生的抗蛇毒血清，有着一定的特异性。

卡尔梅特却认为，所谓的"特异性"只是他们的实验不稳定造成的。

1895 年，卡尔梅特被任命为巴斯德研究所里尔基地的主任，专职负责血清生产。卡米耶·介朗于 1897 年加入这一基地，最初是一名技术员，负责制备抗

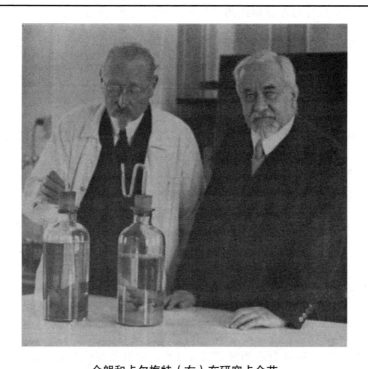

介朗和卡尔梅特（右）在研究卡介苗

图片来源：http://www.timetoast.com/timelines/linea-del-tiempo-mundo-f81a8446-55ee-4816-b02f-f3665762e0e8

蛇毒血清和天花疫苗。他的工作得到认可，成为卡尔梅特的助手。后来卡尔梅特与耶尔森合作，开发抗鼠疫杆菌血清，他们于1899年前往葡萄牙帮助抗击鼠疫。不过，卡尔梅特制备的抗鼠疫杆菌血清并不稳定，往往培养几代后，抗鼠疫杆菌血清的疗效就大幅降低，最后不得不放弃此项研究。

介朗接替卡尔梅特成为基地主任，他将兔子作为中间宿主，优化了生产技术，并开发了一种量化这些疫苗剩余毒力的方法。

巴西医生维塔尔·布拉西尔（Vital Brazil，1865—1950）也被欧洲的血清疗法吸引，于1896年开始从事抗鼠疫杆菌血清研究，结果自己感染差点不治，血清疗法也没有成效，他也只能放弃鼠疫项目。1901年，布拉西尔转向抗蛇毒血清研究，他发现针对亚洲毒蛇的单价血清对南美洲蛇咬伤无效，于是着手开发针对巴西最常见的毒蛇咬伤的单价血清。后来，他以一定的配方制备了多价抗蛇毒血清，即同时对不同种属的蛇毒有效。他的血清治好了美国纽约市布朗克斯动物园（Bronx Zoo）一名被响尾蛇咬伤的饲养员，一时名声大噪。

布拉西尔的这一发现也让卡尔梅特感到很郁闷。抗鼠疫杆菌血清研究失败，抗蛇毒血清研究成果又被推翻，最后，卡尔梅特转向了结核杆菌的研究。1905年他和介朗合作，发现了一种牛分枝杆菌（mycobacterium bovis，后以他们名字命名为Bacillum Calmette-Guérin，BCG菌），此后他们就不断研究减弱其毒性的方法，1921年终于成功地应用到人体的接种。1930年，BCG疫苗发生一次污染事故，72名德国儿童被感染，卡尔梅特深感内疚，一病不起，直到去世。而他担任《费加罗报》主编的哥哥加斯顿·卡尔梅特（Gaston Calmette，1858—1914），因为在1914年抨击当时的财务部长，被财务部长的妻子枪杀在办公室。律师以"激情犯罪"（crime of passion）说服陪审团判定枪手无罪，这件事也对卡尔梅特产生消极的影响。

器官疗法与"开膛手杰克"

除了血清疗法外，在 19 世纪末还兴起了器官疗法。查尔斯·爱德华·布朗 - 塞夸德（Charles-Édouard Brown-Séquard，1817—1894）在法国、美国、英国等多个地方做过科研，他于 1878 年回到巴黎接替伯纳德，担任法兰西学院（Collège de France）生理学教授。

1889 年，就在他的继任者里歇高呼"生理学的巴斯德化"时，72 岁的布朗 - 塞夸德却想开拓一门"器官疗法"的医学。他通过研磨豚鼠或狗的睾丸，混合少量蒸馏水，以滤纸过滤得到提取物，而后给自己注射了 8 次。一个月后，他公开报道：这一提取物对人的性功能改善有特效。日内瓦的一家公司随后推出了一种名为塞夸汀（Séquardine）的专利制剂。

后来内分泌学家罗伯特·B. 格林布拉特（Robert B.Greenblatt，1906—1987）通过研究，认为这种疗法不可能奏效，因为性激素与甲状腺激素不同，并不储存在腺体内，而是连续释放到血液中，所以这一效果只能是安慰效应。不过，当时的布朗 - 塞夸德连续发表多篇文章，在科学界呼吁："器官疗法"的时代开始了。

1873 年，在伦敦盖伊医院，威廉·威西·古尔（William Withey Gull，1816—1890）发现一些女性患有一种奇怪的疾病，表现为各种精神和身体的变化，如疲劳、对寒冷极度敏感、皮肤干燥和贫血。后来，这种疾病被称为黏液性水肿，古尔报告说很多患此病的人出现甲状腺萎缩。

毕业于剑桥伊顿公学和三一学院的乔治·雷德梅恩·默里（George Redmayne Murray，1865—1939）于 1898 年成为纽卡斯尔皇家维多利亚医院的医生。1891 年，他在治疗黏液性水肿病人时，就率先采用了器官疗法：皮下注射了从新鲜切除的羊甲状腺中提取的液体。他参考提取胃蛋白酶的方法，采用甘油提取，以保证提取物的活性。一名重病病人接受这一疗法后很快恢复，并继续接受常规剂量的甲状腺提取物，长达 28 年。

在 1888 年，伦敦东区的白教堂一带，至少五名妓女被杀，凶手被称为"开膛手杰克"（Jack the Ripper），成为世界著名悬案。不久，有美国的媒体炒作，真凶是一名著名医生，结果古尔和默里都被牵涉进来。

古尔因与英国王室关系亲密而被怀疑。他曾为威尔士亲王治疗过斑疹伤寒，并成为维多利亚女王的四名内科医生之一（领取 200 英镑年薪）。当时不少报纸杂志推测古尔是假死脱身。而默里则因为器官疗法，也被怀疑有"盗取人体器官"的动机。默里不得不公开声明，严厉谴责相关谣言。"开膛手杰克"为后来的文学、影视乃至音乐娱乐提供了重要素材，还作为证据出现在一些阴谋论当中。

血清活性物质：促红细胞生成素的百年历史

克洛蒂尔德-卡米尔·德弗朗德尔（Clotilde-Camille Deflandre，1871—1946）是法国第一位同时获得医学博士和自然科学博士学位的女性。她和她的导师保罗·卡诺（Paul Carnot，1869—1957）一起发现了促红细胞生成素（erythropoietin，EPO）。

1895 年，德弗朗德尔与卡诺在巴黎布鲁萨斯医院的奥古斯丁·尼古拉斯·吉尔伯特（Augustin Nicolas Gilbert，1858—1927）实验室工作。她检测了黑豚鼠皮肤移植到白豚鼠身上的存活能力，对现代器官移植领域产生了深远的影响。

1903 年，德弗朗德尔获得里尔大学的博士学位，论文是《动物肝脏的脂肪生成功能》，内容还包括可卡因等药物性肝损伤的修复。她是第四位在法国获得博士学位的女性。

在鲁昂女子学院担任学校教师后，德弗朗德尔、卡诺、吉尔伯特对器官疗法（opotherapy）有了兴趣。他们继续合作，发现用先前出血的兔子的血清，注射给正常兔子，第二天，正常兔子红细胞显著增加。

他们将出血导致兔子血清活性增加的物质，命名为促血素（hémopoïetine），并假设它是一组细胞素的成员（现在称细胞因子）。1906—1907年，卡诺和德弗朗德尔发表了两篇文章，描述了这种促血素及其可能的临床应用。

这些文章为生长因子领域的研究奠定了基础，德弗朗德尔于1910年获得里尔大学药学系博士学位，论文是《造血血清的应用》（*Les Applications du sérum Hémopoïtique*）。不过，其他人未能找到她所说的"血清活性成分"，导致对这项工作失去兴趣。

1921年，德弗朗德尔在巴黎与莱昂·杜福尔（Léon Dufour，1856—1928）博士结婚。杜福尔是婴儿营养方面的先驱，他是"滴牛奶"（Goutte de Lait）组织的创始人，该组织设计了更健康的婴儿喂养方法。

德弗朗德尔开始与加斯顿·鲁塞尔（Gaston Roussel，1877—1947）在鲁塞尔-优克福（Roussel-Uclaf）实验室［后来成为罗素优克福公司，赛诺菲（Sanofi）药业的前身之一］进行合作。鲁塞尔曾接受兽医培训，并在巴黎大学获得医学博士学位。在那里，他熟悉了德弗朗德尔和卡诺的工作，重复了他们最初的实验，然后在马身上大规模生产促血素血清，商品名为血液素（Hemostyl），直到20世纪50年代该药品仍被广泛用于治疗贫血。

鲁塞尔和德弗朗德尔还研究胚胎材料中的矿物质含量，以及从器官中分离出活性剂以供临床使用等。鲁塞尔实验室是最早生产医疗用类固醇激素的实验室之一。

1947年，伊娃·邦斯多夫（Eva Bonsdorff）与同事重复了促血素实验，并把充血性心力衰竭病人的血清输注给正常的兔子，也引起兔红细胞增多，于是他们重新命名其为促红细胞生成素。

芝加哥大学的尤金·戈德瓦瑟（Eugene Goldwasser，1922—2010）在1950年，曾在哥本哈根赫尔曼·考尔卡（Herman Kalckar）实验室与沃森一起研究生物化学课题（不过沃森不感兴趣）。

回到芝加哥大学后，戈德瓦瑟于1955年，通过切除小鼠的器官，发现EPO是肾脏产生的物质。接着，他打算用半年的时间纯化EPO，但没有想到，这一工作持续了15年。1956年，他在NIH的资助下，从阿根廷钩虫病病人（贫血症状）的尿液浓缩液中分离EPO，但浓缩液中有致EPO失活的酶，影响了进展，他只得继续使用贫血动物模型。1971年，他的团队在125加仑羊血中，提取得到了百万分之六盎司（170微克）的EPO，得到了其分子量等数据。

1973年，日本医生三宅隆治（Takaji Miyake）联系戈德瓦瑟合作。他于1975年圣诞节，带着自己收集的2550升日本再生障碍性贫血（aplastic anemia）病人的尿液来到芝加哥大学。戈德瓦瑟申请到NIH基金，并优化提取工艺，最终于1977年分离得到8毫克的EPO。

戈德瓦瑟计划申报专利，并提交了专利表格。但它是一个人体蛋白，而申报其制备专利也没有用途，得率实在太低了，专利流程在芝加哥大学内部中断了。百健公司邀请戈德瓦瑟加入，作为EPO项目顾问。但后者看到百健公司耀眼的团队，便拒绝了。这时，另一家小公司安进（Amgen，当时叫Applied Molecular Genetics）也看中了EPO项目，他们邀请戈德瓦瑟加入董事会，并担任EPO项目的独家顾问。戈德瓦瑟认为对方有诚意，不过只同意担任技术顾问。

1981年，戈德瓦瑟把自己的EPO蛋白交给加州理工学院，那里新研发了一个蛋白序列分析仪器，可以用其分析EPO蛋白部分氨基酸序列（N端的26个氨基酸）。仪器的发明人之一罗德尼·海威克（Rodney Hewick）负责测序，得到了初步结果后，他在当年 9 月跳槽到基因研究所（Genetics Institute，GI）公司。

当时，哈佛大学也受到生物技术革命的鼓舞，召集了几次教授会议，讨论成立公司。但最终，因学校不便出面，两名哈佛大学分子生物学教授于 1980 年成立了 GI 公司。他们与海威克熟悉，所以引进了他开发 EPO 项目，进度在安进公司的前面。

1980 年成立的安进公司于 1981 年招聘了林福坤（Fu-Kuen Lin，1941— ），主持开发 EPO 项目。他对 EPO 氨基酸序列分析后，设计了两种探针，计划从人基因组文库中"钓"到相应的基因序列。但一年多时间项目没有任何进展，只得回过头来找到戈德瓦瑟，核对蛋白序列。戈德瓦瑟又拿出 EPO 蛋白给安进公司分析，这才发现序列有误，项目只得从头开始。

此时，安进公司的资金用得差不多了，林福坤背水一战，与助手林启辉（Chi-Hwei Lin）赶在公司给予的 60 天期限之前，通过放射性同位素标记技术，在 150 万条序列中，发现人 EPO 基因。

GI 公司在浪费了一年多的时间后，发现海威克测得的蛋白序列有误。他们与日本的三宅隆治联系，用原始的办法进口贫血病人尿液，最终得到提取后的 EPO。因为芝加哥大学没有申报专利，所以海威克申报了专利"从尿液中分离 EPO 蛋白及其药物组合物"。不过，同一时期，林福坤也申报了 EPO 的专利。

安进公司于 1983 年首次公开募股上市，以一个农业项目获得了 4000 万美元。等林福坤的研究有了成果后，1984 年，他们拿着 EPO 项目找到日本协和麒麟啤酒公司，后者注资 4450 万美元，与安进成立各占 50% 的合资公司，开发 EPO 项目。安进很快克隆了基因，并用 CHO-DHFR 细胞得到了重组人促红细胞生成素（rHuEPO）。但是，仅用了一年，安进公司又陷于资金耗竭，刚开始的临床试验难以为继。

好在1985年，强生（Johnson & Johnson）公司向安进公司注资1000万美元，获得了EPO的肾病以外适应证，之后，强生公司开发EPO用于癌症病人的贫血症。1986年，安进公司把部分股份转让给史克公司，又得到3450万美元。

在1984年，林福坤就申报了专利，专利号4703008，于1987年获批。但是，GI公司的专利比这一专利早三个月获批。另外，GI公司也有基因重组EPO项目，还授权给了日本中外公司（Chugai Pharmaceuticals）和普强公司。安进公司很快提起诉讼。GI公司认为，蛋白质的活性值以生物效价国际单位（international unit，IU）每吸收度单位（absorbance unit，AU），即IU/AU表示的话，自己的工艺保证了EPO在283纳米吸收光谱有160 000 IU/AU的活性值，是创新的。而安进公司的表达系统不是最优的，所以专利诉求不具备强制性。

开始，双方承认林福坤最先发现了人类EPO基因，使安进公司的主要权利要求可以保留。法庭判定双方要交叉许可专利。但安进公司显然不服，他们研究发现，GI公司的产品没有达到他们所说的活性值，而只有大约一半，即80 000 IU/AU。并且安进公司第10项实施案例中，CHO-DHFR细胞系是更好的表达系统。GI公司的专利被判无效。1992年，GI公司被迫赔偿了安进公司1400万美元，后来其被惠氏公司收购。

EPO项目成为安进公司的最优先事项，公司先后申报了5项EPO相关专利，覆盖编码基因、蛋白、生产EPO的宿主细胞、制备方法等多个方面，宣称拥有所有使用哺乳动物细胞生产EPO的专利。强生公司一度起诉安进公司，要求其EPO项目延期批准，以保证自己的市场（不同适应证的同一产品）不被侵害。但法庭还是照顾了安进公司，使安进公司产品按时批准，而强生公司也达到了目的，审评进度得以加快。

最终，该产品于 1989 年获得 FDA 批准。而强生公司依靠强大的营销团队，使其产品的销量累计达到近 500 亿美元，反而超过了安进公司的产品。不过，安进公司又开发了二代产品，阿法达贝泊汀（darbepoetin alfa，商品名 Aranesp）这一 EPO 修饰体，半衰期延长两倍，销量很快超过强生公司。

转基因治疗（transkaryotic therapeutics，TKT）公司开发了一种生产 EPO 的替代方法，人类细胞都携带 EPO 基因，尽管它多在肾细胞中表达。把基因的启动开关插入人体细胞，调控 EPO 基因，细胞就能产生 EPO。TKT 公司将专利授权给了安万特（Aventis）公司。

安进公司起诉 TKT 公司和安万特公司，声称自己的专利覆盖了"哺乳动物"，包括人类，并且自己的专利覆盖了启动子（具体为 SV40 病毒启动子）的导入。而 TKT 公司一方表示反对，人类细胞不在安进公司的专利范围，并且自己的启动子插入也与安进公司技术不同，是一个创新。

经过长期诉讼，2004 年，安进公司又取得了胜利。通过一次次专利战争，以及不断的收购、并购，安进公司成为世界生物制药巨头，单是旗下的 EPO 系列产品就令无数药企望尘莫及。

参考文献

[1]　BEN-MENAHEM A. Historical Encyclopedia of Natural and Mathematical Sciences[M]. Berlin:Springer Science & Business Media,2009.

[2]　LOCHER W G. Max von Pettenkofer (1818—1901) as a pioneer of modern hygiene and preventive medicine[J]. Environmental Health and Preventive Medicine, 2007, 12(6):238-245.

[3]　BOSCH F, ROSICH L. The contributions of Paul Ehrlich to pharmacology: a tribute on

the occasion of the centenary of his Nobel Prize[J]. Pharmacology, 2008, 82(3):171-179.

[4]   SAKULA A. Robert Koch: centenary of the discovery of the tubercle bacillus, 1882[J]. Thorax, 1982, 37(4):246-251.

[5]   LEE P-T. Colonialism versus Nationalism: The Plague of Hong Kong in 1894[J]. The Journal of Northeast Asian History, 2013,10(1): 97-128.

[6]   LAHAIE Y M , HERVÉ W. Contribution of physiologists to the identification of the humoral component of immunity in the 19th century[J]. mAbs, 2017:1-7.

[7]   SUMMERS W C. Hans Zinsser: a tale of two cultures[J]. Yale J Biol Med,1999, 72(5):341-347.

[8]   KUNG C, LAPPIN T . A tribute to Gene Goldwasser for Experimental Hematology[J]. Experimental Hematology, 2011, 39(4):506-507.

第八章
放血疗法、输血术、移植术与新药设计

达·芬奇与解剖学的发展

人们对器官移植期待太久了。各种文化的神话时代都有器官移植的传说。圣葛斯默（St.Cosmas）、圣达弥盎（St.Damian）这对孪生兄弟是基督教殉道圣人，生于 300 年左右。他们在叙利亚、西西里亚地区行医，且不收取费用，所以吸引了大量信众。也有说，他们为查士丁尼一世做小腿移植手术，并据此绘了一幅画。而且，为了表现他们的神奇医术，画家把移植供体还画成了一只黑人的小腿。这显然是不可能的，因为移植术需要太多的基础医学进步，才有可能实现。

天主教会是一个权力主体，当西罗马被蛮族轮番抢掠，矗立在废墟上的罗马城一度只有 7000 名居民。就在这样的穷困状态下，罗马主教带领的天主教会作为当地唯一的权力机构，行使着实际的政府职能。而东罗马君士坦丁堡教会一直处于东罗马皇帝的强势权威之下，没有独立性。

东罗马皇帝查士丁尼一世（Justinianus Ⅰ，482—565，有多部神学著作，并关闭了希腊的柏拉图学院）通过战争几乎恢复了罗马全盛时的领土。当他把罗马主教"邀请"到君士坦丁堡，并派出军队进入罗马城，通过行政命令废立罗马主教时，西罗马的教会又一次成为王权的附庸。直到罗马教会与法兰克人结

盟，接受"丕平献土"（Donation of Pippin），建立了"教皇国"，罗马教会才成为真正的天主教会，树立了独立于王权的教权。

无论是罗马帝国时期还是中世纪，解剖尸体都是禁止的。黑死病肆虐之时，教会终于允许解剖尸体，但仍严格控制。并且，外科手术由理发师兼职，所以，因为解剖学和外科学的落后，移植技术的发展举步维艰。

蒙迪诺·德·卢齐（Mondino D'e Luzzi，1270—1326）出身于佛罗伦萨一个忠于神圣罗马帝国皇帝（而不是教皇）的医生世家，他师从佛罗伦萨的著名医生、炼金术士塔代奥·奥尔德罗蒂（Taddeo Alderotti，1206 或 1215—1295，发明了不同沸点液体混合物的分馏技术）。卢齐于 1290 年毕业于博洛尼亚大学，而后留校担任医学教授。他创建了真正意义上的解剖学教室，将人体解剖引入医学教学。他于 1315 年 1 月，第一次公开讲授解剖课程。不同于以往，他经常亲自操刀解剖演示，还于 1316 年出版了《人体解剖》（*Anathomia Corporis Humani*）一书。之后，意大利其他著名大学也设置了解剖学教授席位。只不过，那时的解剖学教材沿用盖伦医学，是纯文字的，没有图画。

100 多年后，世界迎来了一位擅长作画的解剖学家——文艺复兴时期的著名画家列奥纳多·达·芬奇（Leonardo da Vinci，1452—1519）。他对解剖学的研究，最初是为了作为一名艺术家接受训练而进行的，但后来却对"人的工具图形"产生了极大的兴趣，他把人的形态理解为艺术的体现。

在接下来的 20 年里，他在米兰的解剖台、佛罗伦萨和罗马的医院，都做过实际的解剖学工作。据他自己估算，在他有生之年解剖了 30 具尸体。达·芬奇与数学家卢卡·帕西奥利（Luca Pacioli，1447—1517，会计和复式簿记的开创者）合作，研究了公元前 1 世纪罗马建筑师维特鲁威（Vitruvius）的比例理论，而后，将几何学原理应用于人体的形态上，论证了理想的人体比例与圆形和正方形的形式相一致，即维特鲁威人（Vitruvian Man）。

但是，达·芬奇的解剖是秘密的。他并不认为自己是解剖学领域的专业人士，他既没有教授也没有发表他的研究成果，但他留下了诸多的解剖画稿。如果画稿公布，将提前改变世界解剖学历史。

维萨里的解剖学著作在 1543 年才发表，那时达·芬奇已去世 24 年。维萨里出售自己解剖学课的门票，还请艺术团队绘制了 250 幅精美插图，成就了《人体的构造》的不朽地位。而直到 1900 年左右，达·芬奇的解剖学绘图才被世人知晓。

东方的解剖学研究更迟一些，直到 1620 年，伽利略的朋友兼学生、博学的德国耶稣会传教士邓玉函（Johann Schreck，1576—1630）在葡萄牙治下的中国澳门，解剖了第一例尸体。

放血疗法的悠久历史和"创新"

无论是解剖学的进展，还是哈维发现血液循环，都没有影响放血疗法的地位。在盖伦的影响下，长达 1000 多年的时间内，放血疗法成为许多疾病的标准疗法。盖伦还设计了一个复杂的方法，用来为不同年龄、不同症状的人，在不同的季节、不同的天气状况下个性化地放血。解剖学和血液循环理论被接受后，也没有影响到放血疗法的地位，相反地，在哪个部位的血管放血也成了一门学问，专门放血的柳叶刀也被发明出来。

放血疗法由古埃及传到古希腊。希波克拉底的体液学说为之进一步提供了理论基础，虽然希波克拉底本人更崇尚食物疗法。体液失衡意味着疾病的发生，所以治疗疾病就需要使用放血、通便、宣泄、利尿等各种方法去除大量多余的体液。

1799 年，乔治·华盛顿（George Washington，1732—1799）因咽喉炎，接受放血、催吐、灌肠、导泄等综合治疗，在他去世前一天被放血 12 或 14 盎司①，去世当天放血 32 盎司。

与华盛顿一起在《独立宣言》上签字的本杰明·拉什（Benjamin Rush，1745—1813）医生认为，一切发热性疾病都是由血管不规则抽搐（irregular convulsive action）引起的。他除了支持放血疗法外，还是甘汞（calomel）应用的呼吁者，称甘汞是医学中的 Samson（圣经中的大力士）。华盛顿去世前也应用了这一药物。在 1793 年、1797 年费城黄热病流行期间，拉什就孜孜不倦地应用放血疗法和甘汞。当一名记者指责病人"死于失血"时，拉什诉诸法律，并获得了 5000 美元赔偿。记者并不屈服，后来华盛顿去世时，记者又指责医生实施的放血疗法（医生把详细治疗经过刊登在了报纸上）。

放血疗法过于血腥，的确引起了许多不适。法国医生弗朗索瓦·布鲁萨斯（François Broussais，1772—1838）声称，所有的发烧都是由于特定的器官炎症引起的。他认为，水蛭（吸血）是更加温和的疗法。并且他提倡把水蛭（每只水蛭可吸 5~10 毫升血）放在发炎的部位，能更有效地治疗。当他在巴黎瓦尔德格雷斯军事医院（Val-de-Grâce Military Hospital）时，就对所有就诊病人给予 30 只水蛭的吸血治疗。据他书中记载，有一次他在一位病人身上使用了 50 只水蛭。

1815 年，约翰·威廉·波利多里（John William Polidori，1795—1821）以对"梦游"的分析为论文，从爱丁堡医学院获得博士学位。1816 年 3 月，他接受了出版商约翰·默里二世（John Murray Ⅱ，1778—1843，继承父亲的出版业务）的委托，以 500 英镑为酬劳，作为私人医生陪同因绯闻缠身被迫与妻子签分居协议的乔治·戈登·拜伦（George Gordon Byron，1788—1824）前往瑞士日内

---

① 1 盎司 =29.57 毫升。

瓦，并担任拜伦的记录员。该出版商出版过简·奥斯汀、歌德、拜伦等人的作品，并先后支付给拜伦两万英镑稿酬。其间波利多里参考拜伦的身份气质，写下小说《吸血鬼》（*The Vampyre*），出版于 1819 年，第一次把巴尔干半岛的民间凶恶传说描写为贵族式的奇幻生物，从此吸血鬼形象成为欧美的重要流行文化。

布鲁萨斯医生也因提倡水蛭吸血疗法，得到了"吸血鬼"医生的外号。在 19 世纪 30 年代，巴黎每年就要消耗 500 万只左右的医用水蛭，最高峰时，法国一年消耗水蛭数量达到 3000 万只以上。

著名的博物学家范·海耳蒙特（Van Helmont，1579—1644）是自然发生理论的提倡者，他坚持认为青蛙、蜗牛和水蛭是从泥土中自发生成的。他甚至认为："把一件脏衬衫放进一个装有小麦的篮子里，放在黑暗中，21 天后，小麦会转化为老鼠。"事实上，老鼠正是通过蒙古军队的粮袋，把鼠疫传播到欧洲的。但是，海耳蒙特却坚决反对放血疗法，认为这会使人失去自身的关键力量（vital strength）。并且他也不认为血液过多（plethora）会引起疾病。

法国医生勒内·拉内克（René Laennec，1781—1826）反对放血疗法。他于 1816 年发明了木制听诊器，最早研究黑色素瘤，后来他成为巴黎慈善医院（Hôpital de la Charité，1935 年关闭）的院长和法兰西学院（Collège de France）的教授。爱丁堡医学院的休斯·贝内特（Hughes Bennett，1812—1875）更相信听诊器和显微镜（病理研究），通过对肺炎病人放血治疗后的观察与研究，他明确反对放血疗法。

在巴黎，皮埃尔·查尔斯·亚历山大·路易（Pierre Charles Alexandre Louis，1787—1872）调查了 77 名急性肺炎病人的临床治疗过程和结果，并进行了数学统计。据此，他委婉地表示放血疗法的效果没有想象中的大。1834 年，他的论文在《美国医学科学杂志》（*American Journal of the Medical Sciences*）上发表，引发欧洲同行的反对。

输血疗法早期是为了治疗精神病

哈维发现血液循环之后，人们才意识到，原来血液并非是由心脏生成而后淤积到四肢的。既然血液是循环流动的，那么就有人考虑，通过静脉把外来物质（营养品、药品）注射到血液中。

1656年，牛津大学天文学教授克里斯托弗·雷恩（Christopher Wren）在玻意耳和传教士威尔金斯（Wilkins）的要求下，制作了最早的注射器，用于静脉注射。玻意耳用它为狗注射酒（liquors，包括麦芽酒、葡萄酒、鸦片酊）、金属番红花（一种硫酸锑，当时用作催吐剂）等物质，实验目的是促使血管扩张，以便发现新的血管。在研究中，他们发现动物表现出呕吐、醉酒以及恐惧等行为。

英国医生、解剖学家、牛津大学自然哲学教授托马斯·威利斯（Thomas Willis，1621—1675）曾经是查理一世的御医，同样是英国皇家学会创始会员，他与著名的医生托马斯·西德纳姆意见时常相左。

威利斯的博士生理查德·洛厄（Richard Lower，1631—1697）也是一位解剖学爱好者，师生两人使用雷恩发明的注射器，把墨水注入脑血管中，希望能够发现大脑血流分布情况。不过，空心管不牢固，所以洛厄使用了一个银制的管子。1664年，威利斯在出版的《大脑解剖学》中首创了"神经学"一词。雷恩因为擅长绘画，并且学过解剖，所以威利斯请雷恩为自己的医学专著绘制解剖插图。

洛厄曾经解剖过十余种不同的动物，他把牛奶注入动物的动脉，从静脉采集血液，发现含有牛奶。并且，他发现静脉血和动脉血的颜色不同。威利斯认为，动静脉血液颜色的不同，是由于与空气中某种元素发生了化学反应。而玻意耳是气体研究专家，洛厄写信给玻意耳专门探讨了这一问题，于是玻意耳安排助手胡克去协助他。

1664 年，胡克与洛厄研究不同血液在空气泵中的表现，发现动脉血在低压气体中有泡沫出现，猜测血液在肺部吸收了空气。接下来，他们把动物的肺与一个风箱相连，观察心脏的情况。而胡克认为这对动物太痛苦，中途离开项目组，转而用自己发明的显微镜研究微观世界去了。另外，1665 年的伦敦瘟疫和 1666 年的伦敦大火也扰乱了正常的科研秩序。

伦敦大火之后，雷恩受命担任建筑设计师，重新修建了伦敦的几十座教堂。而洛厄从雷恩给动物注射物质的实验中受到启发，于 1666 年开始研究动物之间的输血。他把狗的动脉血输入另一只失血将死的狗的静脉内，后者很快恢复。他尝试过静脉输血，但血液会很快凝结。1667 年 1 月，洛厄把结果报告给皇家学会。

1667 年年初，法国医生让 - 巴蒂斯特·德尼（Jean-Baptiste Denys，1643—1704）看到了洛厄的文章，进行动物实验验证后，用同样的方法为人输血。不过，德尼的方法应该是"换血疗法"。他的出发点是病人的血质量出了问题，换成健康动物的血，就可能恢复健康。当年 6 月 15 日，德尼把 9 盎司羊血输给一名发烧数月、前后进行放血治疗 20 次的男孩（提前为他放血 3 盎司），随后他又给一位愿意做实验的健康人"换"了一定量的羊血，还是安然无恙。于是，德尼被公认为第一位实现人体输血的医生，他的实验结果于当年 9 月在英国皇家学会发表。

洛厄得知后，也开展这一研究。1667 年 11 月 22 日，洛厄在威利斯的另一学生埃德蒙·金（Edmund King，1630—1709）的帮助下，实施了一例输血术，他们花 20 先令雇了位精神错乱的牧师——亚瑟·科加（Arthur Coga）做受试者，希望输血能改善他的精神症状。洛厄用银管引流，从一头羊的动脉把血液注入病人的静脉。他精确计算过，输血时间一分钟，可输注 12 盎司血量。输血后受试者反应良好，表示愿意以相同的价格，再接受一次输血。

1668 年，德尼再次为一名 34 岁男子进行换血治疗，第一次放血 10 盎司，再输注 5 盎司牛血。两天后再次换血时，病人立刻感到注射部位发热，很快延伸到腋下，而后满脸大汗，接着腰（肾）痛无力，尿液呈黑色。还好，两天后病人恢复。但几个月后，再一次换血时，病人终于不治身亡。家属把德尼告上法庭，诉他谋杀。主张放血疗法的医学界纷纷指责德尼。1670 年，输血被禁止，德尼也被停业。1675 年，罗马教廷发布谕令，禁止输血。1678 年，法国议会裁定，输血是犯罪行为。在此后的 150 年间，曾轰动一时的输血术只能由少数人偷偷进行。

在伦敦的洛厄和金也中止了输血研究。很可能是因为他们也发现了受血者或动物有着普遍的不适反应。金后来研究解剖学，详细研究大脑，并成为王室御医。1685 年，英王查理二世因癫痫发作，金被请来进行治疗。当国王大发雷霆之时，金实施了放血疗法，国王很快安静下来。其他的医生也同意放血疗法，并实施了催吐、灌肠、导泄等治疗，查理二世很快不治，去世前被放血 24 盎司。

产科技术发展与输血

在维也纳工作的匈牙利医生伊格纳茨·菲利普·塞麦尔维斯（Ignaz Philipp Semmelweis，1818—1865）观察到一个产区的医生同时从事解剖工作，导致该产区比另一产区产褥热发病率高 3 倍，便于 1847 年提出用氯化石灰液（chlorinated lime solution，原本使用液氯，因成本高更换）洗手来降低产褥热，这一措施取得了极大成功。很多产科医生也陆续接受了洗手的做法，但绝大多数医生和科学家都不同意他的"尸体颗粒"（cadaverous matter）的理论，而他坚持认为尸体会产生尸体颗粒，并附着在解剖医生的手上，传染给产妇致其死亡。

虽然他提出，所有的腐烂有机物都会产生这种"尸体颗粒"，这一观点非常接近病原微生物理论。不过，德国病理学家鲁道夫·菲尔绍（Rudolf Virchow）认为所有的疾病都是细胞的疾病，对这种所谓的"尸体颗粒"假设嗤之以鼻。

最早把氯仿引入产科麻醉的苏格兰医生詹姆斯·扬·辛普森（James Young Simpson，1811—1870）也写信讽刺塞麦尔维斯，说英国早就知道这是一种传染性疾病，并且采用洗手的办法阻断。因为哈佛大学医学教授、医生奥利弗·温德尔·奥尔姆（Oliver Wendell Holmes，1809—1894）早就提出了一观点，认为产褥热可以通过医生，从一个病人传染到另一个病人。奥尔姆曾在巴黎跟随亚历山大·路易（Alexandre Louis）学习，也反对放血疗法。他接受了路易的观点，即医生的作用是帮助病人自然恢复。1843 年，奥尔姆把自己的产褥热调查结果以论文《产褥热的传染性》（*The Contagiousness of Puerperal Fever*）发表在《新英格兰医学与外科季刊》（*New England Quarterly Journal of Medicine and Surgery*）上。他认为产褥热源于病人与病人之间通过医生的接触，必须清洁床单、毛巾和衣物等，医生有义务净化自己的衣物和仪器，如果发生产褥热，就要焚烧（助产时穿的）衣服，并停止产科工作至少 6 个月。由于英美之间亲密的关系，这一理论很快被英国医学界得知，产科清洁概念得以普及。

而辛普森在爱丁堡大学学医期间，听过罗伯特·利斯顿（Robert Liston，1794—1847）讲授的课程。利斯顿也毕业于爱丁堡大学，以极快的手术知名。他强调术前清洁和穿干净的围裙（而不是通常的沾着陈年血迹的手术衣显示经验丰富），虽然这一观点可能来自内在的清洁和秩序感。另外，他于 1846 年把乙醚用于手术麻醉（以前只用于牙科），率先在截肢手术中提倡 U 形皮瓣，减少损伤，还发明了特制的止血镊子和以自己名字命名的"利斯顿刀"（截肢用）。

英国医生、作家理查德·戈登（Richard Gordon，1921—2017）描绘了利斯顿的一些著名手术，不过有些人认为是虚构的。但利斯顿时代的手术一定要控制出血，所以速度成为关键的指标。如果利斯顿了解到同时期另一位英国产科医生的理论，或许能够为自己的病人采用输血疗法。

英国妇产科医生詹姆斯·布伦德尔（James Blundell，1790—1878）的叔叔海顿·布伦德尔（Haighton Blundell）在盖伊医院（Guy's Hospital）担任产科主任。跟叔叔实习两年后，他到爱丁堡大学医学院学习并于 1813 年毕业，继续跟随叔叔工作。因经常见到产妇失血死亡，他想到用输血来挽救。

比布伦德尔早三年毕业的校友约翰·亨利·利科克（John Henry Leacock，？—1828）在研究出血时，重复了动物之间的输血实验。利科克在 1816 年为 8 只实验犬输血，这也给了布伦德尔一些启发。1818 年，他接替叔叔担任产科主任。1818 年 9 月，他遇到一位胃肿瘤出血的病人，于是采用了输血疗法，从病人多位家属身上抽取了 12（或 14）盎司血，分别直接输给病人，但病人还是去世了。1819 年他发表了这一结果。在接下来几年，他又继续进行输血实验。其中一例是大出血的产妇，经家属同意，他用注射器从病人丈夫的手臂上抽取了 4 盎司的血液，而后输注到病人体内，这一例成功了。从此，他开始使用静脉 - 注射器 - 静脉的输血方法。

1824 年，布伦德尔撰写了两篇关于腹部手术和输血的论文，其中描述了自己设计的一套输血器材（1 把椅子、1 个漏斗、注射器和管子）。他用黄铜注射器和导管抽取健康人血液注入病人的静脉内，还首创了重力输血器，利用重力来做输血时的动力。布伦德尔证实了动脉血和静脉血同样有效，（难以避免的情况下）少量空气进入血液循环没有风险，血液通过注射器不会变得不适用。他还得出结论，"在人体输血时，应仅使用人体血液"，因不同种属的输血会导致死亡。

不过，在当时，输血仍有巨大的争议。很多人认为输血只对精神病有益。还有人认为输血可以产生"灵魂交流"，所以有不少夫妻寻求相互输血来缓和婚姻。而布伦德尔试验输血的对象中，有两例是已经宣告死亡的（可能是希望复活）。但是，输血有着很高的不确定性，一是凝血发生得快，二是出现免疫反应，再加上试验对象本身都是危重病人，所以死亡率高，难以普及。1829 年，他公布了一例成功病例，一名大出血产妇接受了 9 盎司的输血（供者是布伦德尔的助手），成功恢复，但也经历了发烧、背痛、头痛和黑尿等不良反应。

布伦德尔在 1834 年和医院财务主管发生争执后离开了盖伊医院。他在 1838 年成为皇家医师学院的研究员，1846 年退休后，一直私下行医。他去世时，留下了 35 万英镑（相当于今天的 4500 万英镑）。

1849 年，爱丁堡大学医学院的查尔斯·亨利·费利克斯·劳思（Charles Henry Felix Routh，1822—1909）发表在《医学时代》（*Medical Times*）上的综述显示，48 例输血病人，18 人死亡。并且，直到 19 世纪末，还有不少医生相信把动物的血输给人同样有效。到了 19 世纪 80 年代，鉴于霍乱治疗的"补液理论"已经普及，很多英国医生放弃了输血，转而用盐水输液。在 1873—1890 年，美国还流行了一阵用输注牛奶代替输血。因为牛奶不会像血液那样短时间就凝固。其实，从输血再次复苏，医生们就开始寻找抗凝血剂，在 19 世纪 50 年代，先后在盖伊医院和圣玛丽医院（St Mary's Hospital）担任产科医生的约翰·布拉克斯顿·希克斯（John Braxton Hicks，1823—1897）首先使用磷酸钠抗凝。

血型理论的提出

在最早禁止输血的法国，因为普法战争期间伤亡惨重，输血疗法才解禁。而此时，巴斯德的病原微生物学说和李斯特的消毒理论都已经被接受，并应用在输血方法中。虽然不良反应依旧很大，但不能阻挡输血疗法的推广。

卡尔·兰德施泰纳在维也纳大学读医学本科时期，就发表了一篇文章，分析饮食对于血液成分的影响。1891—1893 年，他在德国埃米尔·费歇尔指导下学习化学。回到维也纳后，他来到卫生研究所，担任马克斯·冯·格鲁贝尔（Max von Gruber，1853—1927，师从慕尼黑大学卫生系佩滕科费尔）的助手。那里研究条件不好，格鲁贝尔一直想跳槽，尤其是病原微生物致病理论盛行后，他也被迫转向微生物研究。

剑桥大学医学博士赫伯特·爱德华·德拉姆（Herbert Edward Durham，1866—1945）于 1894 年在一项海外研究基金的支持下来到格鲁贝尔的卫生实验室。1896 年 1 月，德拉姆和格鲁贝尔发现，感染后的动物血清对细菌造成凝集现象，这一成果引起轰动。当年，法国内科医生费尔南多·维达尔（Fernand Widal，1862—1929）利用这一发现诊断伤寒，即伤寒携带者的血清会导致伤寒细菌凝集。

1897 年，兰德施泰纳转到病理与解剖研究所工作，仍担任研究助理。在接下来的十年里，他发表了 75 篇论文，解剖了 3600 具尸体。他直到 1903 年才完成博士后研究工作，1911 年才成为副教授。

在 1900 年，兰德施泰纳发现 A 的血清有时会刺激 B 的红细胞发生凝集的现象。他找到 5 名同事，加上自己，得到 6 份血清和血细胞，而后进行两两试验。进一步增加血样（22 人）后，他确认了 A、B、O（他命名为 C 型，后来改为 O

型）三种血型。1902 年，他的学生阿德里亚诺·斯图利（Adriano Sturli）和阿尔弗雷德·冯·德卡斯特洛（Alfred von Decastello）试验了 155 份血样，又发现了 AB 型血。

血型的发现是输血术的一大进步。美国西奈山医院（Mount Sinai Hospital）的德裔医生里夏德·刘易逊（Richard Lewisohn，1875—1961）的研究确定了防血凝需要的柠檬酸钠的最佳剂量。冻干血浆是在 20 世纪 40 年代发展起来，埃德温·科恩（Edwin Cohn，1892—1953）在 1944 年又开发了血浆分离技术，冷冻保存更有效。

早期的皮肤移植

只有输血的技术成熟了，器官移植（organ transplantation，OT）才成为可能。器官移植是现代医学最成功的进展之一。对于患有终末期器官疾病的病人，器官移植是他们生存的唯一机会。

16 世纪，意大利外科医生加斯帕罗·塔利亚科齐（Gaspare Tagliacozzi，1546—1599）于 1565 年，进入博洛尼亚大学学习医学。1562 年，杰罗拉莫·卡尔达诺（Gerolamo Cardano，1501—1576，文艺复兴时期最有影响力的数学家）从帕维亚大学来到博洛尼亚大学教授医学。

因为卡尔达诺是私生子，所以开始只是私下行医。他从尼科洛·丰塔纳·塔尔塔利亚（Niccolò Fontana Tartaglia，1499 或 1500—1557）处获得了三元一次方程的一般解法，却违背保密约定，在 1545 年自己的著作《伟大艺术》（*Ars Magna*）中公开，并提出塔尔塔利亚的对手希皮奥内·德尔·费罗（Scipione del Ferro，1465—1526）更早发现了这一解法。而卡尔达诺的仆人、学生洛多维科·德·费拉里（Lodovico de Ferrari，1522—1565）又发现了四元一次方程的解法，得以在随后的公开解题比赛中击败塔尔塔利亚。

1551 年，卡尔达诺为苏格兰的圣安德鲁斯大主教治疗了哮喘，又在伦敦为国王爱德华六世（Edward Ⅵ，1537—1553）进行占星卜测。不过，卡尔达诺后来因儿子被判死刑，从帕维亚大学转到博洛尼亚大学教授医学。他的学生费拉里也自 1565 年起担任博洛尼亚大学数学教授，但不久去世。

1570 年 9 月，塔利亚科齐从博洛尼亚大学毕业。不过，卡尔达诺却在 1569 年因对耶稣使用占星术而被监禁数月。虽然他认罪后被赦免，但失去了教职。派遣利马窦（Matteo Ricci，1552—1610）到中国传教，并于 1582 年发布新历法的教皇格里高利十三世（Pope Gregory ⅩⅢ，1502—1585）对天文学很重视，他给予卡尔达诺终身年金，让他到罗马居住。

或许外科与解剖教授朱利叶斯·凯撒·阿兰齐（Julius Caesar Aranzi，1529 或 1530—1589，发现上睑提肌，命名海马体、第四脑室）与塔利亚科齐的关系更为亲密，所以他毕业后从事外科与解剖工作，而不是内科医生的工作。

由于中世纪后期，战争、决斗流行，很多人脸部变形，特别是鼻子受伤变形，再加上梅毒流行导致的毁容常见，于是开始出现用面部皮瓣或手臂的皮瓣修复鼻子的手术。塔利亚科齐进行了一系列精确的观察，在此基础上，他制定了详细的鼻整形原则。他是最先描述了使用手臂皮肤进行鼻部重建的手术。这一技术是让病人的手举到脑后并固定，使鼻子与上臂接触，进行手术连接，过十几天后，鼻部血管重建完成，再分离连接部位。

而且，他最先观察到了不同人移植皮肤（并不是鼻部手术，否则要把两个人连在一起十几天）的免疫排斥反应，他认为自体移植成功率高，但同种异体移植几乎全部失败，可能是因为个体的生物化学差异以及个体的独特性格（singular character）。

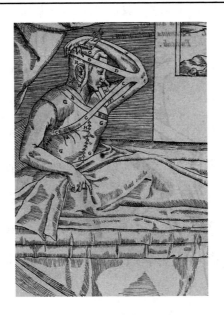

塔利亚科齐的鼻部整形术

图片来源：https://nauka.uj.edu.pl/documents/74541952/88393285/drukala3-final.jpg

18 世纪末，著名的英国外科医生约翰·亨特（John Hunter，1728—1793）成功地将人的牙齿移植到了高度血管化的公鸡冠子上（异种移植）。他还报告了其他的一些移植（并非替代移植），认为都取得了成功。据此，亨特反对塔利亚科齐的观念，他认为："移植的成功建立在生命物质相互接触时其结合的程度上。"

1869 年，雅克-路易斯·里弗丁（Jaques-Louis Reverdin，1842—1929）改进了皮肤同种异体移植手术，他还发明了一种被称为"里弗丁针"的手术器械，使移植术易于操作。

1898 年著名的乌姆杜尔曼战役（Battle of Omdurman）中，装备了大量马克沁机枪的英军打着为查尔斯·乔治·戈登（Charles George Gordon，1833—1885，规划天津租界，率领"常胜军"配合淮军镇压太平天国运动，后担任英国驻苏丹总督，在苏丹喀土穆阵亡）复仇的口号，一边倒击溃了苏丹马赫迪部队，双方阵亡比高达 47∶12 000，受伤比为 382∶13 000。

贵族出身的第 21 骑枪队的少尉理查德·莫利纽克斯（Richard Molyneux，1873—1954）右臂受伤严重，医生认为他需要移植一块皮肤。同一连队的 23 岁的丘吉尔（以中尉身份担任战地记者）被要求成为捐献者。医生从丘吉尔前臂内侧割下一块皮肤附着一先令大小的皮瓣，移植给了伤者。据后来的观察，并没有发生排异反应。莫利纽克斯后来成为英王乔治五世（George V，1865—1936）的贴身近侍，乔治五世去世后，他长期担任玛丽王后（Mary of Teck，1867—1953）的名誉侍从官（extra equerry）。后来担任首相的丘吉尔与他的亲密友谊维持了一生。

这次移植成功相当幸运，当时的手术稍大，风险就变得极高，所以成功案例并不多，更不用说器官移植术了。稍大的移植手术除了免疫排斥，还要解决一个问题，就是血管的连接问题。直到 20 世纪初期，这一问题才由法国科学家亚历克西·卡雷尔（Alexis Carrel，1873—1944）解决。

卡雷尔的"圣母显灵奇迹"与移植术

卡雷尔出生于里昂一个虔诚的天主教家庭，并接受耶稣会的教育，但到了大学时代，他却成为一个不可知论者（agnostic），即处于宗教（包括自然神学观）与无神论者之间的妥协状态。其思想转变是由于当时以法国为中心的世界反教权（Anti-clericalism）运动。

法国大革命成立的制宪会议，于 1790 年颁布《神职人员世俗法》（The Civil Constitution of the Clergy），把天主教会财产国有化，驱逐数万牧师，以选举的方式任命新的主教和牧师，并宣誓效忠政府而非罗马教廷，相当于把教会人员变成政府雇员，从此法国教会就从属于政府。拿破仑通过 1801 年宗教协定（Concordat of 1801）与教会达成和解，允许天主教、犹太教、路德宗和加尔文宗在法国境内平等存在。不过，法军仍在欧洲大陆打击天主教力量，没收教会财产。

大革命结束后，天主教一直希望在法国复兴。当 1848 年欧洲革命"教皇国"被罗马共和国取代后，教皇庇护九世（Pius Ⅸ，1792—1878，末世教皇国君主）请求新任法国总统夏尔 - 路易 - 拿破仑·波拿巴（Charles-Louis-Napoléon Bonaparte，1808—1873）出兵。以法军为主的联军很快击败朱塞佩·加里波第（Giuseppe Garibaldi，1807—1882）率领的罗马共和国军队，恢复了教皇国。

随后，波拿马发动政变，称帝成为拿破仑三世，他希望实现伯父时代的宏大帝国，控制意大利半岛。庇护九世则在他的默许下，于 1869 年召开了"第一次梵蒂冈大公会议"（First Vatican Council），希望把"教皇绝对正确"写入教义。但 1870 年普法战争中法军撤出罗马，9 月 2 日法国战败，拿破仑三世被俘。9 月 20 日，加里波第与撒丁王国政府军一起占领罗马，取缔教皇国，形式上完成了意大利统一，导致梵蒂冈宗教会议结束。

不过，会议已经在几个月前发布了一篇《信仰与理性》宪章，其中认为："上帝，万物的原则和终始，可以通过人类理性的自然光辉，从被创造的事物中被确定地认识。"然而，它接着解释说，还有其他神圣的真理，并且它们超出了自然理性的力量。救赎对认识这些真理是必需的，而且只能通过神的启示才能认识这些真理。这部宪章可以看作对无神论和不可知论做出的妥协。

法国第三共和国 19 世纪 80 年代初实施全民义务教育，小学教育其实是由天主教会负责的。但是，不断发展的科学界却抵制宗教思潮。阿道司·伦纳德·赫胥黎（Aldous Leonard Huxley，1894—1963）提倡的不可知论在法国科学界得到了很多响应。卡雷尔在这种情况下，也接受了不可知论。

1894年6月24日，法国总统玛利-弗朗索瓦-萨迪·卡诺（Marie-François-Sadi Carnot，1837—1894）在出席里昂博览会期间，发表了不再追求连任的演讲，受到民众热烈拥护，但演讲后便遭到意大利无政府主义者桑特·格罗尼莫·卡塞里奥（Sante Geronimo Caserio，1873—1894，两年前被意大利驱逐出境）的刺杀，导致肝门静脉受损。当时血管缝合技术刚刚出现，成功率不高，且未能普及，卡诺最终因出血过多而去世。而里昂因为这次刺杀事件，不久后成为法国血管外科的诞生地。

当时的止血办法有肢体束缚（易致坏死）、血管结扎、烧灼等。血管缝合术的死亡率高，特别是动脉缝合术。针对动脉瘤治疗，除了采用传统的放血、饥饿疗法，普鲁士外科医生伯恩哈德·冯·兰根贝克（Bernhard von Langenbeck，1810—1887）提出皮下注射麦角碱（ergotine）的办法，也有医生采用电流治疗的。

当时的卡雷尔在里昂大学刚开始读医学（本科毕业），他于1895年服了一年兵役，后继续攻读医学，于1900年取得了医学博士学位，博士论文是关于甲状腺癌的治疗。他的论文导师安托南·蓬塞（Antonin Poncet，1849—1913）曾参加卡诺总统的抢救。

蓬塞与里昂教会主管的贫民医院（hôtel-Dieu，英语：hostel of God，为贫民等提供服务）的外科主任马修·雅布莱（Mathieu Jaboulay，1860—1913）有合作。雅布莱在1892年发明了"侧对侧胃十二指肠造口术"，并于1894年进行了首例"髂腹间截肢术"。雅布莱虽然没有参与卡诺总统的抢救，但他显然清楚总统失血去世的原因，所以从此致力于血管缝合术的研究，并于1898年左右，用外翻环形缝线在狗的两段动脉之间进行吻合取得成功。

卡雷尔博士毕业后，就跟随雅布莱（于1900年成为里昂大学外科教授）开展血管缝合研究，他参考里昂当地丝绸业的针线来改进缝合技术，选择无创小圆针，同时采用由凡士林润滑的极细的丝制缝合线，以减少血管内皮损伤。1902 年，卡雷尔在《里昂医学杂志》（*Lyons Medical*）上首次报道了血管"三点吻合法"（triangulation technique）：将血管口，用三根等距离的缝合线拉直，将血管口变为三角形，然后再全层缝合。在当年 5 月 12 日的一次动脉缝合会议上，雅布莱肯定了卡雷尔的成绩，给予高度赞扬。

卡雷尔诸事顺利，前途光明，于 5 月 26 日受朋友委托，作为医生陪同一些病人前往法国洛尔德斯（Lourdes）朝圣，没想到卷入了一桩争议事件，改变了他在法国学术界的命运。

1854 年，教皇庇护九世把圣母玛丽亚"无瑕受孕"（immaculate conception）列入教义，1858 年一名洛尔德斯女孩声称在当地先后 18 次见到一名自称"无瑕受孕"的女子，教皇很快认可这是"圣母显灵"。在同一时间，中国的洪秀全（1814—1864）自称耶稣之弟，杨秀清（1823—1856）自称上帝附身，萧朝贵（1822—1852）自称耶稣附身，被天主教会予以强烈谴责。

很快，洛尔德斯便成为欧洲著名的圣母显灵地（另外，法国有多个地方，分别于 1846 年、1871 年、1876 年出现过圣母显灵，也都被教会认可）。圣母崇拜者和一些病人都前往那里朝圣。特别是病人，希望那里的圣水可以治愈疾病。100 多年后，朝圣在今天已经成为一项传统，每年约有 500 万人前往洛尔德斯朝圣。

卡雷尔陪同的病人中，有一名肺结核女孩玛丽·贝利（Marie Bailly，1879—1937）出现腹膜炎症状，在火车上接近休克（发热、冷汗、胀肚子），坚持到洛尔德斯接受圣水治疗（把水洒在腹部）后，很快痊愈。这一案例被称为洛尔德斯奇迹之一。从 1858 年起，洛尔德斯频繁出现"痊愈奇迹"。于是，1883 年一群当地医生组建了"洛尔德斯医疗局"，以鉴别哪些病例是真的"奇迹"。

在他们调查后发现，7000 例当中，只有 69 例是真的"奇迹"，贝利是其中之一。卡雷尔跟踪了贝利数月，确认她确实痊愈，于是开始在里昂学术圈中宣扬此事。

科学界对于"超自然"的力量，甚至伪科学（非神学，并且不能精准定量、难以重复、无法证伪）都有着一定的宽容，但对于神学中的"神迹"却是反对的。卡雷尔宣扬洛尔德斯奇迹招来了麻烦。法国当时盛行反教权思潮，巴黎成立了世界性的反教权协会，并且自 1880 年开始，驱逐本笃会教士，教会被逐渐剥离出教育系统。法国议会在 1905 年正式立法政教分离（大部分君主派主张政教合一）。

虽然卡雷尔专门在报纸刊登了一篇声明，表示自己是中立的客观立场，但仍然未能取得医生执照。他被迫于 1903 年离开法国，去了加拿大的蒙特利尔。

洛尔德斯医疗局于 1905 年得到了罗马教廷的认可，但是对于贝利案例，经过漫长的研究和探讨，于 1964 年最终认定不是奇迹，而是医生（包括卡雷尔）的误诊。事实上，卡雷尔还于 1910 年在洛尔德斯见证了另一个奇迹：一名 18 个月的"天生眼盲"儿童恢复了视力。不过这个奇迹，一开始就没有被洛尔德斯医疗局认可。

当血管缝合术与输血血型被发现后，移植术不可阻挡地开展起来。奥地利外科医生埃默里希·乌尔曼（Emerich Ullmann，1861—1937）最先尝试这一领域。乌尔曼于 1884 年毕业于维也纳大学，之后来到巴黎，短暂地担任巴斯德的助理，参与了狂犬病疫苗的研究。1885 年，他回到维也纳大学。1902 年，他在狗身上进行了第一次成功的同种肾移植。据报道，肾脏功能保持了五天。不久之后，乌尔曼尝试了山羊和狗之间的第一次异种肾移植（跨物种移植），但没有成功。在将猪的肾移植到一个处于肾病末期的病人身上的尝试失败后，他停止了肾移植的研究。

接着，卡雷尔的老师雅布莱在 1906 年开展了异种移植，他使用猪、山羊的肾脏，通过血管缝合术，连接到两名病人手臂上的动脉和静脉，然而移植器官只活了很短时间，而且没有产生尿液。

卡雷尔离开法国后，雅布莱继续在血管外科方面优化技术，包括用明胶和蛋白胨止血，他还是首个实施交感神经切除术治疗血管疾病的医生。只不过，卡雷尔在 1912 年的诺贝尔奖致辞中，只简单地提到了雅布莱的移植试验。次年，雅布莱就因一次火车事故去世。

卡雷尔来到加拿大蒙特利尔，于 1904 年年初向"第二届北美法语医学大会"递交了一篇血管外科论文，得到认可。不久，他接到芝加哥大学的邀请，并于当年 8 月来到美国就职。

在接下来的两年时间里，卡雷尔与查尔斯·克劳德·格思里（Charles Claude Guthrie，1880—1963）合作。格思里刚从密苏里大学毕业两年，当年刚刚结婚，在实验室担任讲师职务。他们的工作包括完善动脉吻合与静脉移植的应用，以及动物移植实验，包括肾脏、卵巢、甲状腺和心脏移植。另外，他们开始进行血管移植。受损严重的血管可以用病人身上其他位置的血管替代，在移植替换时，血管直径稍有不同并不影响以后的功能。他们还摸索出了一套体外冷藏、用盐溶液浸泡保存、运输血管的方法。他们共同发表 28 篇论文，卡雷尔单独 5 篇，格思里单独 2 篇，平均每月发表 1.5 篇论文。

因为经费不足，卡雷尔于 1906 年加入了洛克菲勒研究院。主任西蒙·弗莱克斯纳（Simon Flexner）仔细了解卡雷尔等的动物实验后，于 1907 年写了篇文章，分析人心脏移植手术的可行性。

1906 年，美国医生乔治·华盛顿·克赖尔（George Washington Crile，1864—1943）在克利夫兰的圣亚历克西斯医院（St.Alexis Hospital）进行了第一次基于血型检测的直接输血手术。输血从此变得较安全，进一步为移植术的发展提供了技术保障。

基于此，格思里脑洞大开，甚至想移植头，从而让人获得"永生"。他于1908年5月在华盛顿大学开展了一项狗的头移植实验。他把一只狗的头部，移植到另一只狗的脖子上（使受体狗有两颗头）。移植后的头开始出现了一些神经反射，但很快恶化，几个小时后，狗被处死。这一实验受到了舆论的批判，格思里被迫离开华盛顿，来到匹兹堡大学。不过，前合作者卡雷尔的名誉没有受到影响，依旧在1912年获得了诺贝尔奖。

第一次世界大战期间，卡雷尔在法军担任少校医务官，他向洛克菲勒基金会提出，需要一位化学家的帮助。很快，英国化学家亨利·德赖斯代尔-戴金（Henry Drysdale-Dakin，1880—1952）于1916年加入了他的团队，他们分析了200多种候选物质，并开发了定量方法来评估它们对消毒和伤口愈合的效果。他们确定次氯酸钠和硼酸的稀释溶液效果最好，称为"卡雷尔-戴金"（Carrel-Dakin）法，用来处理伤口，成为创伤伤口护理的重大创新。卡雷尔还提倡使用伤口清创术（切除坏死或其他受损组织）和用大量的消毒液冲洗伤口附带组织，很快被推广应用。

1930年，传奇的飞行英雄查尔斯·奥古斯都·林德伯格（Charles Augustus Lindbergh，1902—1974）的亲属患了心脏病。林德伯格疑惑为什么心脏不能用手术来修复，而卡雷尔在器官移植方面声名显赫，因此前去拜访。他发现卡雷尔正在研究器官的体外培养，而他的灌注器性能很差，于是主动提供帮助，发明了一种可以实时消毒的玻璃灌注泵，将离体组织和器官，如肾脏、心脏、甲状腺等保存在灌流液中，不仅能存活，且能维持功能数日或数周，为体外器官培养提供基础。

此时，器官移植的免疫排斥反应已经被广泛报道，不解决免疫反应问题，器官移植仍难以开展。

免疫问题、肾透析与肾移植

"二战"期间，英国生物学家彼得·布莱恩·梅达沃（Peter Brian Medawar，1915—1987）在格拉斯哥医院烧伤科工作，他参考了法国女科学家德弗朗德尔（Deflandre）在豚鼠上进行的皮肤移植实验。如果将豚鼠的黑色皮肤移植到同一动物的白色区域，黑色皮肤周围的白色皮肤会变黑。白色皮肤移植到黑色区域，也会变黑。

梅达沃提出了一个假设，即成年生物体中的分化细胞"在细胞遗传中繁殖真实并永久保存其组织学类型的特异性"。他于1953年左右，把CBA系小鼠的脾细胞（含有大量淋巴细胞）注射到另一品系胎鼠或新生鼠体内，小鼠成长后可接受CBA系小鼠皮肤移植，而未经上述处理的则发生排斥反应。这为解决免疫排斥提供了一个新的思路。因在移植排斥和获得性免疫耐受方面取得的成就，他被授予1960年诺贝尔生理学或医学奖，被称作"移植之父"。

世界第一例成功的器官移植是肾移植，它是在透析无效的情况下才采用的最后手段。而透析技术是1913年埃布尔（Abel）与同事首先发明的。他们通过将麻醉动物的血液引导到体外，并通过由火棉胶（collodion，一种基于纤维素的材料）制成的半透膜管来"透析"麻醉动物。并且，他们使用了一种叫作水蛭素（hirudin）的物质，这种物质在1880年被鉴定为水蛭唾液中的抗凝血成分。目前还无法确定埃布尔是否打算从一开始就用这种方法治疗肾衰竭。

1924年，德国医生格奥尔格·哈斯（Georg Haas，1886—1971）采用埃布尔的方法治疗肾衰竭病人，把U形火棉胶管浸泡在透析液中，进行血液透析，但全部失败了。最后一次透析时，他采用了肝素（heparin）作为抗凝剂。因为医学界的反对，他被迫放弃了继续研究。

荷兰籍医学家威廉·约翰·科尔夫（Willem Johan Kolff，1911—2009）由于在做住院医师时接触的第一批病人就有肾衰竭病人，于是向这一方面努力。1940 年，在德国入侵荷兰前夜，中立国荷兰才开展战备动员，科尔夫仓促地建成了一个血库，可以看作欧洲第一个血库。但荷兰很快被德国占领。1943 年，科尔夫在缺乏设备的条件下，制作了一台简陋的透析器，它是用橙汁罐、二手汽车零件和香肠肠衣（作为透析膜）制成的。在两年的时间里，科尔夫用他的透析器治疗了 15 名病人，但都失败了（病人死亡）。1945 年，科尔夫用他的血液透析机成功地治疗了一位 67 岁的女性肾衰竭病人。

战后，科尔夫受到美国哈佛大学附属医院——彼得·本特·布里格姆医院（Peter Bent Brigham Hospital，PBBH，成立于 1913 年）主治医师乔治·W. 索恩博士（George W. Thorn，1906—2004，纽约州立大学布法罗分校医学博士）的邀请，交流肾透析工作。

1945 年，索恩遇到一位产后并发症引起急性肾衰竭的病人，他决定使用肾移植（移植的目的是让病人自己的肾在此期间恢复）。而索恩作为泌尿内科大夫，没有相应手术权限，所以手术由血管移植科负责。虽然移植后的肾脏没有起作用，但病人自己的肾脏却通过其他疗法逐渐恢复，病人顺利出院。于是索恩开始进行透析治疗肾衰竭的研究计划，所以特邀科尔夫来 PBBH 指导交流。

在这里，他们邀请卡尔·瓦尔德马尔·沃尔特（Carl Waldemar Walter，1905—1992，最早的血库筹备者之一，血液收集袋的发明者）一起优化技术，开发了一款新式透析机：科尔夫-布里格姆人工肾（Kolff-Brigham artificial kidney），该机器于 1948 年首次在病人中使用。1950 年，科尔夫被美国的科研环境吸引，移民美国。1947年，瑞典的尼尔斯·阿尔沃（Nils Alwall，1904—1986）又在透析机中使用超滤（ultrafiltration）技术，把透析设备置于不锈钢罐中，得以用负压清除血浆中多余的水分。

大卫·米尔福德·休谟（David Milford Hume，1917—1973）在伦敦接受教育，先后毕业于哈佛大学医学院和芝加哥大学医学院。他作为助理参加了1945年的肾移植手术。1947年，他进行了狗肾脏移植实验，并开展最早的治疗性肾移植，即把来自尸体的一个肾，与病人大腿血管连接，使受体拥有3个肾脏。其中一例病人移植肾功能维系了6个月。

这些成功让PBBH感到振奋，外科主任弗朗西斯·丹尼尔斯·穆尔（Francis Daniels Moore，1913—2001）决定，成立以休谟为组长的肾脏移植团队。穆尔把刚刚从纽约实习结束的整形外科医生约瑟夫·爱德华·默里（Joseph Edward Murray，1919—2012，同样毕业于哈佛大学医学院）也安排进来。1951—1953年，休谟团队又完成了10例肾脏移植手术。

可的松一经发现，其对风湿性疾病的"神奇疗效"即引起了轰动。科学家在建立动物肿瘤模型时（把人的肿瘤细胞移植到动物身上）使用可的松，能够增加肿瘤形成率，说明它有免疫抑制作用。很快，就有人把可的松引入移植手术中。休谟等也不例外。

尽管使用可的松，但仍有排斥反应，除了其中1例病人存活8个月外，其余9例病人都在几周内死亡，这导致肾脏移植团队压力非常大。可的松已经被证实毒副作用大，不能长期使用，效果也不好。

1954年，朝鲜战争已经结束，不过伤员中出现创伤应激性肾病，并且PBBH的透析设备也在美军部队中使用，所以休谟被派往韩国。而穆尔安排默里接替休谟。默里刚接手，就遇到了一位肾病重症病人，不过他有一个双胞胎兄弟。

肾移植团队立刻说服他们，进行兄弟间的肾移植。

因为以前肾移植的供体都是尸体肾脏，而这次却必须用手术摘除健康者的肾，这违反"医学必须有益于人"的原则，涉及伦理问题，所以团队特意征求了神职人员的意见。1954年12月，由约翰·哈特韦尔·哈里森（John Hartwell Harrison，1909—1984）在一个病房，摘除了捐献者健康的肾，交给另一个病房的默里进行移植。手术很成功，病人健康生活了8年。捐献者于2010年12月去世，且死因与肾脏无关。这是世界上第一例同卵双胞胎间成功的肾移植。

移植团队率先研发新型的透析机，在肾脏学科树立了引领前沿的信心，这使他们在面临不断失败时，依旧有毅力坚守研究方向，直到幸运来临。1959年，默里进行了第一次非同卵双胞胎肾移植，病人接受了全身辐射，用以对抗免疫排斥，这名病人术后存活了28年。

肾移植与 AZA

但是，移植团队意识到，如果缺乏有效的抗免疫排斥药物，肾移植工作很难推广。1959年，英国医生罗伊·约克·卡恩（Roy Yorke Calne，1930— ）来到他们团队，向他们介绍了宝来威康药业的格特鲁德·埃利恩（Gertrude Elion，1918—1999）研发的新药，使前沿的移植团队与前沿的药物开发结合起来。

卡恩医学院毕业后到军队服役，并于1955年到牛津大学担任解剖学讲师，他的弟弟也在学习医学。有一次，卡恩在弟弟的介绍下，旁听彼得·梅达沃（Peter Medawar）的演讲。后者的皮肤移植实验证实了弗兰克·麦克法兰·伯内特（Frank MacFarlane Burnet，1899—1985）的免疫学猜测：自主免疫是机体在胚胎时期通过接触抗原形成的区分"自身"（self）与"外来"（non-self）的能力。而伯内特的推测，源自加州理工学院雷·D.欧文（Ray D. Owen，1915—2014）于1945

年发表的关于异卵双胞胎牛的论文，他发现牛体内含有两种红细胞（自身和对方的），因而可以相互输血不会引起免疫反应。

梅达沃演讲结束，有学生提问：这一发现，能否应用到疾病的治疗当中？梅达沃则遗憾地表示目前不能，因为他的实验操作对象是胚胎。

卡恩与在场大多数人一样，都想找到一种方法，可以诱发成年机体的免疫抑制。他一开始研究辐射对免疫抑制的效果，但在诸多实验动物上尝试了多种辐射剂量，效果均不佳。

威廉·达梅谢克（William Dameshek，1900—1969）是新英格兰医院血液科医生，他同时担任波士顿塔夫茨医学院（Tufts School of Medicine）教授，他是最早使用芥子气治疗儿童白血病的医生之一。当 6- 巯基嘌呤（6-MP）于 1954年被批准上市后，他又积极使用这一药物治疗白血病。罗伯特·S. 施瓦茨（Robert S. Schwartz，1928—2017，后来担任《新英格兰杂志》副主编）于 1954 年到塔夫茨医学院工作。1958 年，他们合作，在动物实验上观察到了 6-MP 的免疫抑制效应，在给予家兔抗原的同时，给予 6-MP，其抗体应答水平显著降低。1959 年，他们进一步研究了 6-MP 对移植的影响，发现这一药物可以使黑兔皮肤顺利地移植到白兔的耳朵上。他们的研究成果发表于 1960 年年初，这篇文章为免疫抑制药物在移植上的应用打开了新的领域。

卡恩看到 6-MP 抑制抗体生成的实验后，就于 1959 年开始把 6-MP 应用到狗肾移植中，发现使用这一药物的实验组存活 40 天，而对照组只存活 10 天（研究成果发表于 1960 年）。

从朝鲜半岛返回的休谟因职位被默里顶替，便到了弗吉尼亚医学院（Medical School of Virginia），在那里他带领了一个移植团队。团队成员查尔斯·朱科斯基（Charles Zukoski）读过施瓦茨的文章后，立刻前往宝来威康药业拜访，要求对方提供 5 磅 6-MP，宝来威康药业清空库存也没有这么多。休谟团队得到 6-MP 后，在狗肾移植实验中得到了存活 100 天的优异结果。

卡恩于 1959 年申请到 PBBH 学习的机会，跟默里的移植团队直接交流，并且从埃利恩团队处获取更好的药物。

在施瓦茨等发现 6-MP 的抑制抗体生成效应后，埃利恩团队就迅速跟进，建立了通过羊红细胞筛选抗体抑制药物的小鼠模型。筛选得到更好的硫唑嘌呤（azathioprine，AZA）。1962 年，默里将 AZA 应用到了肾脏移植手术中，病人存活了 17 个月。从此，器官移植成为一项可以普及的手术。

托马斯·厄尔·斯塔泽（Thomas Earl Starzl，1926—2017）本来要学神学，因母亲于 1947 年患乳腺癌去世而学医。在医学院期间，他与神经外科医生、医学博士洛亚尔·戴维斯（Loyal Davis）建立了长期的友谊。1952 年，后来的美国总统罗纳德·威尔逊·里根（Ronald Wilson Reagan，1911—2004）给戴维斯打电话，征求其同意，迎娶其继女南希·戴维斯（Nancy Davis，1921—2016）。

斯塔泽在毕业后也进入了移植领域。肾移植已经逐渐成熟，他一边进行肾移植，一边把目光转向肝移植这一更具挑战的领域。

肝移植与泼尼松、环孢素

1960 年，斯塔泽开始在实验犬中优化肝脏移植技术，如通过灌入冷溶液来冷冻供体肝脏，设计了血流旁路法等。斯塔泽在 1963 年担任科罗拉多大学副教授，他把 AZA 与泼尼松（prednisone）联用，在肾移植中取得了不错的效果。并且，已经发生免疫排斥的移植病人，也能在药物作用下缓解。

1950 年，阿瑟·诺比尔（Arthur Nobile，1920—2004）完成了泼尼松和泼尼松龙的首次分离和结构鉴定。1955 年，先灵公司把泼尼松推向市场，作为可的松的替代品。作为一种皮质类固醇，泼尼松一般在短时间内大剂量使用，以减少副作用。

但是，当斯塔泽进行肝移植尝试时，得到的多是失败。后来，他使用抗淋巴细胞球蛋白（anti lymphocyte globulin，ALG）来抑制排斥反应，并于1967年联合使用AZA、泼尼松、ALG三种药物抗排斥反应，使病人的存活时间开始超过一年。

卡恩在同一时期，在英国启动肝脏移植研究。20世纪70年代，世界上知名的医院纷纷开设了移植中心。中国的夏穗生（1924—2019）在1973年开始进入这一领域，从头创建了一套肝移植技术体系。

桑多尔·拉扎瑞（Sandor Lazary）和让-弗朗索瓦·博雷尔（Jean-François Borel）在瑞士的山德士（Sandoz）公司建立了一个免疫学实验室。哈特曼·F.斯特哈林（Hartmann F. Stähelin，1925—2011）和拉扎瑞开发了一种小鼠模型，给予化合物，观察小鼠肿瘤生长大小，测量其细胞毒性活性，用血凝素试验测量给药化合物的免疫抑制活性。

环孢素最初是从一个土壤样本（采集于1971年）中的丝状真菌（tolypocladium inflatum gams）培养液中提取的，原本筛选做抗生素，但效果不明显。后来一份环孢素被送到了斯特哈林的实验室，以测试其免疫抑制和细胞抑制活性，结果非常好。斯特哈林和博雷尔于1975年发现，环孢素可以抑制T淋巴细胞，并且骨髓毒性很弱。

博雷尔于1976年4月在英国免疫学会春季会议上作了关于环孢素的演讲。卡恩立刻索要到了这种化学物质，并于1977年发表了动物实验结果，效果极好。他没有迟疑，很快把环孢素用于临床，7例病人接受了尸体肾移植。虽然疗效与以往并没有明显提升，但卡恩又纳入了更多病人，并于1979年发表了34例移植病人（有2例病人肝移植）使用环孢素一年后的随访结果，明确表明了环孢素作为抗免疫排斥药物的疗效，不过他也发现这一药物有较大的副作用。

1981年，斯塔泽也发表了环孢素用于肝移植的结果，把它与泼尼松联用，使大多数的肝脏移植病人存活时间可超过一年（14.5个月）。环孢素也成为肝移植的标准治疗用药。

FK–506 与药物设计

他克莫司名称来源于"筑波大环内酯免疫抑制剂"（tsukuba macrolide immunosuppressant），是继环孢素之后发现的又一个大环内酯类免疫抑制剂。1984年，即环孢素上市的次年，日本藤泽制药公司的科学家从筑波市一座山上的土壤样本中分离得到了筑波链霉菌。

1986年，他们在这一菌的"9993号发酵液"中分离得到一种大环内酯结构化学物质，对小鼠体内外免疫反应均有抑制作用，命名为FK-506。在部分实验中，FK-506的表现比环孢素好100倍。

藤泽制药与英国费森斯（Fisons）公司合作，而卡恩从后者获得了FK-506，与藤泽制药宣传的优异100倍不同，他发现FK-506与环孢素效果没有区别，甚至肾毒性更强。

斯塔泽则直接到日本，当面向藤泽制药提出合作。藤泽制药把临床试验的工作委托给斯塔泽所在的匹兹堡移植中心。虽然出现副作用严重的病人，不过，斯塔泽仍认为这一药物将取代环孢素。

为了减小副作用，不少大学和药企纷纷优化这一化学物质的结构，其中就有默沙东公司。默沙东公司的高级研究主管乔舒亚·博格（Joshua Boger）也提出优化这一药物的方案。

博格在维思大学（Wesleyan University）时，新来的化学教师马克斯·蒂什勒（Max Tishler, 1906—1989）长期主管默沙东公司研发，刚刚退休。受到蒂什勒的影响，博格决定进入化学领域。从哈佛大学毕业后，他到法国让-玛丽·莱恩（Jean-Marie Lehn, 1939—　）实验室进行博士后研究，莱恩于1963年曾到哈佛大学伍德沃德（Woodward）的实验室学习一年，见证了伍德沃德-霍夫曼规则的提出。莱恩回法国后，通过磁共振研究量子化学，他从抗生素增加细菌膜渗透性得到启发，设计穴醚（cryptand，又称隐烷）化合物可以捕获阳离子。

1978年，博格在蒂什勒推荐下到默沙东公司工作。他在研究降压药时，受到莱恩关于穴醚研究的启发，认为化合物与生物体内靶点蛋白是"锁钥关系"，所以他通过计算机辅助，建立模型设计药物，针对性地合成了一个肾素（renin）抑制剂，效果比现有的结合力提高了1000倍。不过，默沙东公司推出的是卡托普利的结构优化物——依那普利。博格的研究成果在后续的临床前研究中发现动物毒性大，并没有推向临床，但是，这一成果仍给默沙东公司领导层很深的印象。

1987年，博格升任基础化学部高级主管，管理近100名研究人员。当年，他的导师莱恩因穴醚的研究而获得诺贝尔化学奖，并开启了超分子化学。1988年，埃利恩、乔治·希钦斯（George Hitchings, 1905—1998）与詹姆斯·怀特·布莱克（James Whyte Black, 1924—2010）一起因合成新药获得诺贝尔生理学或医学奖。

而布莱克其实是生理学家，他先后领导了两支包含有机化学、分析化学、结构化学、生理学、动物学、药理学等多领域专家组成的团队，分别根据异丙基肾上腺素和二氯异丙基肾上腺素的结构，合成、优化得到了普萘洛尔；根据组胺结构，合成、优化得到了西咪替丁。希钦斯也是出于这个思路，让埃利恩根据嘌呤、嘧啶结构合成类似物，进行筛选、优化。三人在新药发现方面的策略其实是一致的。

而博格希望换个思路，更加精准地研发药物，那就是首先研究人体的靶向蛋白，然后根据蛋白质的大分子结构，精准合成与之特异结合的化学小分子，从而发挥药物的作用。

两家靶向药物设计企业

1988 年，阿瓦隆风险投资（Avalon Ventures）公司的凯文·金赛拉（Kevin Kinsella）联系博格创业。博格起初并不打算离开默沙东公司，但当年诺贝尔奖颁给新药领域，对他来说是一个不小的刺激。他有充分的理由相信，只要自己的药物设计理论能够付诸实践，肯定可以取得更大的成功，而眼前就有一个机会——FK-506。默沙东公司的化学家已经在当年完成了 FK-506 的全合成。博格要做的，不是像默沙东公司以前做的那样对它优化，而是要根据靶点蛋白结构，精准设计出一个更优的分子。

此外，金赛拉也不打算放弃对博格的劝说，于是 1989 年 1 月，博格以来自金赛拉的 1000 万美元的风险投资，把设计优于 FK-506 的新一代免疫抑制剂作为目标，建立了福泰制药（Vertex Pharmaceuticals）。福泰制药按照博格的设想，将依靠计算机技术和有机化学原理，在分子层面上对疾病完全理解后，再基于分子结构来理性地设计药物。后来，这套思路逐渐发展成了基于靶点结构的药物设计（structure based drug design, SBDD）。

事实上，在 1984 年，已经有一家阿古隆药业（Agouron Pharmaceuticals）在从事理性药物设计（rational drug design）了。阿古隆公司起源于阿古隆研究所（Agouron Institute），它是成立于 1978 年的一个非营利性研究组织。

阿古隆研究所创建者约翰·诺曼·埃布尔森（John Norman Abelson,

1938—　）出身于科学世家，他的叔叔菲利普·豪格·埃布尔森（Philip Hauge Abelson，1913—2004）是核物理化学家，参与发现了 93 号镎元素，虽然他本人没有正式参与曼哈顿计划，但他在费城海军基地发明的液体热扩散同位素分离技术（liquid thermal diffusion isotope separation technique）被用于田纳西州橡树岭的 S-50 核电站（铀同位素分离工厂），是制造原子弹所需核燃料的关键。后来，他长期担任《科学》杂志主编。他的姑母内娃·马丁·埃布尔森（Neva Martin Abelson，1910—2000）曾开发出检测 Rh 血型的诊断方法。包括他的父亲、兄弟和姐妹，一家人全都是华盛顿州立大学校友。

埃布尔森本人与其姑母一样，在约翰斯·霍普金斯大学攻读博士学位，而后去了英国医学研究理事会（Medical Research Council，MRC）分子生物学实验室（LMB，位于剑桥大学）基因分子分部。他与克里克、悉尼·布伦纳（Sydney Brenner，1927—2019，南非生物学家，与克里克等人一起证明每种蛋白质氨基酸对应特定的三个 DNA 碱基序列，2002 年因线虫研究获得诺贝尔生理学或医学奖）等合作研究 DNA 的翻译问题。1968 年，他到加州大学圣迭戈分校工作。

1978 年阿古隆研究所从海军研究办公室获得了一笔关于海洋污染问题的经费，研究海洋中的微生物。1982 年，该研究项目扩展，并获得了美国国家科学基金会（National Science Foundation，NSF）和 NIH 的资助。埃布尔森还设立了蛋白质工程和计算机小组。而 20 世纪 80 年代，生物科技公司在硅谷扎堆成立，于是埃布尔森在 1984 年，基于阿古隆研究所成立了阿古隆制药公司。1985 年，他成为美国科学院、美国艺术与科学院两院院士。

阿古隆公司的科学家在接下来的三年时间里，采用 X 射线衍射技术，最先解决了胸苷酸合成酶（thymidylate synthase，TS）三维原子结构问题。而这是一个在癌细胞增殖中起重要作用的酶，于是他们开始设计和合成选择性抑制 TS 活性的化合物，并将之开发为抗肿瘤药物。

雷帕霉素、FK-506 卷入的移植医学竞争

因为研究方向不同，在东海岸的福泰公司并没有感受到来自西海岸阿古隆公司的威胁，博格的威胁来自内部分裂。他招募的哈佛大学教授斯图尔特·L. 施瑞伯（Stuart L. Schreiber, 1956— ）也曾在伍德沃德实验室学习和工作，直到 1980 年，他才到耶鲁大学担任副教授。1988 年，他回到哈佛大学担任教授。

在耶鲁大学期间，施瑞伯就接触到环孢素，那时已经研究出环孢素结合蛋白——亲环蛋白（cyclophilin），但如何影响免疫的机制却不清楚。当 FK-506 被宣布效果优于环孢素时，施瑞伯立刻关注到了。当博格接触他时，他立刻答应加入福泰制药，担任科学顾问。蒂什勒在主管默沙东公司研究时，曾在可的松的合成项目上与伍德沃德合作过。可惜，先达公司的马克（Marker）以墨西哥薯蓣为原料，革新了激素工业，也击败了默沙东公司。现在蒂什勒的学生博格与伍德沃德的学生施瑞伯再次合作，希望革新移植免疫药物领域。

1989 年，施瑞伯与福泰制药的科学家一起发现了 FK-506 的结合蛋白——FKBP（后来被命名为 FKBP-12），研究成果发表在《自然》杂志。但是，很快博格发现罗氏公司有可能资助施瑞伯研究 FK-506。即便施瑞伯保证把罗氏公司的资金用于其他项目，从而避免利益冲突，博格也不能接受。公司的另一位科学顾问，喜欢摄影和烹饪的哈佛大学化学系教授马丁·卡普拉斯（Martin Karplus, 1930— ）是鲍林的学生，并且见证了鲍林在 DNA 结构研究中的失败。他最先对蛋白质进行分子动力学模拟，后于 2013 年获诺贝尔化学奖。他也同时与福泰制药中断了合作关系。不过，与福泰制药中止合作，或许正是施瑞伯想

要的，因为他的团队也有了重大的发现。

这时，又出现了一个 FK-506 的竞争者——雷帕霉素（也称西罗莫司）。复活节岛（Easter Island）以其摩艾雕像（Moai statues）最著名。1964 年，微生物学家乔治斯·诺格拉迪（Georges Nógrády）在这里旅游时，发现岛上居民光脚走路，却很少患破伤风，于是采集了多个土壤样本检测。他发现土壤样本中没有破伤风的孢子，研究结束后，他将土壤样本转交给了耶斯特制药公司（Ayerst Pharmaceuticals）。

1972 年，耶斯特公司的科学家从土壤样本中培养出一种吸水链霉菌，其分泌的一种化学物质具有抗真菌特性，被命名为雷帕霉素（rapamycin，复活节岛被当地土著称为 Rapa Nui）。苏伦·塞加尔（Surendra Sehgal，1932—2003）带领团队，把它开发为抗真菌药，但失败了。塞加尔还把样品送给国家癌症研究中心（National Cancer Institute，NCI）筛选，NCI 研究人员一度发现该化学物质有抗肿瘤作用，但此时紫杉醇研究（由 NCI 主导）如日中天，雷帕霉素抗肿瘤效果相比紫杉醇还是差许多，所以被 NCI 中止。从此，雷帕霉素被雪藏起来。

1987 年，惠氏公司与耶斯特公司合并，同一时间，FK-506 名噪一时。塞加尔发现 FK-506 与雷帕霉素结构相似，于是该公司与卡恩合作，重新研究雷帕霉素的免疫抑制作用。1989 年，卡恩发表文章，认为雷帕霉素在抗移植排异方面有开发前景，而斯塔泽也于 1989 年发表了 FK-506 的临床研究结果。

卡恩推动雷帕霉素，斯塔泽推动 FK-506。全球的科学家都关注到了这两个药物，都在研究、优化它们。而博格和施瑞伯则希望通过药物设计，得到比 FK-506 更好的药物。大家都在科学前沿竞争。雷帕霉素和 FK-506 的推进是按部就班的，优化这两个药的技术也是现成的，但博格和施瑞伯的道路更长，也更艰难。

药物设计初衷失败与企业的成功

正需要博格和施瑞伯同心协力时，他们却分道扬镳了，从合作者成了竞争对手。不过，施瑞伯的团队率先有了发现，他们通过雷帕霉素与 FK-506 的共同结构，合成了 506BD（BD 代指结合域，binding domain）。虽然 506BD 一样结合了 FKBP 蛋白，但是，却没有起到免疫抑制的效果。施瑞伯立刻断定，雷帕霉素与 FK-506 的作用机制不同。通过亲和层析技术，施瑞伯团队发现了 3 个新的 FK-506 的结合蛋白，并且，雷帕霉素与其中的 FKBP-25 特异性地结合。施瑞伯团队已经不去优化 FK-506 了，也不去做靶向药物设计了，他已经接近了生物机制的新发现。

而福泰制药还在苦苦地纯化 FKBP，希望得到它的准确结构，然后根据这一结构设计出特效的化学分子。1991 年，福泰制药的团队终于成功地得到了 FKBP-12 的三维结构，结果发表在《自然》杂志上。

但同一年，毕业于哈佛大学的分子基因学博士迈克尔·尼普·哈尔（Michael Nip Hall），在瑞士巴塞尔大学研究雷帕霉素时，发现了一种蛋白质，可调节酵母细胞的细胞生长、细胞大小和细胞分裂。因为它的功能受到雷帕霉素的抑制，哈尔给这一蛋白命名为"雷帕霉素靶点"（target of rapamycin，TOR）。

而这时，施瑞伯的博士后刘钧（Jun Liu）优化了亲和层析技术，以亲环孢素蛋白 - 环孢素（cyclophilin-CsA）、FKBP12-FK506 和 FKBP12- 雷帕霉素（FKBP12-rapamycin）三种复合分子为饵（bait），得到了 cyclophilin-CsA- 钙调磷酸酶与 FKBP12-FK506- 钙调磷酸酶的三分子结合体。因为环孢素与 FK-506 分别导致了三分子结合，所以施瑞伯称它们为分子胶水（molecular glue）。施瑞伯的一部分研究进入了生物领域，与哈尔实验室以及免疫学家们交流合作，除了发现环孢素和 FK-506 的信号传导机制外，还发现了雷帕霉素与 TOR 相关的信号转导机制。

虽然福泰制药得到了 FKBP-12 的结构，但"分子胶水"概念的提出，意味着潜在药物与靶点的结合，并不是两两结合，而是三分子结合。原来的靶向药物设计方案是行不通了。所幸，他们已经与日本中外制药达成了协议，获得了新的资金支持，启动了人类免疫缺陷病毒（human immunodeficiency virus，HIV）新药项目。而同样做药物设计的阿古隆公司也放弃了抗肿瘤药物的研发，启动了 HIV 项目。两家采取相似的策略，开发 HIV 蛋白酶抑制剂。

1994 年，FK-506 获得 FDA 批准，商品名他克莫司（Tacrolimus），用于肝移植。1999 年，雷帕霉素被批准用于肾移植，商品名 Rapamune。斯塔泽和卡恩都取得了成功。

阿古隆公司于 1997 年上市奈非那韦（nelfinavir，NFV，商品名 Viracept），第一年销量即达 3.35 亿美元。1998 年，华纳兰伯特公司以 21 亿美元收购了阿古隆公司。埃布尔森一夜之间成为富豪，他和妻子克里斯蒂娜·格思里（Christine Guthrie，UCSF 分子生物学专家）在 RNA 领域（包括 snRNA）也做出贡献。不过，格思里起初反对同事（博伊尔等）把基因重组技术商业化。

1999 年，福泰制药的安普那韦（也称 VX-478，商品名 Agenerase，与宝来威康药业合作）也姗姗上市，但市场表现并不好。不过这已经证明了福泰制药的能力，而且博格更关注福泰制药在研的、表现优异的丙肝药物。最终，博格得到了回报，福泰制药也依靠丙肝药物翻盘。

但是，在阿古隆公司和福泰制药公司之前，第一个基于靶点结构设计的药物——碳酸酐酶抑制剂多佐胺（dorzolamide，商品名 Trusopt）于 1995 年获得批准。它是为了避免口服乙酰唑胺引起全身副作用而开发的，而开发它的，是博格的老东家默沙东公司。

参考文献

[1]　PARAPIA L A. History of bloodletting by phlebotomy[J]. Br J Haematol,2008, 143(4):490-495.

[2]　HYSON J M. Leech therapy: a history[J]. Journal of the History of Dentistry, 2005, 53(1):25-27.

[3]　LEAROYD P. A short history of blood transfusion[J]. Scientific & Technical Training STT-042 ,2006:1-18.

[4]　HURST J. A modern Cosmas and Damian: Sir Roy Calne and Thomas Starzl receive the 2012 Lasker~Debakey Clinical Medical Research Award[J]. Journal of Clinical Investigation, 2012, 122(10):3378-3382.

[5]　LAMBA N, HOLSGROVE D , Broekman M L. The history of head transplantation: a review[J]. Acta Neurochirurgica, 2016, 158(12):2239-2247.

[6]　沃思 . 十亿美元分子 [M]. 钱鹏展 , 译 . 上海 . 上海科技教育出版社 , 2018.

[7]　SCHREIBER S L . The Rise of Molecular Glues[J]. Cell, 2021, 184(1):3-9.

第九章
致命病毒与生命奥秘之钥

美国的天花疫苗接种史

1798 年，巴黎综合工科学校助教傅里叶被校长加斯帕·蒙日（Gaspard Monge，1746—1818，几何学大师、军工专家，曾在意大利担任拿破仑的顾问）选中，参加了拿破仑的埃及远征。

这次远征被拿破仑宣传为"科学探索"之旅，傅里叶和其余 175 名学者还得到了"骑驴行军"的优待。拿破仑对这位比自己大一岁的助教颇为友善，特别是得知傅里叶曾报考军校未被录取之后。法军击溃大名鼎鼎的"马穆鲁克"部队攻占开罗后，傅里叶被任命为埃及研究院的秘书。后加入远征的蒙日任研究院主席，拿破仑挂名副主席。

在这里，大量的木乃伊被发掘，运回了法国，开启了木乃伊的热潮。许多人在客厅里把木乃伊作为一项艺术品展出，而木乃伊拆封派对也很受欢迎。后来，人们在木乃伊上检测到了病毒 DNA 和 RNA 的残留。病毒在人类历史上引起了多次瘟疫，甚至很多次成为改朝换代的幕后黑手，但我们对病毒的认识，其实时间并不长。

在拿破仑远征埃及时，詹纳基于中国流传来的天花接种法，发明了牛痘（cow

pox）疫苗接种预防天花（small pox）病毒。

出身贵格教的医生本杰明·沃特豪斯（Benjamin Waterhouse，1754—1846）年轻时先后在伦敦、爱丁堡、莱顿等地学医。1780年年初，他在荷兰期间，还为未来的美国总统约翰·亚当斯（John Adams，1735—1826）提供居所，使后者作为大使，与荷兰签订了盟约，有力地支持了美国独立战争。回到美国后，沃特豪斯参与创办哈佛大学，并长期担任医学院教授。他也是成立于1780年的美国艺术与科学院（American Academy of Arts and Sciences，由亚当斯提议成立）的最早的会员之一。

1799年年初，沃特豪斯收到伦敦朋友寄来的詹纳于1798年发表的小册子（因为不被皇家学会认可，詹纳只能自己出版）《关于天花疫苗/牛痘的因素和影响的调查报告》（*Inquiry into the Causes and Effects of the Variolae Vaccinae or Cowpox*）。当年7月，他又得到了这种疫苗，首先给自己的孩子们接种，验证效果后，便写信给当时的总统约翰·亚当斯，希望能在美国推广牛痘疫苗。不过，此时亚当斯与盟友亚历山大·汉密尔顿（Alexander Hamilton，1755—1804，美国金融体系设计者）反目，且准备把首都从费城迁到华盛顿。事实上，迁都没几天，亚当斯就在大选中输给了副总统托马斯·杰斐逊，所以，焦头烂额的亚当斯根本没有理会过这封信。

于是，沃特豪斯只得再次写信给当选总统杰斐逊，杰斐逊于1800年12月收到信，立刻回信表示支持。作为一名拥有众多奴隶的农场主，杰斐逊已经在家人和奴隶身上进行了旧式的接种法（相当于灭活疫苗或减毒疫苗）。另外一位科学家富兰克林也是天花疫苗接种的积极支持者，他的一个儿子在4岁时（1736）死于天花，从此他就极力提倡接种疫苗。他曾经用旧式接种法为72名波士顿人接种，2人死亡。富兰克林对这一结果很满意，并登报宣传。

当杰斐逊接到沃特豪斯的信后，他很快在几名奴隶身上实验，发现安全有效。于是当杰斐逊就任总统后，沃特豪斯有了强力支持。很快，他委托波士顿健康委员会进行了一项对照实验，显示出疫苗优异的效果。沃特豪斯把自己制备的疫苗称为 kine pox，并试图保持对牛痘疫苗的垄断地位，不过没有成功。

因为接种疫苗后，很快就能够从被接种者的疱疹上制备新的疫苗，也称手臂到手臂接种法。在杰斐逊政府的主导下，疫苗接种很快普及，天花发病率直线下降。杰斐逊认为，詹纳的贡献比哈维发现血液循环更加重要。1806 年，他写了一封热情洋溢的信给詹纳：

哈维发现了血液循环，对我们来说增加了一个美丽的知识……而你已经从历史中抹去了人类最大的苦难……请接受我对你的健康和幸福的热切祝愿，并向你致以最崇高的敬意（Harvey's discovery of the circulation of the blood was a beautiful addition to our knowledge……You have erased from the calendar of human afflictions one of its greatest……Accept my fervent wishes for your health and happiness and assurances of the greatest respect and consideration）。

病毒的发现与噬菌体疗法的出现

巴斯德在发现鸡霍乱疫苗、炭疽疫苗这两个细菌疫苗后，转向了狂犬病这种病毒引起的不治之症。他用骆驼毛刷在一个死于狂犬病的 9 岁儿童的口腔里获取了适量黏液，然后接种了两只兔子，不到两天，兔子就死了。巴斯德原以为狂犬病也是一种细菌性疾病，但他发现无法用病者的血传染狂犬病。

而巴斯德在显微镜下看不到病原，一般方法也无法培养出病原。经过探索，他们用脑组织与脑脊液培养病原取得了成功。这使他确信狂犬病是一种神经性疾病，病原集中在中枢神经系统。他们通过干化脊髓 5~10 天来弱化病毒的毒性，结果获得了减毒疫苗，并在病人身上验证了狂犬病疫苗的成功。

德国农业化学家阿道夫·爱德华·迈尔（Adolf Eduard Mayer，1843—1942）研究烟草花叶病时发现，使用过滤纸过滤生病的烟草叶，把过滤液接种给别的烟草植株，可以传染生病，但他无法培养出病原。

巴斯德的助手尚贝兰（Chamberland）发明了一种过滤器，这种过滤器的小孔小于细菌。1892年，俄国科学家德米特里·约瑟福维奇·伊万诺夫斯基（Dmitri Iosifovich Ivanovsky，1864—1920）重复了迈尔的实验，这次他使用了尚贝兰过滤器，发现患病烟草植株的叶片汁液通过过滤器后再接种，还能引发花叶病。这就排除了细菌病原，不过他没有提出病毒的概念，而是继续用培养细菌的各种方法去培养这种病原，当然没能成功。

1898年，荷兰农业学家马丁纳斯·威廉·贝耶瑞克（Martinus Willem Beijerinck，1851—1931）又重复了这一实验，提出这是一种比细菌小得多的病原，与细菌不同。他为之起名病毒［virus，拉丁语指"黏液"，slimy fluid］。他看不到病原，所以就认为病毒是一种透明的液体，并且是"活的液体"（living liquid）。

1898年，德国的弗里德里希·勒夫勒和保罗·弗罗施（Paul Frosch，1860—1928）研究患口蹄疫动物［由口蹄疫（foot-and-mouth disease，FMD）病毒引起］，发现淋巴液中含有感染性物质，也能通过过滤器。他们对过滤液反复稀释，仍然能传染。据此，他们认为，这不可能是毒素，而且这种感染性物质能够自我复制，所以稀释不会影响它。最后，他们通过加热过滤器，用灭活的"感染性溶液"制造了一种动物口蹄疫疫苗。他们认为病毒是一种活的微粒，而不是活的液体。

美国生理学家弗朗西斯·佩顿·劳斯（Francis Peyton Rous，1879—1970）发

现，从一只鸡肿瘤上取得的细胞或滤液，可以使另一只鸡（或家禽）长肿瘤。1910年，他发表了自己的实验结果《一种可传播的禽类肿瘤（普通家禽的肉瘤）》，1911年，他又发表文章《家禽的一种肉瘤，可通过从肿瘤细胞分离的物质传播》。后来这一病毒被称为劳斯（Rous）病毒，因这一成果，他于1966年获得诺贝尔生理学或医学奖。

英国细菌学家弗里德里克·特沃特（Frederick Twort，1877—1950）很早就发现细菌可以通过突变获得糖发酵的特性。后来他注意到牛痘疫苗，多少都会带有一定的葡萄球菌，因此他提出一个假设，认为这些细菌是疫苗有效的必要因素。1915年左右，特沃特和弟弟发现了可以感染细菌的病毒——噬菌体，并且可以用致死的细菌去感染新的细菌。但他没有意识到这是一种生命体，反而认为这是一种细菌分泌的特殊的"酶"。

带有传奇色彩的法裔加拿大微生物学家费利克斯·德雷勒（Félix d'Herelle，1873—1949）出生于加拿大，幼年丧父，随母亲在法国巴黎生活。他的家境很好，16岁高中毕业后就骑自行车漫游西欧，17岁到南美旅行，20岁时在土耳其遇到后来的妻子。24岁时他与妻子回到加拿大，并自己建了实验室研究细菌学。德雷勒虽然只有高中学历，但自学成才，并在父亲朋友的介绍下得到加拿大政府的关于发酵的研究基金。德雷勒随后与弟弟开了一个巧克力工厂，结果破产，不得不到危地马拉一家医院担任微生物技术人员。

在危地马拉，德雷勒继续发挥冒险精神，他除了研究疟疾、黄热病外，还为当地农场提供服务，建议他们通过酸化土壤，提高咖啡树对一种真菌病的免疫力，并且研究用香蕉生产威士忌酒的工艺。1907年，他在墨西哥政府得到一个研究发酵工艺的机会，两年后，他成功地开发了剑麻酒的生产工艺。剑麻酒工厂兴建时，他到巴黎监督进口设备的质量，并到巴斯德研究所做实验。他以"无聊"为由拒绝担任酒厂负责人。

这时墨西哥发生蝗灾，他从蝗虫身上提取了致病菌，用来对抗蝗灾，这是对"生物农药"的早期尝试。1911年，他发表了相关的研究结果。同年，他到巴斯德研究所担任不拿薪水的"编制外研究员"。当年年底，他又被阿根廷政府邀请前往控制蝗灾。虽然阿根廷方面说效果不明显，但他宣称取得巨大成功，其他国家也相继来聘请他控制蝗灾。

"一战"期间，他还生产了大量医用品供给军队。1917年，他进行了噬菌体相关的研究，基本上是重复其他人的实验。1919年，德雷勒从鸡身上得到一种噬菌体，用这种噬菌体治疗鸡的伤寒病，取得了个别成功。

因为用光学显微镜看不到噬菌体，所以当时不清楚噬菌体的大小和特性。但他大胆地把它用于疾病治疗，结果受到大量批评。20世纪20年代，他到中南半岛和印度旅行，在感染霍乱和鼠疫的疫区，分离相应的病原及噬菌体，并大量培养噬菌体用于防疫治疗。1921年，他发表了《噬菌体在免疫中的作用》，提出噬菌体疗法（phage therapy）概念，引起巴斯德研究所一些"编制内同事"的批评。后来，在此影响下，德尔布吕克等科学家成立噬菌体小组，进一步研究病毒、细菌，开启了分子生物学。

当时抗生素还没有被发现，所以噬菌体疗法引起了很多科学家和制药企业的兴趣，德雷勒也获得了众多荣誉，并受邀到美国耶鲁大学担任教授。但是生产这种"看不见、摸不着"的噬菌体工艺不易标准化，虽然有个别产品上市，但争议很大。德雷勒很快回到法国"生产"噬菌体，并且他还到了印度，通过向水井中投放自己生产的噬菌体来控制鼠疫。

德雷勒受到越来越多的批评，然而，苏联欢迎了他。1934年，他到苏联工作，苏联掀起了噬菌体疗法热潮。不过一段时间后，他的朋友被宣布为"人民敌人"，在大清洗中被枪决，他也逃离了苏联。随后，苏联禁止了他的著作，但保留了噬菌体疗法。

新的抗生素百浪多息面世后，噬菌体疗法就走下坡路了。"二战"期间，德雷勒被纳粹监禁。"二战"结束时，青霉素已经改变了世界制药业。

新中国成立后，我国因为抗生素缺乏，一度也学习了噬菌体疗法。1958年，有炼钢工人因深Ⅱ度烧伤被送往广慈医院（现上海瑞金医院）救治。病人出现铜绿假单胞菌败血症，使用多黏菌素治疗，又很快出现了耐药性。经第二军医大学细菌学教授余㵑（1903—1988）会诊，决定采用噬菌体疗法，他们从污水中采样，得到敏感噬菌体，用噬菌体培养液为病人烧伤处进行多次冲洗，细菌很快被控制。

余㵑于1927年毕业于国立北京医科学校，这是中国第一所公办的西医学校，随后他到哈佛大学医学院秦瑟实验室进修，与汤飞凡成为朝夕相处的同学。1929年，他们同获哈佛大学博士学位。1930年，余㵑与汤飞凡、李涛（1901—1959，余㵑在北医的师兄）一起翻译编著《秦氏细菌学》，宣传秦瑟的细菌学说。余㵑是噬菌体疗法的实践者，不过，华北制药厂等抗生素工业企业建成后，高效低价、使用便捷的抗生素很快淘汰了噬菌体疗法。

电子显微镜与跨界学者德尔布吕克

德国科学家恩斯特·鲁斯卡（Ernst Ruska，1906—1988）读大学时就设想，用可调节的电子波制作波长比光波小得多的"显微镜"。1931年他取得工程师证书，并用电子线圈制成可聚集电子波的"电子透镜"。1933年，他和马克斯·克诺尔（Max Knoll，1897—1969）把阴极电子源、电子透镜、高压示波器进行组装，获得了比光学显微镜放大十几倍的透射电镜。1986年，鲁斯卡因这一发明获得诺贝尔物理学奖。

在发明透射电镜后，鲁斯卡于 1937 年进入西门子公司，开发出第一台商业化的透射电镜。他向公司管理层提出建议，设立合作研究中心，以拓展电镜在各个领域的应用。第一个到合作研究中心工作的是他的弟弟赫尔穆特·鲁斯卡（Helmut Ruska，1908—1973），赫尔穆特与同事在 1939 年使用透射电镜得到了噬菌体的图像。

在得到病毒图像之前，南非裔美籍医学家马克斯·泰累尔（Max Theiler，1899—1972，1951 年获得诺贝尔生理学或医学奖）等于 1928 年确证黄热病由病毒引起，并于 1937 年制备相应疫苗。

美国生物化学家和病毒学家温德尔·梅雷迪思·斯坦利（Wendell Meredith Stanley，1904—1971）因对苯化合物和激素的研究获得 1946 年的诺贝尔化学奖。1932 年，斯坦利与卡尔·G. 文森（Carl G. Vinson）展开了一场谁先分离烟草花叶病毒（TMV）的竞赛。这一病毒仍在英国发生，对烟草产业造成损害。1935 年，斯坦利通过把 pH 值调低，在强酸环境中，病毒表现出蛋白质的凝结性。他认为 TMV 大部分是由蛋白质所组成的，并得到病毒晶体，把病毒成功地分离为蛋白质、核酸两部分。

TMV 是第一个被结晶的病毒，从而可以通过 X 射线晶体学的方法来得到其结构细节。1955 年，通过分析病毒的 X 射线衍射照片，英国罗莎琳德·埃尔茜·富兰克林揭示了这一病毒的整体结构。在研究 TMV 的热潮中，噬菌体的研究也在噬菌体小组的推动下，取得了决定性的进步。

噬菌体小组的核心人物德尔布吕克出生于柏林，他的母亲是著名化学家李比希的孙女，他的父亲是柏林大学的历史学教授。他在哥廷根大学学习天体物理学，后转向理论物理学。1932—1937 年，德尔布吕克在柏林担任莉泽·迈特纳（Lise Meitner，1878—1968）的助手。迈特纳发现元素镤和核裂变，被爱因斯坦称为德国的居里夫人。1933 年，德尔布吕克发现重质原子上的康普顿散射实验中，实验数据与预测数据有差异，提出了一种解释，即在电场中的真空极化引发伽马射线散射。德尔布吕克的论点是基于保罗·狄拉克（Paul Dirac，1902—1984）的相对论量子力学。

1953 年，德裔美国核物理学家汉斯·阿尔布雷希特·贝特（Hans Albrecht Bethe，1906—2005，在曼哈顿工程中起到重要作用，因提出恒星核合成理论，获得 1967 年诺贝尔物理学奖）验证了德尔布吕克的理论，证实光子在重核库仑场中的相干弹性散射现象，命名为"德尔布吕克散射"（Delbrück scattering）。

在 1930 年获得博士学位后，德尔布吕克游历了英国、丹麦和瑞士。他遇到了尼尔斯·玻尔（Niels Bohr，1885—1962，1922 年获得诺贝尔物理学奖），玻尔认为量子力学可以应用到生物学领域，激发了他对生物学的兴趣。

摩尔根于 1933 年获得诺贝尔奖，但是他对数学模型并不感冒，还一度嘲笑孟德尔的遗传理论。而他的学生赫尔曼·约瑟夫·穆勒（Hermann Joseph Muller）非常有想象力，为摩尔根团队 1915 年出版的《孟德尔遗传学原理》一书做了较多贡献。穆勒博士毕业后，到多所大学研究突变。他在 1925 年成为得克萨斯州大学教授，发现了 X 线辐射也能致突变，从而创建了辐射遗传学，建立了 CIB 遗传突变检测方法，并详尽地研究了诱变剂量与突变率的关系。1927 年，穆勒在《科学》杂志上发表研究论文《基因的人工蜕变》（*Artificial Transmutation of the Gene*），说明了射线诱变剂量与基因突变率的关系，为诱变育种奠定了理论基础。他因这些工作，被授予 1946 年诺贝尔生理学或医学奖。

1932 年，离婚后的穆勒来到柏林，与尼古拉·蒂莫菲耶夫·雷索夫斯基（Nikolay Timofeev Ressovsky，1900—1981，放射性生物学家，参与苏联原子弹计划）一起研究放射线致突变问题。而玻尔也于 1932 年发表演讲"光与生物"

（Light and Life)，于是德尔布吕克对穆勒等的研究很感兴趣，他和卡尔·齐默（Karl Zimmer, 1911—1988, 放射性生物学家，参与苏联原子弹计划）也加入进来。四人组建了一个研究小组，他们发现这些突变是由单对离子或小簇离子引起的，于是他们认为，基因具有类似化学分子的稳定性。

1933 年，纳粹上台，穆勒因其政治观点被逮捕，后受邀前往苏联，但他与李森科（Trofim Lysenko, 1898—1976）的观点冲突，又被迫离开。

在穆勒离开柏林后，1935 年，斯坦利结晶了 TMV，受此影响，德尔布吕克、雷索夫斯基、齐默合作出版了一本关于基因突变和遗传结构的著作，分析基因的化学性质，探讨基因突变和基因结构，开启了辐射遗传学研究。不过，德尔布吕克猜测基因是蛋白质。这本书启发了薛定谔，他在 1943 年开设了一个讲座，并写了《什么是生命？》这本书。

德尔布吕克的哥哥、妹妹，以及妹妹的丈夫克劳斯·邦赫费尔（Klaus Bonhoeffer）及其哥哥迪特里希·邦赫费尔（Dietrich Bonhoeffer）都是纳粹反对者。1945 年，邦赫费尔兄弟因策划刺杀阿道夫·希特勒（Adolf Hitler, 1889—1945）被杀害。苏联占领柏林后，他的哥哥在苏军关押期间去世。

而德尔布吕克早在 1937 年就申请了洛克菲勒基金会一个研究项目，并到了美国。一开始他到加州理工学院摩尔根实验室研究果蝇的遗传学。不过，研究果蝇让他感到沮丧，没有方向。加州理工学院的生物化学博士埃默里·利昂·埃利斯（Emory Leon Ellis, 1906—2003）希望研究病毒对肿瘤的作用，一开始他使用动物，但养动物费用太高，于是选用了噬菌体。一次他作噬菌体的报告，而德尔布吕克因事未能参加。但他对噬菌体感兴趣，所以就到埃利斯实验室拜访。他发现实验室极为简陋，只有一些培养皿、移液管和一台高压灭菌器。

德尔布吕克被简单的噬菌体吸引了，对他来说，噬菌体是最小的生命，用来研究基因应该是最简单的。只不过，他认为病毒也是一个能够不依赖细菌而在外界存活的单独的新陈代谢系统。于是，他们开始合作。1939年他们发表了一篇文章，报告噬菌体并不是像细胞那样呈指数繁殖的。

因为洛克菲勒基金会的项目到期，1940—1947年，德尔布吕克来到范德比尔大学（Vanderbilt University）教授物理学，不过，他的关注点仍是生物学。1940年7月，他与鲍林为了反对约尔当（Jordan）的观点，在《科学》杂志上合作发表文章，描述生物大分子相互间的作用力，认为有互补倾向。

德尔布吕克与鲍林的观点相同，都认为基因是蛋白质。但是鲍林的理论功力更强，他在文章中写下了一段话，认为"生物大分子之间的结合过程中，互补性相当重要，并且比同一性更重要。正是有了互补性和同一性，生物大分子才能从结构上具备自我催化性质。"这说明鲍林已经认识到了基因的自我催化功能。

不过，鲍林开始转向蛋白质结构研究。而德尔布吕克召集众多生物科学家，组建了噬菌体小组，希望得出生命的基本规律，也即基因的秘密。

"噬菌体小组"与设想不符的实验发现

意大利解剖和组织学家朱塞佩·莱维（Giuseppe Levi，1872—1965）在都灵教学期间，培养了三名诺贝尔奖得主学生：丽塔·莱维-蒙塔尔奇尼（Rita Levi-Montalcini，1909—2012）、卢里亚（Luria）和雷纳托·杜尔贝科（Renato Dulbecco，1914—2012）。

莱维-蒙塔尔奇尼在1960年发现了第一个生长因子——神经生长因子NGF。她的学生斯坦利·科恩（Stanley Cohen）于1962年鉴定出了表皮生长因子EGF，他们一起分享了1986年诺贝尔生理学或医学奖。

卢里亚和杜尔贝科的研究则涉及噬菌体，他们加入了德尔布吕克发起的"噬菌体小组"，他们均在"二战"中担任意大利军医。杜尔贝科和莱维 - 蒙塔尔奇尼战后结伴到达美国。

卢里亚因犹太身份，于 1938 年就到了法国巴黎。不过，德国通过闪电战，在几个月内逼降法国，而卢里亚在德军到来之前，骑着自行车赶到马赛港口，登上了去美国的轮船。他在意大利罗马大学的放射学老师恩利克·费米（Enrico Fermi，1901—1954，1938 年获诺贝尔物理学奖）帮助他得到了一份洛克菲勒基金会的资助。

卢里亚本身就对基因突变感兴趣，想找德尔布吕克合作，他们两人前期有通信联系，在美国相遇后，一拍即合。德尔布吕克希望通过噬菌体的研究，找到基因的真相，他称之为原子基因（atomic gene），而这个原子基因将决定生物的遗传，也即生命的本质。一开始他和卢里亚想分离出正在复制的噬菌体。他们用两种噬菌体同时感染细菌，希望这两种噬菌体在感染过程（复制过程）中有快慢之分，当较快的噬菌体分泌水解酶来分解细菌的时候，得到复制较慢噬菌体的"基因复制中间体"，从而发现基因的真相。但是，他们失望地发现，一种病毒的感染会阻止另一种病毒的感染。

噬菌体小组的托马斯·福克斯·安德森（Thomas Foxen Anderson，1911—1991）在宾州大学使用电子显微镜，研究德尔布吕克提供的噬菌体样本，认为病毒远比想象的要复杂，其中既有蛋白，也有核酸。1943 年，噬菌体小组公布了噬菌体的电子显微镜照片。他们仍朝着验证基因是蛋白质和寻找原子基因的方向走去。

1943 年，他们完成了一个经典实验——卢里亚 - 德尔布吕克实验（Luria-Delbrück experiment），这个实验是卢里亚在印第安纳大学的一次教师舞会上观看老虎机时构思的。卢里亚知道，博彩业只是财富集中，并不是财富创造。当

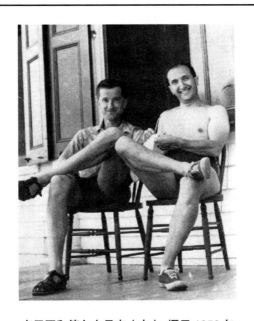

卢里亚和德尔布吕克（右），摄于 1953 年

图片来源：https://www.mun.ca/biology/scarr/Delbruck_&_Luria_1953.jpg

一名老师在玩老虎机时，卢里亚劝他，从概率看，投入 100 元，会输掉 30 元，一直玩下去会输光。但该老师很快赢得了大奖，顺便讽刺了卢里亚。

卢里亚由此想到，虽然博彩业的平均概率是玩家输，但玩家毕竟有赢得大奖的概率（虽然极低）。每名玩家都被大奖以及设计的不同概率奖项吸引，而刻意忽视长期的平均概率。那么细菌对抗噬菌体感染的概率是如何的呢？

卢里亚将等量细菌（大肠杆菌）接种到多个含有 T1 噬菌体的琼脂上。如果突变是随机的，则抗（病毒）性菌落在每个琼脂上相同。结果发现，每个琼脂平板上的抗病毒菌落数量差异很大。经过德尔布吕克统计，数据呈现泊松分布，他还计算出平均有 2.4×10^8 个细菌的培养基中，每代细菌平均有 2.37×10^{-8} 的突变。这说明，（进化）基因突变是在没有选择的情况下产生的，而不是对选择

（病毒因素等）的反应。

这一实验启发了细菌学家们，他们开展了一系列耐药性研究，也启发了林德伯格（Lederberg）和塔特姆（Tatum）在 1946 年发现大肠杆菌的基因重组现象。虽然这一实验让卢里亚和德尔布吕克获得了诺贝尔奖，但是，这并不是德尔布吕克想要的结果。

卢里亚于 1943—1950 年在印第安纳大学工作，他的第一个研究生就是沃森。后到达美国的杜尔贝科也到这里和他共事过一段时间。

1945 年，卢里亚、德尔布吕克和阿尔弗雷德·戴·赫尔希（Alfred Day Hershey，1908—1997）一起在纽约冷泉港实验室发现，噬菌体需要宿主（大肠杆菌等）的细胞内资源才能复制，这又与德尔布吕克的设想不符。

1952 年，赫尔希与玛莎·蔡斯（Martha Chase，1927—2003）利用放射性磷 -32 标记 T2 噬菌体中的 DNA（磷包含在 DNA 中而不是蛋白质中），用放射性硫 -35 标记 T2 噬菌体的蛋白质（硫包含在蛋白质中而不是 DNA 中），验证了 DNA 才是遗传物质，这完全推翻了德尔布吕克的假设。

同一时间，卢里亚与让 - 雅克·魏格尔（Jean-Jacques Weigle，1901—1968）等通过一系列噬菌体实验，发现了限制性内切酶。后来卢里亚转向细菌研究，发现细菌素（bacteriocins，如乳酸链球菌素）能够在细菌的膜上造成孔洞，使离子通过。而 DNA 的双螺旋结构也被沃森和克里克发现。所以德尔布吕克再也不碰噬菌体了，并开始对诸多科学成果提出批评。有玩笑称，"当他对你的研究不关心时，说明你选对了方向；当他对你提出批评时，说明你走在正确的路上；当他说'我一个字都不相信'（I don't believe a word of it）时，说明你做出了重大成果。"

1969 年，卢里亚、德尔布吕克、赫尔希这三位噬菌体小组的核心，因对病毒的研究共享了诺贝尔生理学或医学奖。有噬菌体小组的科学家描述三人的特点："如果说噬菌体小组是一个教会，德尔布吕克就是威严的教皇，卢里亚是睿智的主教，赫尔希则是无私的圣人。"噬菌体小组的工作奏响了分子生物学的序章。

杜尔贝科于 1949 年跟随德尔布吕克到加州理工学院工作，在那里，他建立了自己的实验室并培养了学生霍华德·马丁·特明（Howard Martin Temin，1934—1994）。后者在 1960 年离开杜尔贝科的实验室，来到威斯康星大学，在那里他通过研究放射菌素 D 这一 DNA 抑制剂对病毒的作用，推测病毒是由 RNA 产生 DNA 的，他于 1965 年发表了自己的研究结果，这一研究引起了沃森等人的质疑。后来他的学生塞托施·马兹泰尼（Satoshi Mazutani）在他的指导下分离相应的酶，最终发现了逆转录酶。

杜尔贝科在特明离开后，于 1962 年来到索尔克研究所，于 1965 年聘请大卫·巴尔的摩（David Baltimore，1938—　）做研究员。一开始，巴尔的摩研究脊髓灰质炎病毒的结构与复制。1967 年，黄诗厚（Alice S. Huang，1939—　）加入了他们，因为黄诗厚研究的是水泡性口炎病毒（vesicular stomatitis virus），巴尔的摩也开始研究这一病毒。1968 年，他们前往 MIT，并于同年结婚。在 MIT，他们发现了 RNA 病毒的转录感染机制，并发现了逆转录酶。1975 年，杜尔贝科、特明、巴尔的摩共同获得诺贝尔生理学或医学奖。

经过科学家半个多世纪的研究，我们对病毒有了全面的了解。在此期间，黄热病毒疫苗、脊髓灰质炎病毒疫苗、麻疹病毒疫苗纷纷上市。相关研究人员都因这三种病毒的发现、病毒培养技术的发明、疫苗的发明而获得诺贝尔奖。

肝炎的流行与早期的争议性人体试验

到 20 世纪 60 年代，科学家们已经成功地通过细胞培养繁殖了许多病毒，不过，一些致病性病毒不产生任何细胞病变效应，难以识别。用电子显微镜或某些生物学方法（如血凝）可以检测、观察病毒，但对于个体的临床诊断来说，缺乏好办法。

随着疫苗接种以及输血术的大范围应用，对于病毒检测手段不足的危害显现出来，最著名的就是 20 世纪肝炎病毒在全球范围的传播。

希波克拉底最早描述了流行性黄疸，不过流行性黄疸常与疟疾等流行病混淆在一起。后来被封圣的教皇（罗马主教）扎卡里（Zachary，679—752）长袖善舞，孤身犯险，与伦巴第人议和，又承认了丕平对法兰克王位的占有，得到了丕平献土。扎卡里废除了罗马城的奴隶买卖，并且对流行病（包括流行性黄疸等）采取隔离手段。

詹纳在自己的小册子中仔细地分辨了不同疱疹与牛痘的关系。而伦敦接种医院的威廉·伍德维尔（William Woodville，1752—1805）虽然一开始反对牛痘接种，后来又用污染了天花病毒的器械接种导致死亡事件，但他在 1799 年得到了一头患牛痘的牛，使用这头牛，他为许多人进行了接种。1805 年，拿破仑命令自己部队中的士兵，都要按詹纳法接种天花疫苗。疫苗虽然很快传遍全球，但天花疫情仍时不时暴发。

1883 年，德国港口城市不来梅市暴发了天花疫情。为了控制这一流行病，1289 名船厂工人接种了疫苗。6 个月后，191 名接受过淋巴接种的工人患上了黄疸。1885 年，卢尔曼（Luhrman）在调查这次事故时，发现这些病人在几个月前都接种过天花疫苗。推测可能是制备的天花疫苗（从天花病人的淋巴中制备）中含有某种病原所导致的。这也向人们提出警告：任何血源性的疫苗，都有传播疾病的风险。

随着输血术的增加，肝炎流行加速。1942 年，美国陆军人员开展大规模黄热病疫苗注射，发生了 50 000 例肝炎病例。1931 年，范德比尔大学病理学教授欧内斯特·威廉·古德帕斯特（Ernest William Goodpasture，1886—1960）使用鸡胚培养病毒和立克次体，取得了成功。洛克菲勒研究院的泰累尔（Theiler）于1936 年采用这一技术，在鸡胚中多次传代得到了 17-D 突变株减毒活疫苗。这一疫苗并不会携带病毒，但因为后来为了稳定疫苗，加入了人的血浆，导致了这次感染事件。1947 年，医学界把肝炎分为传染性（流行性）和血清性，血清性肝炎是研究的重点。

但是，接下来几十年，所有鉴定病原体的尝试都没有成功。当发病率逐渐增加的情况下，人体试验被提出，"志愿者"是监狱的囚犯或智障儿童。索尔·克鲁格曼（Saul Krugman，1911—1995）在纽约大学医学院长期担任教授，20 世纪 50 年代中期，他受邀担任柳树河州立学校（Willowbrook State School，智障儿童学校，发生多起麻疹、肝炎流行）的医学顾问。

1960 年，克鲁格曼在这里首先接种了麻疹减毒活疫苗［由恩德斯（Enders）等开发］，取得了良好效果。但是，这里的孩子几乎全部患有肝炎，包括一部分管理者。遭受社会舆论压力的校长写信给 5000 名家长，让他们把孩子带回家里看护，但最终只有两名孩子被带走。

早在 1955 年，克鲁格曼等就采用谷草转氨酶（aspartate aminotransferase，AST）和谷丙转氨酶（alanine aminotransferase，ALT）作为肝功能的指标，并开展研究，不过，只有家长同意的孩子才会入组。克鲁格曼发现这里存在两种肝炎——A 型和 B 型，当时分别称为 MS-1 和 MS-2。MS-1 型肝炎主要通过粪口途径传播，而 MS-2 型肝炎被认为主要通过肠外途径传播（包括血液、接触等）。而且他们尝试开发一种疫苗，用蒸馏水把 MS-2 血清按 1∶10 稀释并煮沸后，血清就不具有感染性，而且有免疫作用。这显然达不到灭活疫苗或减毒疫苗的标准。

事实上，1951—1954 年，罗德里克·默里（Roderick Murray）和同事通过向所谓的"志愿者"（囚犯）注射 1 毫升稀释的血浆，研究急性肝炎病人血浆的传染性。他们发现 1∶104 的稀释液仍然可以引起临床肝炎，这一研究在伦理上产生了很大争议。

乙肝的发现及血源性疫苗研究

美国内科医生和遗传学家巴鲁克·塞缪尔·布隆伯格（Baruch Samuel Blumberg，1925—2011）希望研究某些疾病，特别是癌症易感性的遗传标记。20 世纪五六十年代，他在 NIH 的资助下，在世界范围内从各种族收集血清样本。他假设那些接受多次输血的人（如血友病病人）会产生抗"多态性"血清蛋白的抗体，然后，他用这种抗体来筛选未知的抗原。

瑞典免疫学家奥尔然·奥克特洛尼（Örjan Ouchterlony，1914—2004）于1948 年发明了双向琼脂扩散试验法（double immunodiffusion test）。用这种方法把抗原和抗体加到琼脂板上相对应的孔中，两者各自向四周扩散，如两者相对应，则经过一定时间后，会在抗原、抗体孔之间出现清晰致密的白色沉淀线。

1965 年，布隆伯格和同事用这种方法在大量采集的几个血清样本中发现了一种新的抗原，这种新抗原出现在澳大利亚土著人身上，被命名为澳大利亚抗原（Au-Ag）。布隆伯格认为 Au-Ag 确实是一种多态性血清蛋白，就像他以前发现的脂蛋白抗原一样。但很快他发现 Au-Ag 可能与肝炎有关，布隆伯格在 1967年发表了自己的发现。

布隆伯格在牛津大学时，师从亚历山大·乔治·奥格斯顿（Alexander George Ogston，1911—1996，从事生物系统热力学研究，主张用化学方法研究生物问题），而奥格斯顿的另一个博士生奥利弗·史密斯兹（Oliver Smithies，

1925—2017，因基因打靶技术获得 2007 年诺贝尔生理学或医学奖）在 1955 年时，受到多伦多儿童医院实验室的电泳技术启发，通过把淀粉加热而后冷却变成胶状，从而发明了淀粉凝胶电泳技术，推动了固相凝胶电泳技术的进展，随后，丙烯酰胺凝胶电泳（1959）、琼脂糖凝胶电泳（1966）先后被发明。

默里于 1970 年用 Au-Ag 测试以前的囚犯血样时，发现稀释到 1∶107 也导致临床上无症状的感染。克鲁格曼也发现，以前的智障儿童血样中，能够检测到Au-Ag。因为人体试验被强烈抗议，詹姆斯·梅纳德（James Maynard）用 1∶108的倍数稀释病人血清，静脉注射给黑猩猩时，1 毫升的剂量仍然具有传染性。

各个科学团队都在研究，Au-Ag 是宿主对引起肝炎的病原体的反应形成的蛋白质？是病原体的一种成分？还是病原体本身？

20 世纪初，新几内亚的土著部落中发现了一种致命疾病——"库鲁病"（kuru，土著语指"因恐惧而颤抖"），丹尼尔·卡尔顿·盖杜谢克（Daniel Carleton Gajdusek，1923—2008，曾在鲍林实验室进行博士后研究）深入部落中，研究这一疾病。但他无论如何也没有发现相关病原体，直到发现部落有吃死尸脑子的传统，他才用死尸的脑子得到了动物染病模型。不过，动物（黑猩猩）发病是在脑部注入"病原"两年之后的事了，而且，他依旧无法分离病原体。不过，他劝说土著人放弃吃人脑的传统，库鲁病消失了。因为这一贡献，盖杜谢克在1976 年与布隆伯格一起获得了诺贝尔奖。这也让人们怀疑，病原是一种纯蛋白。

在电子显微镜下，纯化的 Au-Ag 呈现为小的圆形颗粒，与病毒不同，其大小在 17~25 纳米。它的紫外光谱显示是纯蛋白，而不是核蛋白。

布隆伯格用放射性 32P 磷酸盐作为新合成 DNA 前体，注射到绝症 Au-Ag携带者（肝癌）体内，每天抽血化验，并跟踪 32P 在密度梯度上的分布。提纯的 Au-Ag 颗粒含有少量的 32P，但通过苯酚萃取，放射性消失。

于是，布隆伯格和他的团队得出结论，这些粒子不含任何核酸。他们高度怀疑 Au-Ag 是一种传染性肝炎蛋白病原体，提出了一种新的无核酸感染原理，并以他当时工作的费城癌症研究所（Institute for Cancer Research in Philadelphia）的名字命名为 ICRON。

1970 年，英国科学家戴维·S. 戴恩（David S.Dane）在检查 Au-Ag 免疫复合物时，发现了尺寸为 42 纳米、内核清晰可见的大型病毒样物体。1971 年，他的同事琼·阿尔梅达（June Almeida）证明戴恩颗粒是引起肝炎的真正病毒 HBV。而 Au-Ag 显然是病毒包膜的表面抗原，因此被命名为 HBsAg（表面抗原）。受感染的肝细胞形成大量过剩的 HBsAg 蛋白，并将其以直径约 20 纳米的圆形或丝状非感染性颗粒分泌到血液中。

1973 年，斯坦福大学的威廉·S. 罗宾逊（William S. Robinson）检测到 HBV 内的内源性 DNA 聚合酶活性，1974 年，他确定了 HBV 的 DNA 约 3200 个碱基。罗宾逊计划用大肠杆菌克隆少量可用的病毒 DNA，但由于转基因生物安全问题而中止。

HBV 有高度物种和器官特异性，病毒的分离和培养一直没有进展，疫苗也难以提上日程。而布隆伯格利用固相凝胶电泳技术，分离纯化得到了 HBsAg 抗原，便希望用它来制备一种乙肝疫苗。

1969 年，布隆伯格与同事申请了一份以病人血清制备乙肝疫苗的专利，两年后被授权。但是，这一专利的所有权归 NIH，而 NIH 的专利政策比高校要保守得多，并且，在专利授权时，不允许出现垄断的情况。在布隆伯格的努力下，NIH 最终仅同意把美国之外的专利授权让他们自由操作，这些限制导致他们很长时间找不到合作厂家。

直到 1975 年 8 月，默沙东公司才同意放弃海外权益，并不主张国内的独家地位，这一疫苗才得以进行下去。希勒曼的团队立刻运作起来，把布隆伯格的方法优化，提高了 HBsAg 的制备效率和纯度。并且，希勒曼与克鲁格曼合作，在医院抽取病人血液获得 HBsAg 抗原，用于制备疫苗。

布隆伯格通过筛查，发现亚洲人携带 HBsAg 比例较高，便通过多种渠道向亚洲国家介绍这一疾病。1972 年，中日建交，北京医学院（现北京大学医学部）副院长汉斯·米勒（1915—1994，德裔中国医学家）教授与妻子中村京子回日本探亲，考察了日本刚研制出的乙肝病毒检测和诊断技术，并带回来几个乙肝病毒检测试剂盒。北京医学院附属人民医院的陶其敏（1931—2017）在米勒的推荐下，于 1973 年赴日本学习血凝法检测乙肝技术。陶其敏回国后，用 4 个月时间研制出 HBV 检测试剂。

1975 年，米勒把一份简短的布隆伯格的血源性疫苗报道给陶其敏参考，陶其敏决定用密度梯度离心提纯血液中的乙肝抗原，之后再灭活其中的残留病毒，制备疫苗。1975 年 7 月 1 日，团队成功制备了第一支血源性乙肝疫苗，命名为 7571 疫苗。因缺少动物实验条件，陶其敏注射在了自己身上，观察 3 个月，初步验证了安全性和有效性。

同样在 1975 年，法国巴斯德研究所也开展了血源性乙肝疫苗项目，但采用的是层析分离法，而不是离心法分离表面抗原，并且采用福尔马林灭活病毒。疫苗于 1981 年上市，商品名 Hevac-B，由巴斯德研究所下属的巴斯德疫苗（Vaccins Pasteur）公司生产。

早在 1971 年，克鲁格曼就开发了一种血源性的乙型肝炎疫苗，将 HBsAg 阳性血清稀释了 10 倍，加热灭活，注射给智障儿童，间隔 4 个月再接种一次。然后，他将含有传染性 HBV 的血清注射给孩子们，结果在统计学上显示有一定的保护作用（有一些孩子仍被感染）。显然，克鲁格曼的工艺不达标，伦理也完全不允许。希勒曼的团队经过研究，改进工艺，在病毒灭活环节使用胃蛋白酶、尿素、甲醛连续灭活。不过，HBV 无法被培养出来，所以只能通过动物实验来判断是否"灭活成功"。

研发告一段落后，默沙东公司寻求进行临床试验，即便希勒曼已经在 3000 只黑猩猩身上验证了安全性和有效性，可 FDA 仍对这一血源性疫苗充满了警惕。于是，克鲁格曼率先在自己身上试验，默沙东公司一些员工也成为志愿者，初步在人体验证了疫苗的安全性，FDA 这才被说服。

1978 年，临床试验启动，由沃尔夫·茨姆奈斯（Wolf Szmuness，1919—1990）主持。他出生于波兰华沙，"二战"中家人死于集中营，自己在苏联西伯利亚劳动，"二战"后返回波兰，因妻子患乙肝而致力于这一疾病研究。1967 年 6 月 5 日，以色列空军突袭埃及、约旦、叙利亚，第三次中东战争爆发。英美等国支持以色列，而东欧国家则发起了反以色列、反犹太运动。茨姆奈斯拒绝参加当地的反犹游行，被迫来到美国，加入纽约血液中心。

茨姆奈斯团队招募了 1083 名志愿参与者（多是同性恋、吸毒者），结果显示疫苗的保护率为 92%。1981 年，默沙东公司的疫苗上市。但是，疫苗三针的接种程序要花费 90~100 美元，相比于别的两美元一支的疫苗，价格翻了几十倍。陶其敏研究的疫苗于 1985 年上市，同样因为制备困难，定价 80 元，而当时普通人月工资大约 30 元。

价格还是次要的原因。就在茨姆奈斯开展临床试验时，艾滋病被发现了，而且发病人群就是疫苗的试验人群。一时间，阴谋论丛生。很快就有人说，HIV 就是美国政府研制出来的，并且借助这次疫苗试验传播出来，意在消灭同性恋群体。

另外茨姆奈斯的犹太人身份，也助推了阴谋论的传播，而克鲁格曼也因在智障儿童身上的试验备受抨击。

另外，这一疫苗需要抽取乙肝病人的血液，这一群体同时也是 HIV 的易感人群。所以 FDA 也下发关注函，要求默沙东公司评估疫苗被 HIV 污染的潜在危险。无论是默沙东公司还是布隆伯格等，都面临巨大的压力。而基因工程技术适时出现，给了默沙东公司另一个选择。

基因工程乙肝疫苗的竞赛

1977 年，达雷尔·彼得森（Darrell-Petersen）和吉里什·维亚斯（Girish-Vyas）测定了血源性 HBsAg 主要蛋白的部分氨基酸序列，确定了 HBsAg 的开放阅读框。他们发现主要的 HBsAg 蛋白以非糖基化和单一的 N- 糖基化形式存在，约有 220 个氨基酸。在纯化的 HBsAg 中发现了较大的蛋白质，而默沙东公司的疫苗实际上是用胃蛋白酶处理过的，不含这些较大的蛋白质，也没有影响到疫苗的效果。因此，使用编码主要 HBsAg 蛋白的基因来生产"重组"疫苗是合乎逻辑的。

百健公司成立于 1978 年，由哈佛大学教授吉尔伯特（Gilbert）担任 CEO。在风投家雷·谢弗（Ray Schaefer）的支持下，吉尔伯特将目光投向美国以外的地区，招募欧洲领先的分子生物学专家加入其科学委员会。1978 年年初，在日内瓦、巴黎举行的一系列会议上，百健的科学家们讨论了一些潜在的开发项目，来自马克斯普朗克生物化学研究所的彼得·汉斯·霍夫施奈德（Peter Hans Hofschneider）、爱丁堡大学分子生物学教授肯尼思·默里（Kenneth Murray），提出开发重组基因技术乙肝疫苗，1969 年，默里所在的爱丁堡大学附属皇家医院发生过一次乙肝流行，4 名工作人员死亡，让他格外重视乙肝疫苗的研发。

百健立刻决定资助他们，默里所在的实验室有最先进的分子生物学技术，他的团队不仅在大肠杆菌中克隆和表达了乙型肝炎病毒 DNA 片段，还对病毒的大片段 DNA 进行测序。1979 年 2 月，他们向《自然》杂志提交了一篇论文，宣布他们在大肠杆菌中表达了 HBsAg 抗原，以及第二个抗原——核心抗原，文章刊登在 279 期同时，百健公司向欧洲专利局提交了一个基因重组生产 HBV 抗原的专利，涉及 DNA 片段、载体、宿主，专利于 1987 年获批。

在美国，新加入默沙东公司的罗伊·瓦格洛斯（Roy Vagelos，1929—　）指出，HBsAg 是一个不错的基因重组技术目标。1977 年，他约见 UCSF 新晋升的生物化学与生物物理学系主任拉特，希望能够达成合作。拉特正处于胰岛素项目、生长激素项目的激烈竞争状态，此时虽然分身乏术，但并没有拒绝默沙东公司的提议，只是，他把项目转给了同事巴勃罗·巴伦苏埃拉（Pablo Valenzuela）。

很快，基因泰克公司在胰岛素项目和生长激素项目上，取得了全面胜利。拉特并不气馁，他立刻整顿资源，投入到基因重组乙肝疫苗项目中。巴伦苏埃拉利用希勒曼实验室提取的病毒、抗原等材料，很快在大肠杆菌中克隆了表面抗原，并测定了相关基因序列。1979 年，研究成果发表在《自然》杂志上，文章登在 280 期。

两个月后，巴斯德研究所的皮埃尔·蒂奥莱（Pierre Tiollais）的文章也在《自然》杂志 281 期登出，蒂奥莱不仅克隆了这一抗原，还测定了整个 HBV 的基因序列。

三个团队都取得了进展，但是，他们所表达的表面抗原蛋白，动物实验均无效。HBsAg 抗原由一簇蛋白质分子组成，称为 S 蛋白。这些粒子的结构表明，当成对的 S 蛋白分子（或"二聚体"）与脂质聚集成直径为 16~25 纳米的球形粒子时，它们就形成了表面抗原。据当时的研究，忽略了另两种表面抗原（L 与 M 型 HBsAg），而集中在组装成的"22 纳米粒子"，即澳大利亚抗原上面。

拉特团队最先发现问题，他们怀疑大肠杆菌表达的表面抗原与人细胞表达的抗原不同，极有可能是蛋白组装时构象变化不一致。于是他们选择人的肝癌细胞，如他们设想的一样，顺利表达了 HBsAg，但由于癌细胞不适合作为疫苗载体，所以又放弃了。

来自华盛顿大学的本杰明·哈尔（Benjamin Hall）解决了这一问题。20 世纪 70 年代初，哈尔的团队研究酵母时，发现了 3 种 RNA 聚合酶，性质与哺乳动物细胞核的 RNA 聚合酶非常相似。哈尔实验室的后续研究使酵母成为研究真核细胞 RNA 聚合酶功能的首选。当拉特团队在表达 HBsAg 遇到困难时，发现哈尔已经申报了利用酵母进行基因重组的专利。

1981 年 3 月的第一周，拉特与哈尔取得联系，达成了合作意向。3 月 13 日，拉特、哈尔在旧金山会见了默沙东公司的律师。此时，拉特已经决心成立凯龙公司了。成立公司源于两方面的考虑，一是基因泰克公司的成功（1980 年上市），二是 UCSF 对项目专利方面的限制太多。默沙东公司于 3 月 27 日再次与他们会面，同意为合作提供资金。

拉特很快得到了哈尔实验室的酵母等材料。他们按哈尔的技术，构建的载体进入酵母细胞核后，酵母将 S 蛋白加工成 22 纳米颗粒，可通过离心法提取和分离 HBsAg 颗粒。6 月 3 日，基因顺利表达，6 月 30 日，通过蔗糖梯度来确认酵母 HBsAg 产物的沉降速率，与人源性 22 纳米肝炎表面抗原颗粒的沉降速率相同。从酵母中获得的 HBsAg 颗粒的密度与 Au-Ag 相似。并可以在动物身上产生抗 HBV 免疫效果。8 月 4 日，他们提交了相关专利，凯龙公司的第一个项目取得了阶段性成功。

1982 年，默沙东公司招聘了分子生物学家爱德华·M. 斯考尼克（Edward M. Scolnick），专门负责这一项目。通过他与凯龙公司的合作，到 1984 年中期，工艺产量达到 800 毫克每升酵母培养物，并启动了临床试验研究。1986 年，该产品以 Recombivax 为商品名，在全球上市。

而默里团队把拉特等走过的坑，全部走了一遍，并陷入了困境。当了解到拉特团队用酵母表达成功后，他们立刻找来了酵母基因表达专家阿尔伯特·欣内（Albert Hinnen）合作，终于在 1983 年初成功，几个月后，又观察到动物实验的良好效果。因为百健公司仍把精力集中在胰岛素和干扰素上，资金不足，所以难以自己开发疫苗。

1983 年 11 月，默里联系了宝来威康药业的约翰·比尔（John Beale），讨论技术转让事宜。比尔曾经在 20 世纪 60 年代主导葛兰素公司生产索尔克脊髓灰质炎灭活疫苗，他对基因重组疫苗非常感兴趣。经过长期讨价还价，1984 年 10 月，百健公司与宝来威康药业宣布合作开发这款疫苗。

1984 年，由于百健公司陷入财政危机，吉尔伯特被迫下台，CEO 位置在空缺一年后，由詹姆斯·L. 文森特（James L. Vincent，曾任雅培的首席运营官）担任。但在 1986 年，宝来威康药业因自身战略调整终止了这一合作。百健公司与史克生物（SmithKline Biologicals）公司合作，产品于 1986 年在欧洲上市，商品名 Engerix-B，生产基地在比利时。1989 年，该产品在美国上市，当年全球收入达到 1 亿美元。正是在当年，百健公司的营收（含专利许可费）才达到 2850 万美元，首次获得盈利。

法国蒂奥莱的进度最慢，他于 1981 年才发现大肠杆菌不适合表达 HBsAg 抗原，但他接下来没有借鉴前面两位团队，而是大胆采用了小鼠细胞进行基因重组，并取得了成功，而后他在兔子上验证了可以有效产生抗体。1983 年他申请了专利，然后他们不断优化工艺，最终选择了 CHO 细胞作为表达载体，于 1987 年开展临床试验。1989 年，该产品仍由巴斯德疫苗公司推向市场，商品名 GenHevac-B，不过，仅在法国上市。

最终，凯龙公司在这次疫苗竞赛中，成为最大的赢家。它不仅最先上市了产品，而且在这一次竞赛中，拉特力压老对手基因泰克公司一头，用专利战挫败了基因泰克公司进军基因重组疫苗领域的企图。

在 20 世纪 70 年代末，加州大学的罗纳德·希泽曼（Ronald Hitzeman）与约翰·卡本（John Carbon）合作，利用华盛顿大学哈尔的技术，成功地用基因重组技术在酵母中表达干扰素，他们提交的专利于 1989 年批准给加州大学。

1980 年，希泽曼受邀加入基因泰克公司，继续与加州大学和华盛顿大学的研究人员合作研究干扰素。在 1981 年 1 月成功地在酵母中表达干扰素之后，希泽曼试图应用同样的技术来生产 HBsAg，目标是开发乙型肝炎的基因重组疫苗。因为基因泰克公司有一种检测 HBsAg 颗粒的方法，可以应用到这一计划中。在 2 月 3 日的会议上，希泽曼向他的主管格德尔（Goeddel）介绍了自己的计划（有会议记录作证），使用酵母细胞表达 HBsAg。

1981 年 3 月 18 日，希泽曼已经制备了含有 S 蛋白的载体并转入了酵母细胞，但华盛顿大学方面（包括哈尔在内），通知他们，除了干扰素项目外，基因泰克公司不得继续使用这种酵母载体，这是一个重大打击。

基因泰克公司这才明白，他们被拉特团队抢先了。希泽曼团队没有放弃，很快设计了一个包含 PGK 启动子的载体，替代哈尔的 ADH 启动子载体。

经过几个月的努力，希泽曼团队于 1981 年 6 月 6 日开始构建带有 PGK 启动子的载体，于 7 月初完成基因重组。7 月 14 日，希泽曼用新的载体转化酵母。7 月 20 日，他通过使用蔗糖梯度和检测颗粒的试验证实，酵母产生的颗粒的沉降率与 HBsAg（22 纳米颗粒）颗粒的沉降率相同。8 月 31 日，希泽曼提交了专利申请。

因为基因泰克公司的专利申请日期比拉特团队迟了 27 天，于是美国专利局于 1986 年 1 月，最终决定驳回这一专利申请。这意味着，基因泰克公司将无缘参与基因重组乙肝疫苗的竞争。

在专利局驳回专利申请前，希泽曼于 1983 年发表了一篇论文，描述了他从重组酵母中获得 HBsAg 颗粒的成功。他认为颗粒实际上并不是在酵母中形成的，而是在细胞外形成的，或者在提取酵母非聚集蛋白的纯化过程中形成的。

得知专利被驳回，基因泰克公司立刻上诉。希泽曼团队认为，自己的载体系统与拉特团队是不一样的。但法庭并不采纳这一点，而是要让希泽曼拿出证据，证明其更早地构思出这一发明，并且要有创新性。

希泽曼提出，他发现酵母不仅产生 HBsAg，而且以颗粒形式产生。他强调了重组酵母中的 HBsAg 是以颗粒形式存在的重要性，认为颗粒 HBsAg 在疫苗中的效果要比未装配的 S 蛋白有效得多。但表现在专利中的话只有一句："其沉降率几乎与真正的 22 纳米肝炎表面抗原颗粒的沉降率相同。"

这仍与拉特团队的专利无法区分。于是，法庭要求基因泰克务公司必提供证据，支持其在启动这一项目时，就已经明确要得到 22 纳米颗粒，这一点却是基因泰克公司难以做到的。这一专利纠纷经过 1986 年、1990 年、1992 年、1999 年、2001 年的多次审理，都是以基因泰克公司的申请被驳回而告终。无奈的希泽曼表示，法庭不应纠结 "22 纳米颗粒" 这一问题，自己构建了一种新的载体，已经完全证明了创新性。但法庭始终不予采信，基因泰克公司注定在这一赛场上出局。

在国外开展基因重组疫苗时，中国也启动了 3 个基因重组乙肝疫苗研究项目：重组酵母细胞载体疫苗、重组 CHO 细胞载体疫苗、重组痘病毒乙肝疫苗。但还有许多技术问题短时间内难以解决，无法实现大规模工业化生产。

1989 年，默沙东公司 CEO 瓦杰洛斯同意，仅以 700 万美元价格将基因重组乙肝疫苗技术转让给中国，根据协议，默沙东公司向中方提供全套生产工艺、技术和装备设计等，培训中方人员，确保在中国生产出同等质量的乙肝疫苗。另外，默沙东公司承诺不收取任何专利费或利润，也不在中国出售默沙东公司生产的乙肝疫苗。

很快，中国在北京和深圳两地建立了工厂，设计年总产量为 4000 万剂。1994 年，第一支疫苗下线，中国投入大量资金，面向全民大规模免费接种和补种乙肝疫苗，短时间内取得了治理乙肝传染的重大成效。

丙肝病毒的发现

哈维·J. 阿尔特（Harvey J. Alter）是布隆伯格的临床研究助理，在发现乙肝抗原的过程中，起到了非常重要的作用。阿尔特 1935 年出生于纽约，1961 年到 NIH 担任研究助理。在这里，他协助布隆伯格一起发现了 Au-Ag，并优化了分离技术，开发了一个检测方法。一位接触血样的实验人员使用这个检测方法，发现自己被感染，成为第一个明确的乙肝血源感染病例。

1966 年之后，阿尔特开始带领团队独立开展病毒性肝炎研究。因为有了 Au-Ag 检测方法，因输血造成的乙肝感染率得以大幅降低，不过输血仍然会造成约 10% 的受血者感染肝炎。

阿尔特和同事对这一现象开展了深入研究，发现这些肝炎既不属于乙肝，也不属于甲肝。1973 年，斯蒂芬·范斯顿（Stephen Feinstone）和罗伯特·H. 珀塞尔（Robert H.Purcell）开发出免疫电子显微镜技术，通过这一技术，他们在一次甲肝流行中检测到了甲肝病毒。阿尔特立刻与他们联系合作，但在自己的样本中，并未发现新的病毒。1975 年，阿尔特将这种肝炎感染者的血清接种给黑猩猩，结果这些黑猩猩出现了类似人类感染者的肝炎症状，证明这种"非甲肝""非乙肝"的肝炎具有传染性。

直到 1988 年，英国病毒学家迈克尔·霍顿（Michael Houghton）才分离了这一病毒。1989 年，它被正式命名为丙型肝炎病毒（hepatitis C virus，HCV）。霍顿 1950 年出生于英国，1977 年在伦敦国王学院获得博士学位，然后，他在白金汉郡塞尔研究实验室工作，在 1982 年成为凯龙公司的非甲非乙型肝炎部主管。凯龙公司的重组乙肝疫苗进展顺利，于是希望发现这种非甲、非乙的肝炎病原，再制备一个新的疫苗产品。霍顿一开始用的是美国疾控中心（Centers for Disease Control and Prevention，CDC）的丹尼尔·布拉德利（Daniel Bradley）提供的已感染的黑猩猩的血液样本来筛查病毒核酸。

病毒学家朱桂霖（Qui-Lim Choo，新加坡人）在 1984 年加入了霍顿的实验室。一开始，他们从样本中提取 RNA 片段，得到 cDNA 文库，筛选可疑的片段，但每次只能检测到宿主的遗传物质。期间尝试了不少方法来丰富病毒序列，但都没成功。作为实验室负责人，霍顿每 6 周就要向凯龙公司的管理层汇报结果，连续多年，每次都是失败。

研究过去了几年，朱桂霖和霍顿已经筛查了数千万个遗传序列，但没有发现病毒。在霍顿隔壁的实验室里，1981 年加入凯龙公司的郭劲宏（George Kuo，出生于中国台湾）被分配研究肿瘤坏死因子项目。

因朱桂霖与郭劲宏熟悉，郭劲宏于 1986 年提出自己的建议：病毒水平太低了，直接检测是检测不到的。郭劲宏建议他们采用新发明不久的噬菌体展示技术（phage display technology），一旦感染者携带能够识别病毒序列的抗体，可以从建立的蛋白库中找出相关病毒抗原。

噬菌体展示技术由美国哥伦比亚密苏里大学的乔治·P. 史密斯（George P. Smith）于 1985 年最先演示，他成功地将外源 DNA 整合到丝状噬菌体（M13）

的染色体中，使外源多肽融合到 M13 噬菌体的 G3P 外壳蛋白中，随子代噬菌体的重新组装呈现在噬菌体表面，可以保持相对的空间结构和生物活性，便于针对性地筛选、研究相应的蛋白、基因。因这一技术，史密斯获得了 2018 年的诺贝尔生理学或医学奖。

布拉德利也推荐这种方法。郭劲宏协助设计了技术路线，并加入了这一项目。很快，他们根据感染了病毒的黑猩猩血液 RNA，构建了 λ 噬菌体表达文库（lambda phage expression library），经过细菌扩增，朱桂霖再用病人的血清筛选，血清中的抗体识别出了一个蛋白片段。由此团队确定了相应的 RNA，继而找出病毒基因组中的邻近序列，并将它们拼在一起。郭劲宏马上利用这一信息设计了一种检测方法，用来筛查血液中的感染病原。1989 年，该团队在《科学》上发表了两篇论文，一篇描述了他们称之为 HCV 的分离过程，另一篇介绍了筛查流程。

阿尔特团队也与霍顿团队合作，利用抗体技术对感染者进行检测。不过，在申请检测方法专利时，凯龙公司没有写上布拉德利的名字，于是，布拉德利向凯龙公司提起诉讼。并且 CDC 也提出了一项竞争性的专利，为此，凯龙公司支付了一笔上百万美元的补偿，双方和解，CDC 也撤回了自己的专利。1990 年，血库应用这种检测方法，进行常规丙肝测试，1992 年进一步启用高灵敏检测方法，使 HCV 基本从血制品供应中绝迹。只不过，由于凯龙公司连年亏损，拉特被迫辞去了 CEO 职务。

霍顿的文章刚一发表，就引起了美国华盛顿大学的病毒学家查尔斯·M. 赖斯（Charles M. Rice，1952—　）的注意。赖斯 1981 年在加州理工学院获得博士学位，1986 年进入华盛顿大学医学院，主要从事黄病毒的遗传研究。1989 年，他发表了一篇文章，描述在实验室中构建传染性黄病毒 RNA。范斯顿（Feinstone）

注意到这篇文章，也建议他研究这一病毒。

赖斯从 HCV 的病毒序列可以清楚地看出，该病毒与黄热病病毒有关。但是 HCV 很棘手，它不会在实验室条件下生长（只能通过血清注射得到感染动物模型）。赖斯在 HCV 基因组中发现了一个保守的 3′端。但是构建包含这一段序列的病毒 RNA 后，发现仍无法在动物体内复制。赖斯认为，HCV 是一种容易发生变异的病毒，如果找到一条"标准"的 RNA 分子，也许就能让它在细胞中自我复制。

根据多个病人身上分离的 cDNA，他找到了一段一致序列（consensus sequence），他用一致序列来替换易突变序列，终于构建出一个可以在黑猩猩肝内注射后具有传染性的 HCV 基因组。这样，就可以在黑猩猩身上产生 HCV，然后用它来观察什么样的细胞系可能允许病毒在实验室复制。但是，这一病毒仍不能在细胞系中复制，赖斯的工作只是证实了 HCV 可以引起肝炎，而且，动物模型只有黑猩猩一种。

1999 年，拉尔夫·巴尔滕施拉格（Ralf Bartenschlager）实验室首先建立了一个新霉素（G418）筛选细胞模型，筛选那些潜在的可复制 HCV 的细胞。他们把编码病毒结构蛋白、糖蛋白和衣壳蛋白的部分序列切掉，并用一种新霉素抗性基因来代替，结果发现了病毒在肝癌细胞中的复制，这让他们确信 HCV 复制是在一个基于细胞的系统中建立的。他们建立的体外培养病毒细胞模型促进了抗丙肝疫苗和药物的研发工作。

凯龙公司希望开发丙肝疫苗，而福泰制药则行动起来，想要开发一款抗丙肝病毒的小分子药物。

福泰制药在研发 FK-506 之际，就利用计算机模型对 HIV 蛋白酶进行模拟计算。约翰·汤姆森（John Thomson）确定了 HIV 蛋白酶结构，最终得到了多个潜在的药物分子。在比较了这些分子的活性和耐受性以后，VX-478被选中进入临床试验。宝来威康公司上市了齐多夫定（AZT），这是第一款被批准的艾滋病药物。该公司正加紧寻找这一领域的更优品，在对VX-478进行了一系列的细胞和动物试验以后，两家企业达成合作开发协议。

但是，另一家药企西尔（Searle）公司比福泰制药早两周申请了一个结构相似的化合物，双方陷入专利纠纷。而宝来威康药业又与葛兰素公司合并，VX-478进度受到影响。1999年，FDA终于批准VX-478上市，商品名为安普那韦。虽然安普那韦销量并不高，但的确证实了福泰制药推出新药的实力。

抗丙肝药物索菲布韦的发现

福泰制药在1993年就悄悄布局丙肝药物，公司找到了赖斯合作。经过三年多夜以继日的研究，他们终于成功解析出了丙肝病毒蛋白酶NS3的结构域与NS4A的复合物晶体结构。不过，NS3蛋白酶结构域是一个浅的、平坦的结合表面，增加了开发NS3蛋白酶抑制剂的困难，研究成果发表于1996年的《细胞》杂志上。随后，福泰通过计算机模拟设计了一个化学分子，但由于这一酶的结合沟过浅，达不到要求，通过结构修饰，得到了一个 α - 酮酰胺抑制剂，但仍有待提升。

1997年，福泰和礼来公司达成了共同研发和销售抗丙肝药物的合作协议。两家公司的科学家对 α - 酮酰胺支架进行了优化，于2002年得到HCV蛋白酶抑制剂VX-950这一分子作为前体药物。虽然他们成为这一领域的领跑者，但生产1千克VX-950需要花费250万美元，且难溶、易结晶。礼来公司望而却步，中止了合作。

2001年，先灵葆雅公司的长效干扰素聚乙二醇干扰素 α -2b 在美国获批。

这是一种用于治疗慢性丙型肝炎的可变剂量注射剂产品（商品名为 PegIntron），后来默沙东公司与之合并，获得了这一药物。但干扰素有一定的副作用。先灵葆雅公司也开发了一款蛋白酶抑制剂，后来也转给了默沙东公司。更多企业瞄准病毒蛋白酶抑制剂。勃林格殷格翰（Boehringer-Ingelheim）公司宣布，自己的抗丙肝药 BILN-2061 已经通过临床前研究。不过，福泰制药通过对比试验，发现效果不如自己的 VX-950。

福泰制药节衣缩食，把资金继续投入 VX-950 的临床试验中，并开发了一个可制成片剂（原来为混悬剂）的分散体系，延长药物的稳定性。2005 年，初步临床试验结果宣布，效果良好。强生公司向其投资 5 亿美元，共同开发该产品。2008 年，在该产品上市前期，福泰制药委托中国的合同生产企业（contract manufacture organization，CMO）生产该产品。但是，由于 2008 年次贷危机爆发，一直没有盈利的福泰制药受到投资者的大量指责，博格被迫下台，辞去 CEO 职务。

2011 年 5 月，默沙东公司的博赛泼维（Boceprevir）率先上市，10 天后，福泰制药的特拉匹韦（Telaprevir，商品名特拉瑞韦，Incivek）上市，当年销量达 9.5 亿美元，第二年达 11.6 亿美元，远超过默沙东公司的博赛泼维。

2013 年，强生公司旗下子公司杨森（Janssen）公司跟瑞典 Medivir 公司推出抗丙肝药物西咪匹韦（simeprevir），9 月和 11 月分别获日本（商品名 Sovriad）和 FDA（商品名 Olysio）批准，与聚乙二醇干扰素和利巴韦林（ribavirin）联合用药，用于基因型 -1 慢性丙肝感染者的治疗，当年仅获得 2300 万美元的销量。

而在 2013 年 12 月 6 日，丙肝市场的黑马——索菲布韦（sofosbuvir，商品名 Sovaldi）以"突破性药物"被 FDA 批准上市，治愈率达 90%。不到一个月销量就达到 1.39 亿美元。第二年，索菲布韦销售收入 102.83 亿美元，成为丙肝神药。

索菲布韦是由 Pharmasset 公司开发，以 HCV 的 NS5B 为靶点的核苷类前体药物。2000 年左右，Pharmasset 公司就发现了一个编号 PSI-6130（PSI 指 pharmasset small inhibitor）的化合物可以理想地近乎完全抑制 HCV 的繁殖，同时几乎没有副作用，但是它极易在体内代谢失活。该公司与罗氏公司合作，将 PSI-6130 进行双酯化得到了前药 Mericitabine。

2005 年，在 BSM 公司工作多年的迈克尔·索菲亚（Michael Sofia）加入了 Pharmasset 公司，担任研发副总裁。他采用了英国卡迪夫大学（Cardiff University）医学化学教授克里斯·麦圭根（Chris McGuigan，1958—2016）于 1992 年推出的 ProTide 前药化技术，当时麦圭根用芳氧基磷酰胺三酯来封闭单磷酸齐多夫定上的磷酸基团，得到了活性增强的抗 HIV 化学物质分子。索菲亚把重点放在了 Mericitabine 的一个代谢产物——PSI-6206，研究单磷酸 PSI-6206 的前药化。两年后，他成功得到 PSI-7851，疗效非常好，但难以合成，纯化难度大。后来他们开发了一种新的合成方法，得到了异构体 PSI-7977。这一药物在临床试验中展现了超出预期的效果，所以取索菲亚的名字，被命名为索菲布韦，并在临床试验结束前被吉利德公司收购。

面对索菲布韦的竞争，2015 年，强生公司的西咪匹韦销量达到 23 亿美元，差强人意。默沙东公司的博赛泼维从 4.28 亿美元下降到 1.53 亿美元。福泰制药的特拉瑞韦因副作用被加上黑框，面对强有力的竞争对手，福泰制药宣布将其退市。不过还好，早在 2001 年，福泰制药就收购了钱永健（Roger Yonchien Tsien，1952—2016，因发现和改造绿色荧光蛋白获得 2008 年诺贝尔化学奖）创立的 Aurora Biosciences 公司，该公司除了有高效的药物筛选平台外，还受到囊肿性纤维化基金会（Cystic Fibrosis Foundation，CFF）的重金支持。最终，福泰制药在这一药物领域实现了爆发性增长，市值也达到数百亿美元。

2014年10月，吉利德公司的Harvoni（索菲布韦/ledipasvir复方制剂）上市，并在2015年成为销量亚军，达到136亿美元。强生公司的西咪匹韦当年销量下降到6亿美元。

2011—2015年，在新药的推动下，全球丙肝药物市场规模由32亿美元迅速增长至236亿美元。但随着疗效好的药物出现，病人大幅减少，药物市场也快速萎缩，市场总量下降到了100亿美元左右。吉利德公司最终宣布，不再投入资金研发抗丙肝药物。

其间，默沙东公司还起诉吉利德公司，认为索菲布韦侵犯自己的专利，要求赔偿20亿美元。吉利德公司认为，侵权的是Pharmasset，自己只是收购了它，自己没有侵权。但法庭还是判决两亿美元赔偿。在司法过程中，吉利德公司发现，之前默沙东公司也曾接触过Pharmasset，想要收购它，还审查过它的内部资料。有确切的证据显示，默沙东公司原来的专利律师曾经代表默沙东公司，在一次会议中参与了对Pharmasset的尽职调查，但该律师却在法庭上矢口否认。于是吉利德公司立刻拿着电话会议的确切记录，反诉该律师作伪证，最终法庭撤销了原来的赔偿判决。

虽然官司胜利了，但吉利德公司的丙肝药业绩从2016年起出现下滑，2017年丙肝产品收入骤减四成，只有91亿美元。而且，不止他们一家，整个丙肝药物研发公司的业绩都在下跌，2018年，全球直接抗丙肝病毒药物的市场规模比2015年巅峰时期缩水超40%。

丙肝药物市场成为第一个因病人被大量治愈而出现药物收入显著降低的市场。由于在HCV感染领域里的杰出贡献，赖斯、巴尔滕施拉格、索菲亚共同获

得了 2016 年的拉斯克临床医学研究奖。2020 年诺贝尔生理学或医学奖授予阿尔

特、霍顿、赖斯，以表彰他们在"发现丙型肝炎病毒"方面的贡献。

肝炎的威胁降低了，但新的病毒仍在不断出现。非典、新冠肆虐，说明病

毒的致命性并没有降低。而且病毒也成为重要的药物载体，新药发现的重要工具。

溶瘤病毒药物等出现，说明病毒也可能成为人类健康的助手。通过对病毒的研究，

我们更好地抵御、治疗病毒，也能够进一步研究病毒，发现更多生命的奥秘。

参考文献

[1]　PRADEU T, KOSTYRKA G, DUPRÉ J. Understanding viruses: Philosophical investigations[J]. Studies in History & Philosophy of Biological & Biomedical Sciences, 2016:57-63.

[2]　KASS E H. A brief perspective on the early history of American infectious disease epidemiology[J]. Yale J Biol Med,1987,60(4):341-348.

[3]　FRUCIANO D E, BOURNE S. Phage as an antimicrobial agent: d'Herelle's heretical theories and their role in the decline of phage prophylaxis in the West[J]. Canadian Journal of Infectious Diseases and Medical Microbiology, 2016,18(1):19-26.

[4]　SALMOND G, FINERAN P C. A century of the phage: past, present and future[J]. Nature Reviews Microbiology, 2015, 13(12):777-786.

[5]　萨吕佐 . 疫苗的史诗 [M]. 宋碧珺 , 译 . 北京 : 中国社会科学出版社 , 2019.

[6]　KRUGMAN S. The Willowbrook Hepatitis Studies Revisited: Ethical Aspects[J]. Clin Infect Dis, 1986, 8(1):157-162.

[7]　HUZAIR F, STURDY S. Biotechnology and the transformation of vaccine innovation: The case of the hepatitis B vaccines 1968—2000[J]. Studies in History and Philosophy of Science Part C: Studies in History and Philosophy of Biological and Biomedical Sciences, 2017, 64:11-21.

第十章

终极堡垒与至强武器：免疫疗法

科利毒素（Coley's Toxins）：癌症免疫疗法投石问路

1890 年夏，美国新泽西州的 17 岁女孩伊丽莎白·达希尔（Elizabeth Dashiell）乘火车横穿美国。在旅途中，她的手部受伤，两周后，她的手变得肿胀和疼痛不堪。于是达希尔回到纽约，到纽约癌症医院请 28 岁的骨外科医生威廉·布拉德利·科利（William Bradley Coley，1862—1936）诊治。从此，癌症免疫治疗就与纽约癌症医院和科利绑在一起。又因为达希尔的哥哥有一位要好同学——小约翰·戴维森·洛克菲勒（John Davison Rockefeller,Jr.，1874—1960，美孚石油创始人洛克菲勒之子），事情又与洛克菲勒家族有关。

科利于 1888 年从哈佛大学医学院毕业。起初，科利以为达希尔手上的肿胀只是脓肿引起，不过，外科引流手术后，切口处只流出了几滴脓液，观察一段时期并无好转，于是科利将达希尔手部骨骼上变硬的软组织切除。

科利对切除组织进行显微观察，确诊这不是创伤引起的感染脓肿，而是一种肉瘤。无奈，科利采用了当时通行的手术方式，对达希尔肘部以下进行截肢，但此时肿瘤细胞已经转移。1891 年 1 月，达希尔在家中去世。备受打击的科利对纽约癌症医院里的类似病例进行了查阅，结果发现了弗雷德·施泰因（Fred

Stein）的肿瘤痊愈案例。

11 年前，施泰因的颈部在短时间内长满了肉瘤。在四次手术均告失败后，一名资深外科大夫宣布施泰因已"无药可救"。之后，施泰因脖子和脸上的红斑处突然暴发了一场由链球菌引发的感染，当时这种病称为丹毒。因抗生素尚未发现，施泰因的免疫系统只能独自对抗这场感染。不过，感染的同时，肉瘤也随之缩减，最后成为一道普通疤痕。施泰因出院时既没有发生感染，也没有明显的癌症症状。

在古代，有多个案例，记录发热病人或感染病毒后，肿瘤消失的现象。但医生们试图人为复制这一过程时，几乎没有成功过。科利推断施泰因体内有一些东西击败了癌细胞。于是他开始学习巴斯德的疫苗制备方法，希望制作出针对癌症的疫苗。

科利的研究得到了小洛克菲勒的资金支持。于是科利通过朋友关系，从德国科赫实验室得到高质量的细菌培养基，然后采集病人链球菌脓液进行培养，再把培养好的活细菌注射给肿瘤病人。接受这种方法治疗的病人中，两名好转，两名死于感染。

科利转而为病人注射死细菌（加热灭菌），从而病人没有感染的风险。1893 年，科利正式推出了这一产品，称为科利毒素（Coley's toxins）。帕克 - 戴维斯公司等企业与之合作。

科利称有众多病例取得了成功，但因为治疗效果不稳定，医学界权威并没有认可他的方法。洛克菲勒也没有继续资助科利，而是成立了自己的洛克菲勒研究院。更重要的原因是，放射疗法治疗肿瘤开始在世界普及，并成为主流。

1901 年，X 射线发现并应用于临床医学，通过放射治疗肿瘤迅速在世界普及。康奈尔大学病理学教授詹姆斯·尤文（James Ewing）认为，新型放射治疗技术是在当时唯一行之有效的癌症疗法。尤文于 1902 年协助美国铁路大亨科利斯·P. 亨廷顿（Collis P. Huntington，1821—1900）的遗孀阿拉贝拉·亨廷顿（Arabella Huntington，1852—1924）发起美国最早的肿瘤研究基金。1907 年他又发起成立美国癌症研究学会，1913 年发起成立美国癌症学会，在医学界享有盛誉。后来他还发现尤文肉瘤这种肿瘤。

加拿大裔工程师、工业家詹姆斯·道格拉斯（James Douglas）在合金方面有所创新，并通过铜矿经营获得了大量财富，因为女儿得了肿瘤，到英国进行放射治疗（效果不显著），自此开始支持放疗医学发展。

尤文于 1910 年与纽约癌症和相关疾病治疗纪念总医院（General Memorial Hospital for the Treatment of Cancer and Allied Diseases）联系，商量建立一个放疗中心，医院同意了。放疗中心成立后由尤文负责。

道格拉斯于 1912 年，拿出 10 万美元捐助给尤文的放疗中心。1934 年，小洛克菲勒为这一放疗中心提供了一块土地，两年后又提供 300 万美元，作为搬迁费用。

而同一医院的科利，也弄到了两台 X 射线放射治疗设备，但他发现，X 射线治疗在未经训练的实验人员手中的效果是有限的，自己发明的科利毒素效果更好。

作为放疗的坚定支持者，尤文一直批评科利的癌症免疫疗法。由于科利在治疗肿瘤的同时应用手术和放射治疗，尤文宣称，科利毒素之所以有效果，其实质是因为手术和放疗在起作用。放射治疗肿瘤起效迅速，又占据当时科学高地，如居里夫人的镭射疗法，轰动世界。

虽然在 1908 年，埃尔利希证实了科利的观察结果，即一些肿瘤被免疫系统的作用自发抑制，但肿瘤免疫疗法仍因免疫学相对滞后而不被重视。

1945 年，通用汽车公司的两位前负责人，阿尔弗雷德·P. 斯隆（Alfred P. Sloan）和查尔斯·F. 凯特琳（Charles F. Kettering）出资 400 万美元，在医院附近建立了斯隆-凯特琳研究所（Sloan-Kettering Institute，SKI）。1948 年，SKI 与癌症医院开始合作。1980 年，正式合并成立纪念斯隆-凯特琳癌症中心（Memorial Sloan-Kettering Cancer Center，MSK），该中心是美国最著名的研究和治疗恶性肿瘤的机构之一。

科尔内留斯·帕卡德·罗兹（Cornelius Packard Rhoads，1898—1959）于 1940 年接替尤文担任院长职务。罗兹在洛克菲勒研究院期间，曾到波多黎各进行医疗援助，那时他写过一封信，说自己把肿瘤移植到多名当地人身上。信被刊登到报纸上，罗兹在压力下，辩白自己是为了泄愤而胡说八道，后续调查也没有发现他的病人被"谋杀"。

在"二战"中，罗兹被美军选中，以中校职务研究化学武器危害，发现了芥子气对白细胞的作用。与尤文一样，他也不相信科利毒素，而是支持肿瘤化学疗法。在他的影响下，美国癌症学会也明确表示科利毒素需要更多临床资料支持。

1957 年，从美国 NCI 转到 SKI 的李敏求（Min Chiu Li，1919—1980，第一位荣获拉斯克临床医学奖的美籍华裔科学家）等使用甲氨蝶呤治疗肿瘤，开启了肿瘤的化疗时代。

而癌症免疫研究一直没有进展，科利鉴于治疗效果不稳定，提出了人具有免疫周期的概念，但由于当时缺少技术手段，难以加以证实，科利毒素的临床应用也就每况愈下了。另外，免疫疗法本身影响因素太多，而使用者很多同时接受手术、放疗、化疗等其他疗法。并且，在当时的技术条件下，难以保证产品各批次的一致性，缺少有效指标判定产品效价，也就难以评价科利毒素的真实价值，更不要说改进其工艺条件了。

科利毒素重出江湖

1923 年后，帕克 - 戴维斯公司成为科利毒素在美国的唯一供货商。1961 年年底，反应停事件爆发，1962 年，美国新的药品法规《科夫沃 - 哈里斯修正案》（*Kefauver Harris Amendment*）出台。美国 FDA 将科利毒素标注为新药，要求其提供详细的临床研究资料，同时禁止科利毒素在未获新的批准前销售。而帕克 - 戴维斯公司并没有进行过标准的双盲对照临床研究，所以产品也就停产了。

科利去世后，他的女儿海伦·科利·诺兹（Helen Coley Nauts，1907—2001）对科利的研究资料进行了进一步梳理，发现科利毒素的治疗效果与癌症病人的治疗周期、引起的发热情况相关。

1953 年，诺兹为纪念父亲，发起了一个非营利性组织——癌症研究所（Cancer Research Institute，CRI）。它并不一个研究机构，而更像一个慈善组织，致力于资助其他机构的癌症免疫研究，奖励相关领域的成果，并为医学生发奖学金。CRI 成立之初，小洛克菲勒的儿子尼尔森·洛克菲勒（Nelson Rockefeller，1908—1979，1974—1977 年任美国副总统）捐助了 2000 美元作为启动资金。2015 年，CRI 报告年度募集 4130 万美元，支出 3900 万美元。据 CRI 自己统计，历年来其对洛克菲勒研究院和 MSK 的资助金额，合计高达 2500 万美元。

20 世纪末，随着干扰素、白介素 -2（IL-2）作为免疫刺激药物上市，癌症免疫治疗开始兴起。在欧洲，一家名为 Südmedica 的德国公司销售科利毒素，但 1992 年后也未再生产。英国也有企业申报临床试验，但药监部门认为该产品无法证明疗效。

1997 年，科利药业公司（Coley Pharmaceutical Group）成立，开发改良版的科利毒素，尝试研究核苷酸类新药。2005 年，辉瑞公司收购了它。包括辉瑞、赛诺菲安万特在内的多个跨国药企对科利毒素产生了兴趣。2009年，澳大利亚医生、免疫学家布兰登·考文垂（Brendon Coventry）发现，病人的C反应蛋白有周期波动，从而证明科利提出的人具有免疫周期的猜想。另外，还有研究发现，科利毒素对尤文肉瘤有较好的作用。

抗体免疫与细胞免疫

俄国学者伊利亚·梅契尼科夫（Ilya Mechnikov，1845—1916）认为机体的免疫机制是由吞噬细胞来执行的，提出了细胞免疫学说。1865年，他在德国吉森大学学习时，就发现了一种扁形虫的细胞内消化现象。后来他回到俄国，因第一任妻子肺结核去世，第二任妻子患伤寒热，他自己也身体虚弱，所以一直处于悲观的情绪中。

1882年的冬天，梅契尼科夫用橘子树做圣诞节装饰。他把橘子树上的刺的尖端刺入海星幼虫的身体里，在显微镜下观察到了一个有趣的现象，刺尖周围围满了移动过来的细胞。他联想到人受伤时，伤口会有白细胞聚集。所以这启发他提出了吞噬细胞免疫理论。从此，他摆脱悲观，积极进行免疫学研究。他接着研究了炭疽杆菌，发现其中毒性较强的菌株不会受到吞噬细胞的攻击，而毒性较弱的菌株则会受到攻击。

1885年，巴斯德制备出减毒狂犬病活疫苗，提出了治疗性疫苗（therapeutic vaccination）的概念。1886年，梅契尼科夫按同一方法制备狂犬病疫苗，但受到当地人的质疑。他前往巴黎，亲自向巴斯德请教，后者邀请他留下来工作。

很快他与罗克斯（Roux）一起，证明梅毒可以传染给猴子。他又观察到，保加利亚农村居民有众多长寿者，且其饮食中富含酸奶等发酵乳制品，于是认为衰老……是由于肠道某些细菌的产物对身体造成了毒害，提出了一种乳酸杆菌发酵的牛奶饮食，从而引入了益生菌（probiotic）概念，到今天仍受欢迎。而他的同事亨利·蒂西耶（Henri Tissier）又从婴儿肠道中分离得到双歧杆菌（bifidobacterium），可以治疗儿童腹泻。不过，1914年"一战"爆发，再次让梅契尼科夫对世界悲观，他很快去世。

学术界并不重视细胞免疫的研究。因为埃尔利希等认为抗体是抗感染的重要因素，提出了体液免疫学说。他认为免疫细胞表面有能够结合有毒物质（比如毒素）的受体。当某种有毒物质进入人或动物的身体后，它能特异地和免疫细胞上相应的受体结合，这种结合会刺激细胞分泌出大量游离的针对这种有毒物质的受体，这就是特异性抗体。

这种学说与有机分子的侧链结合在一起，直观易懂，解释了血清疗法。并且，贝林的血清疗法掀起了世界性的医学热潮，所以被多数人接受，成为当时免疫学的主流。

而当时没有解决血型问题，输血术并未普及，更别说细胞疗法了，所以细胞免疫学说退居次要位置。事实上，埃尔利希在1878年的博士论文中，就首次发现并描述了肥大细胞（mast cells），基于其独特的染色特征和大颗粒，他错误地认为这些细胞的存在是为了滋养周围的组织，因此他把它们命名为Mastzellen（来自德语mast，意思是动物的"发胖"），但现在人们认为，肥大细胞也是免疫系统的一部分。

细胞免疫、体液免疫学说标志着免疫学理论体系构架的初步完成，两位科学家也被称为"免疫学之父"。

抗体、抗原的本质

在20世纪30年代，注射用黄金一度被用于治疗风湿疾病。1938年，娜娜·斯瓦茨（Nanna Svartz，1890—1986）被任命为卡罗琳斯卡学院医学系教授（24 张选票中，她得到 20 张），成为瑞典第一位国家聘用的女教授。当时，新出现的磺胺药物主要治疗链球菌感染。而风湿性关节炎和溃疡性结肠炎（ulcerative colitis，UC）也被认为是链球菌感染引发。斯瓦茨就希望开发出一种治疗风湿的磺胺药。另外，炎症始发于结缔组织，而 5- 氨基水杨酸（5-ASA）可在结缔组织中富集。于是她请法玛西亚公司（Pharmacia）的化学家菲利普·威尔斯特德（Philip Willsted）合成了多个化合物，其中柳氮磺胺吡啶（salazopyrin，SASP）效果最好，于 1941 年以沙拉唑啉（Sulfasalazine）为商品名推向市场。

1939 年，瑞典免疫学家埃里克·瓦勒（Erik Waaler，1903—1997）了解到斯瓦茨的工作后，也对风湿感兴趣，他发现了风湿因子（rheumatoid factor）这个自身抗体。1940 年，他又与同事开发了致敏绵羊红细胞凝集试验法（Rose-Waaler 法）检测风湿因子。激素可以治疗风湿病被发现后，类风湿关节炎（rheumatoid arthritis，RA）和强直性脊柱炎（ankylosing spondylitis，AS）两种疾病也被单独分类。

早在 1904 年，卡尔·兰德施泰纳（Karl Landsteiner）和同事发现，一些病人体内存在自身红细胞裂解因子（autohemolysin），在低温的情况下能够破坏他们身体里的红细胞。但他们没有意识到这是一种抗体。因为埃尔利希和同事于 1901 年用羊自身红细胞去对羊进行免疫，没有产生针对羊红细胞的抗体，进而提出了"自体毒性恐惧"（horror autotoxicus），认为自身免疫是不存在的。

1911 年，迈克尔·海德尔伯格（Michael Heidelberger，1888—1991）前往瑞士苏黎世大学里夏德·马丁·威尔斯泰特（Richard Martin Willstätter，1872—1942）实验室学习。威尔斯泰特是贝耶尔（Baeyer）的学生，博士论文是可卡因的结构研究，他于 1915 年因色素的研究获得诺贝尔化学奖。1913 年，海德尔伯格回国，经弗莱克斯纳面试，加入了洛克菲勒研究院。

一开始，弗莱克斯纳安排海德尔伯格研究一种六亚甲基四胺（hexamethylene tetramine）的衍生物，这种化合物似乎能延长感染脊髓灰质炎病毒猴子的寿命，但他和同事发现先前的动物模型有问题，药物其实是无效的。"一战"爆发后，他进入军营训练，后来回原职位服役（战争期间，科技工作者可以在研究岗位"服役"）。

而海德尔伯格的导师威尔斯泰特也于1912年离开瑞士，到柏林大学工作。后来他拒绝了朋友弗里茨·哈伯（Fritz Haber，1868—1934，1918年诺贝尔化学奖获得者）"为了尽快结束战争"开发毒气的要求，但同意加入"毒气保护器械"研究团队，开发出了一种三层过滤器，可以吸收所有毒气。这一装置到1917年共制造了3000万件。

海德尔伯格在1921年前，研究芳香族砷化合物，用于治疗传染病，特别是梅毒和非洲昏睡病。1919年，他们开发了一种洒尔佛散的结构类似物，被证明对锥虫（trypanosomes）有效，用于治疗非洲昏睡病，弗莱克斯纳称之为锥虫肿胺（tryparsamide），今天仍在应用。

1922年，发现血型分类的兰德施泰纳来到洛克菲勒研究院访问（并于次年入职这里），让海德尔伯格了解到了血型，并进入细胞抗原研究领域。此时，研究所的同事奥斯瓦德·埃弗里（Oswald Avery）找到他，分析包裹肺炎球菌的球形囊中的"特定可溶性物质"。经过研究，他们发现肺炎球菌表面抗原由多糖组成，多糖又由3个以上的单糖单元组成，并且决定了肺炎球菌的特殊类型和毒力。他们的发现首次建立了抗原的化学组成和免疫特异性之间的关系。

后来，海德尔伯格鉴定并分析了100多种肺炎球菌多糖以及其他微生物的抗原结构，并研究了它们在免疫反应中的作用。

鲍林的人工抗体

1942 年 3 月，鲍林未发表科研论文，就召开了一次新闻发布会，宣称他的实验室已经开发出"人工抗体"。他的人工抗体是基于自己的猜测：一些蛋白质在暴露于特定的抗原后，会转变为抗体。而他的同事免疫学家丹·坎贝尔（Dan Campbell）成功获得了一个低水平的、可与不同抗原特异性结合的牛的球蛋白。这种结合的强度低于天然抗体，且不稳定。鲍林认为，这可能就是人工抗体，通过变性和复性的方法加以改进，就能提高产量和效价。于是迫不及待地召开了新闻发布会。

鲍林显然考虑设立一家企业来生产人工抗体。他需要更多的资金来完善生产系统，然后才能将其商业化。洛克菲勒基金会很快为鲍林提供 3.1 万美元，用于他在免疫学方面的工作，其中包括两万美元用于研究人工抗体的制备。OSRD 也对这项工作感兴趣。不过，制药界因为忙于完成战时的青霉素、疫苗，以及相关的军事项目，基本上没有联系鲍林商谈合作事宜，这让鲍林颇感失望。

1942 年 8 月，鲍林的文章在《科学》杂志上发表，但实验很单薄，也缺乏足够的细节。其余实验室难以重复他们的实验，这给鲍林招来了不少批评。兰德施泰纳没能重复出鲍林的实验，只委婉地称，人工抗体的可能性只有 50%。

而且在鲍林的实验室，只有坎贝尔一人可以重复这一结果，其他学生和实验人员都无法重复人工抗体的实验。进一步的实验表明，坎贝尔的人工抗体对受感染的实验动物只产生了轻微的影响。但是鲍林仍坚持认为通过优化实验程序，就有更好的结果，但他自己并未动手实验。

1943 年，洛克菲勒基金会把人工抗体项目的经费削减了一半。鲍林也开始淡化这一项目，并中止了申报人工抗体专利的计划。但他始终认为，人工抗体是真实的，只是它的效价太弱了。

后来，坎贝尔在私下说，人工抗体事件"是过度兴奋的结果"，一名实验室助理对结果进行了"有意的处理"，以符合鲍林希望看到的结果。

结核疫苗开启肿瘤免疫研究

巴鲁赫·贝纳塞拉夫（Baruj Benacerraf，1920—2011）是委内瑞拉出生的犹太裔科学家，他从小在巴黎长大，因"二战"爆发，搬回委内瑞拉，又因上大学举家移民到美国。因为弗吉尼亚医学院的院长助理是他父亲的朋友，所以他没有经商，转而学习感兴趣的医学。美国参战后，他应征入伍受训，战后作为中尉军医，被派往欧洲。

后来，贝纳塞拉夫咨询了勒内·朱尔斯·杜博斯（René Jules Dubos，1901—1982，洛克菲勒研究院的美籍法国科学家，曾在埃弗里实验室工作，于1939年分离了短肽杆菌这一土壤抗生素），又咨询恩德斯（Enders）。因为他从小患有支气管哮喘，所以对过敏、免疫疾病感兴趣。而两位科学家都向他推荐埃尔文·卡巴特（Elvin Kabat，1914—2000）。卡巴特于1937年在瑞典学习时，就用电泳技术研究免疫球蛋白G。

在血清疗法发展期间，人们发现抗血清可以中和毒素，也可以沉淀毒素，还有的聚集细菌，于是，分别把血清里发生作用的物质命名为抗毒素、沉淀素和凝集素。卡巴特在1939年证明，这三种物质是同一类蛋白（丙种球蛋白，γ-globulin）。1941年，他在海德尔伯格实验室进行博士后研究，也研究过多糖抗原在细胞分化中的相互作用。

右旋糖酐（dextran）这种多糖被用来作为血浆替代品，但会产生人体的免疫反应。1951年，卡巴特发现抗体的右旋糖酐结合位点，最多只能容纳6~7个单糖单位。他证明抗体是一种 γ 球蛋白，相对分子质量在 150 000 左右。

贝纳塞拉夫跟随卡巴特做了扎实的基础研究，后来又到巴黎工作 6 年，因进展不顺利，重新于 1956 年回到美国纽约大学任职，同时管理一家银行（购自委内瑞拉）。他频频与人合作，研究领域包括细胞超敏反应、免疫复合物疾病、过敏性超敏反应、抗体的结构及其特异性，以及与劳埃德·约翰·奥尔德（Lloyd John Old，1933—2011）合作研究肿瘤特异性免疫。

奥尔德从小想做一位音乐家，1951 年，他用了一年的时间，到法国学习小提琴。后来他对科学兴趣增加，在参加乐团演奏的同时，在 UCSF 学习。1958 年，他博士毕业后，加入了 MSK 医院。他所在的实验化疗研究小组的方向之一就是探索科利毒素的抗肿瘤机制。而他遇到的第一个项目，就是 BCG 疫苗的抗肿瘤作用。

1929 年，约翰斯·霍普金斯大学的研究者发现，肺结核病人的肿瘤发生率较低，进一步研究发现 BCG 疫苗对几种恶性肿瘤细胞株有抑制作用。可是，因 1930 年德国吕贝克（Lübeck）当地实验室一次生产事故，BCG 疫苗中混入了致病株，引发灾难。这一领域的研究立刻停滞。

奥尔德和贝纳塞拉夫通过小鼠模型，发现 BCG 疫苗的确对肿瘤有抑制作用。研究结果发表于 1959 年的《自然》杂志。很快，BCG 疫苗进入了临床研究，但在全球范围内看，这些临床试验效果不好。直到 1976 年，加拿大泌尿科医生阿尔瓦罗·莫拉莱斯（Alvaro Morales）采用膀胱内注射 BCG 疫苗治疗浅表性膀胱癌取得了很好的效果，美国 NCI 提供了资助进行下一步临床研究。最终，这一治疗方法于 1990 年获批。

蛋白质测序及抗体结构发现

弗雷德里克·桑格（Frederick Sanger）的父亲就读于剑桥大学圣约翰学院，于 1905 年获得医学博士学位，并前往中国传教，不过由于健康原因，他于 1912 年返回英国，不久与一名贵格会富商的女儿结婚。桑格是第二个孩子，从小生活优渥，学习并不出众。进入寄宿学校后，他性格平淡，厌恶校园暴力，学习出众。他提前一年通过了高中普通毕业考试，而且成绩极优秀，又因家境富裕，也不需要进行奖学金考试。

主管学校实验室的化学老师亨利·杰弗里·奥迪什（Henry Geoffrey Ordish），曾在卡文迪什实验室工作过。桑格把最后一年的时间用来向奥迪什学习实验技术。不过，他在 1935 年短暂参与了一个德国交流项目，每天被迫听别人读《我的奋斗》，然后跟着行纳粹礼。

1936 年，他进入了剑桥大学圣约翰学院，不过没有学医，而是选了自然科学。他没有像多数同学那样，在高中就考得高级证书，因而在数学和物理方面跟不上，最终他不得不放弃了这两门课。再加上他的双亲接连去世，使他备受打击。还好他在剑桥遇到了未来的妻子。"二战"爆发后，他被征召加入了军队，被派往医院。桑格于 1940 年结婚。婚后就去医院照顾从敦刻尔克撤退下来的士兵，以及在空袭中受伤的民众。

在医院工作过一段时间后，桑格想要重新去做科研，但又担心自己成绩差。不过，《泰晤士报》（The Times）登出了剑桥大学学生的毕业成绩，只有 2 名生物化学学生获得了一等，他是其中之一，这让他又有了自信。他写信申请博士学位，但没有回应。当时英国科研经费奇缺，青霉素项目也不得不到美国去寻求帮助，所以很少有科学家招收没有来历的博士生。桑格没办法，只得说自己继承了遗产，根本不需要工资和补助，这才得到了一位导师的录取，但该导师一个月后就离职了。从德国逃来的犹太科学家艾伯特·纽伯格（Albert Neuberger）成为他的导师。

纽伯格建议桑格研究赖氨酸的分解产物。桑格给幼鼠喂食赖氨酸，然后研究其血液、粪便、尿液的代谢产物。虽然得到了大量数据，但他无法解释哪些数据与赖氨酸代谢有关。不过，他还是得到了博士学位。

博士毕业后，他开始研究胰岛素，因为这一产品可以很方便地从药店得到。直到这时，他才从 MRC 得到一份课题资助（之前一直是自己掏钱做研究）。

1951 年，桑格通过改进分配色谱法，应用氟二硝基苯（也称 Sanger 试剂）标记氨基酸 N 端，终于成功测定了牛胰岛素的 B 链氨基酸序列。1952 年，他又测定了 A 链。这一工作为他赢得了第一个诺贝尔奖。

1946 年，已经在英军中担任少校职务的罗德尼·罗伯特·波特（Rodney Robert Porter，1917—1985）加入了剑桥大学，成为桑格的第一个博士生。他于 1948 年博士毕业后，加入国家医学研究院（National Institute for Medical Research）。1959 年，波特用木瓜蛋白酶对抗体进行剪切，发现木瓜蛋白酶能把抗体分成三个部分，其中两个部分能和抗原结合，另外一个可结晶的部分不能。

杰拉尔德·M. 埃德尔曼（Gerald M.Edelman，1929—2014）受到这一启发，假设抗体蛋白是由几条蛋白链通过一定的化学键连接起来的，然后用 β- 巯基乙醇 β-mercaptoethanol 处理抗体蛋白 G（IgG）和抗体蛋白 M（IgM），发现两种抗体都分解成两种链，根据分子量大小分别称为重链和轻链。

根据他们的成果进一步研究，人们逐渐认识到了抗体的结构。波特和埃德尔曼因此获得了 1972 年的诺贝尔生理学或医学奖。以前，人们在血清疗法中获得的抗体，其所识别的抗原位点是多样的，都是不纯的多克隆抗体。如果能够是单一克隆的抗体，效果将有大幅提高。

单克隆抗体技术及其专利：第二个"青霉素产业化事件"

凯撒·米尔斯坦（César Milstein，1927—2002）1952 年在阿根廷布宜诺斯艾利斯大学获得化学学位，1958 年获得生物化学博士学位。米尔斯坦通过兼职和只使用最基本的设备进行研究。因为在研究一种酶时，打破了实验室 5 个昂贵的烧瓶中的 3 个，他差点放弃博士学位。不过，他坚持到博士毕业，其博士论文被评为优秀并给予一次去英国剑桥大学进修的机会。1958 年，米尔斯坦在剑桥大学研究磷酸葡萄糖变位酶的金属活化机制，期间与桑格合作，于 1961 年获得第二个生物化学博士学位。

米尔斯坦回到布宜诺斯艾利斯，在马尔布兰研究所（Instituto Malbran）工作。但是 1962 年，阿根廷军队发生政变，否决全国大选结果，形势一片混乱。米尔斯坦只得于 1963 年返回英国，加入桑格的团队，实验室就在新成立的分子生物学实验室（Laboratory of Molecular Biology，LMB），研究抗体的结构和多样性。1966 年，他和悉尼·布伦纳（Sydney Brenner）发表文章，认为抗体多样性是体细胞突变造成。

1973 年，米尔斯坦受邀到瑞士巴塞尔免疫研究所（Basel Institute of Immunology）作学术报告，遇到了免疫学博士生乔治斯·让·弗朗茨·科勒（Georges Jean Franz Köhler，1946—1995）。科勒出生于德国南部小城，1965 年进入弗赖堡大学（University of Freiburg）学习生物学，并选修了高等数学、哲学、认知理论等。他开始想当高中老师，还参加了一系列的研讨会积累经验，但他最终选择攻读硕士，研究大肠杆菌突变株的 DNA 修复。1971 年硕士毕业后，他在教授雷纳·赫特尔（Rainer Hertel）的推荐下，来到巴塞尔免疫研究所跟随弗里茨·梅尔彻斯（Fritz Melchers）攻读博士学位。

不过，梅尔彻斯认为科勒内向，缺乏雄心壮志，不够勤奋。科勒于 1968 年结婚，到了 1972 年，他已经是三个孩子的父亲，为了完成学业和养家糊口，不得不晚上开出租车。因为这些，他无法全力做研究，导致他与导师关系紧张。

科勒的课题是研究动物能产生多少抗体来对抗 β - 半乳糖苷酶（由大肠杆菌产生）。他把提纯的 β - 半乳糖苷酶注射到包括兔子、小鼠和大鼠在内的几种实验动物体内，然后分析它们血清中产生的抗体。研究表明，动物可以产生多种不同类型的抗体来对抗外源蛋白的一个位点，即多克隆抗体。

1973 年，米尔斯坦应邀来到巴塞尔免疫研究所，做抗体多样性的学术报告。科勒参加了报告会，并与米尔斯坦交流了自己在多克隆抗体方面的成果。科勒使用等电聚集（isoelectric focusing）电泳法分离抗体蛋白，他改进了方法，一次可以做 4 块电泳板（plates）。

科勒炫耀地告诉米尔斯坦自己的实验技巧：“别人一次只能做一块板子，而我一次能做 4 块。”

米尔斯坦平静回答：“我的实验室一次做 20 块。”

1974 年科勒获得了博士学位，他在答辩时，选择不回答一个难度很高的问题，但仍获得了优等。而后，科勒计划进行体细胞基因突变研究，希望在抗体可变区域找到体细胞突变，而他并不会细胞培养技术，因而申请了米尔斯坦实验室的博士后职位，米尔斯坦接受了。

瑞典女科学家阿斯特丽德·法格雷乌斯（Astrid Fagraeus，1913—1997）于 1948 年，在她的博士论文中证实，产生抗体的其实是 B 淋巴细胞。科勒和米尔斯坦希望找到一种方法来克隆淋巴细胞，使它们在培养基中无限地细分，那么由此产生的细胞群体所分泌的抗体分子就会完全相同。然而，淋巴细胞的寿命

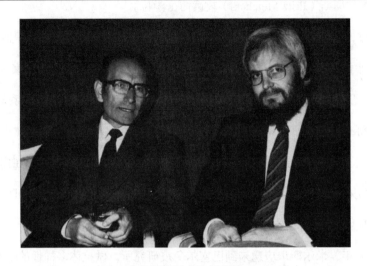

米尔斯坦（左）与科勒

图片来源：https://s3.amazonaws.com/s3.timetoast.com/public/uploads/
photos/8329691/Milstein-Kohler1982-copy.jpg

很短，不能令人满意地培养。

在 1973 年，米尔斯坦和迪克·科顿（Dick Cotton）就已经实现了两种不同骨髓瘤细胞系的融合，一种来自小鼠，另一种来自大鼠。他们用灭活病毒等人工方法诱导细胞融合，再通过筛选培养，确证其融合成功，得到了 X27 融合瘤细胞株。

于是科勒就提出能否把正常淋巴细胞与骨髓瘤细胞融合，来解决淋巴细胞的寿命问题。然后通过不断地分离，得到特异性抗体。因为骨髓瘤细胞无限期地繁殖，由此产生的杂交细胞产生单一种类的抗体，同时使自己无限期地延续下去。科勒把这一想法与米尔斯坦交流，他表示支持。

不过，据米尔斯坦回忆，自己在一个晚上先想到这个实验设想，并于第二天早上在走廊里与科勒交流。

不管怎么说，他们立刻达成一致，行动起来。首先免疫小鼠，提取脾脏抗体，与不含次黄嘌呤鸟嘌呤磷酸核糖转移酶（HGPRT）基因的骨髓瘤细胞融合。在X27 融合细胞的技术基础上，通过在 HGPRT 培养基中筛选，得到多种单克隆杂交瘤细胞，而后再分离培养、测定。

1974 年圣诞节，科勒回德国与家人团聚。但实验室却把这个杂交瘤细胞弄丢了，只得重新培养了一次，米尔斯坦也没有把这件事告诉科勒。1975 年年初，这一实验取得了成功。他们得到了第一个杂交瘤细胞（hybridoma cell），即 X63杂交瘤细胞株，能长期大量产生单克隆抗体。很快，研究成果写好，准备发表在《自然》杂志上。

1975 年 7 月，文章已经被接收，尚未发表时，米尔斯坦在 MRC 召开的讨论基因工程安全性的会议上（会议地点在牛津大学）发表了关于单克隆抗体的报告。演讲结束后，接受过科学培训的 MRC 行政官员托尼·维克斯（Tony Vickers）找到了他。维克斯对这一技术很感兴趣，想了解更多信息，并要求提前看其即将发表的文章。米尔斯坦于 7 月 10 日把文章预印稿寄给了他。

维克斯看过文章后，就被杂交瘤技术的商业前景震惊，他立即通知负责为MRC 科研成果申请专利的国家研究开发公司（National Research Development Corporation，NRDC），看看他们是否可以申请专利。因为青霉素项目在美国落户，使美国制药业一夜间占据世界首位，刺痛了英国制药界，所以专门成立了NRDC，协调重大科研项目的成果转化。但凡政府机构的科研成果，必须由这一机构申报专利。

NRDC 得知消息后，经过评估，认可了这一技术具备潜在的商业价值。但是，行动必须迅速，因为当时英国专利法不允许在提交专利申请之前披露任何作品，包括发表文章。维克斯很快给米尔斯坦回信，告诉他，NRDC 会有人联系申报专利事宜。但是，接下来什么都没有发生，文章于 1975 年 8 月在《自然》杂志发表，但申报专利的期限过了。

直到 1976 年 10 月，NRDC 才写信给米尔斯坦解释自己的行为。信中介绍，NRDC 相关部门在（一年前）看过了文章后，认为的确具有商业价值，但是却并没有撰写相关的专利，一方面是由于当时生物工程、基因工程刚刚开始，全球都在评估其安全性，各国政府对待相关的专利都非常谨慎。另一方面是时间太紧张了，来不及采取合适的行动，所以希望米尔斯坦等有了检测方面的应用技术，或者有了其他工业成果，再申请专利。单克隆抗体的专利就这样在 NRDC 内部被耽搁了。而短时间内，单抗技术在美国遍地开花时，英国人也得知了单抗技术未申请专利的原因，认为是一个耻辱，是第二次"青霉素产业化事件"。

1979 年，英国制造业进一步衰退。撒切尔夫人曾经接受过科学训练，是霍奇金的学生，她明白杂交瘤技术的先进性，以及单抗的商业潜力，因而痛批政府法律法规陈旧，国有企业的低效、官僚。她在 1979 年上台后，大力推动国企私有化。1980 年，她指示英国皇家学会专门成立了一个小组，调查生物技术成果转化问题。调查报告也把单抗技术未申报专利作为一个反面典型，并指出，应该让科学家自己申请专利。

1984 年，米尔斯坦和科勒获得拉斯克奖，以及当年的诺贝尔生理学或医学奖，此时，他们关于谁先提出了这个实验设想，具体实验是谁操作的等问题有了争议。他们前往领奖时，在机场相遇，为了避免采访时出现不必要的尴尬，就在机场休息室写了一份类似法律文本的东西，表示实验设想和实施，都是两人共同努力的结果，暂时不做进一步探讨，避免争议公开化产生不良影响。

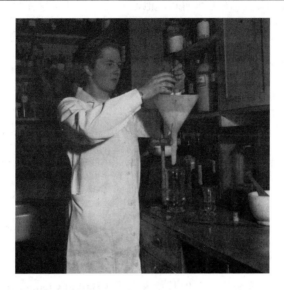

撒切尔夫人[①]在牛津大学化学实验室（1947 年左右）

图片来源：http://blogs.nature.com/naturejobs/files/2017/01/GettyImages-3427859.jpg

鼠源性单抗的应用

单抗技术发明时，同样来自阿根廷的克劳迪奥·奎略（Claudio Cuello）正在 MRC 研究神经病理学，他使用组织免疫技术研究 P 物质，所用抗体是豚鼠的多克隆抗体，但效果不好。于是米尔斯坦推荐他采用单克隆抗体技术，取得了非常好的效果。而且，他们证明将单克隆抗体与酶和放射性同位素结合起来，用作标记以检测微生物、生物活性成分的可行性。

1976 年，斯坦福大学医学院教授伦纳德·赫尔森伯格（Leonard Herzenberg，1931—2013）来到 LMB 实验室短暂访问。赫尔森伯格和同事在 20 世纪 70 年代早期设计了一种机器，用于自动分离细胞，来帮助描述分离和计数不同的细胞

---

①　注释：她当时名字为玛格丽特·罗伯茨（Margaret Roberts），1951 年结婚后称撒切尔夫人。

亚群，特别是白细胞。在访问期间，他们开始合作开发单克隆抗体，以提高荧光激活细胞分选机（fluorescence-activated cell sorter，FACS）的实用性。当时这一机器每秒只能分辨 5000 个活细胞，1977 年，使用鼠源单克隆抗体的 FACS 开发成功，机器特异性大大提高。

米尔斯坦与科勒在 1975 年就想利用单抗鉴定血型，但没有成功。1978 年加入 LMB 的博士生史蒂文·萨克斯（Steven Sacks）被安排从事这一项目。他于 1981 年成功了，立刻申请了专利，并成立了 Celltech 公司大量生产。但生产中遇到了工艺问题，如果用动物生产的话（把杂交瘤细胞注射到小鼠腹腔生产单克隆抗体），20 只小鼠才能生产 1 克单抗。宝来威康药业正在应用 Namalwa 细胞生产干扰素，这是从一个伯基特淋巴瘤（Burkitt's lymphoma）患儿的组织上分离培养得到的细胞系。Celltech 公司引进他们的气升式发酵反应器（airlift fermenting reactor），建立了 1000 升的发酵罐，开发了细胞培养发酵技术生产单抗。

很多科学家看到他们的单克隆抗体文章后，立刻投身这一领域。他们都意识到了这一技术的广阔应用前景。美国圣选戈的 Hybritech（由 hybridoma 和 technology 两个单词构成）公司成立于 1978 年，KPCB（当时仍叫 KP）投资了它。在单抗技术基础上，开发了 TANDEM 技术，即使用第一个抗体捕捉样本溶液中的抗原（目标蛋白），第二个抗体（带有标记或酶）与第一个抗体结合，产生信号。产品主要应用在诊断方面，主打产品是怀孕测试盒［检测人绒毛膜促性腺激素（HCG）］。

1982 年，毕业于 UCSD 的物理学博士古纳斯·沃尔克斯（Gunars Valkirs，1952— ）加入团队，他把原来的玻璃珠固定一抗的方法，改为用微孔薄膜连接一抗，使 HCG- 一抗 - 二抗的复合体形成时间，从 1 小时 15 分钟缩短到 5 分钟，这一技术被命名为免疫浓缩（immuno-concentration，ICON）。公司组建了项目团队，用具有吸液作用醋酸纤维素单向引流，用尼龙膜标记一抗。1984年，产品上市，很快抢占了市场，罗氏公司的同类产品被迫退市，该公司在1986年被礼来公司收购。

更加积极利用这一技术的，是美国威斯塔研究所的希拉里·科普罗夫斯基（Hilary Koprowski）。单抗的论文一发表，他就向米尔斯坦索要这一杂交瘤细胞。米尔斯坦按照科学界惯例，于1976年9月把X63杂交瘤细胞提供给他。条件是科普罗夫斯基在发表文章时注明细胞来源，非许可不得传给其他科学家，而且不能用这些细胞的产品申请专利。1977年科普罗夫斯基要把这些细胞转交给另一位科学家，专门写信要求他同意。米尔斯坦于1977年5月回信同意，并强调，由这些细胞产生的产品不应成为任何专利的标的。

但是，科普罗夫斯基并没有遵守专利方面的约定，因为仅一个月后，他就申报了两个单克隆抗体的专利，一个用于肿瘤诊断，一个用于检测流感病毒。分别于1979年和1980年被授权。而直到1979年第一个专利授权后，米尔斯坦才得知这一消息。

在1980年的一次采访中，米尔斯坦认为自己（包括生物技术界的英国同行）在专利方面"太幼稚和缺乏经验"（too green and inexperienced），透露出对美国同行的失望。但科普罗夫斯基公开宣称，双方在专利方面并没有达成约定。据米尔斯坦回忆，双方通过信件的方式，就专利问题达成了一致，而且，米尔斯坦提供了双方信件往来的复印件，证明了米尔斯坦的话，但遗憾的是，他找不到科普罗夫斯基签署同意的回信。当记者问米尔斯坦对杂交瘤技术没能申报专利一事是否生气，米尔斯坦回答："我不生气，生气的是玛格丽特·撒切尔。"

此时科普罗夫斯基马不停蹄，与MIT电气工程专业毕业的迈克尔·沃尔（Michael Wall）在 1979 年成立了 Centocor 公司，致力于单克隆抗体技术在诊断领域的应用。毕业于 MIT 的荷兰裔生物化学家休伯特·休梅克（Hubert Schoemaker，1950—2006）在几个月后受邀加入公司，并长期担任 CEO。公司后来开发出 CA125 单抗检测试剂盒，用于检测卵巢癌细胞，授权给雅培公司生产。Centocor 公司在 1982 年上市。

1985 年，Centocor 公司成立了专门的造影剂部门，从麻省总医院授权引进用于辅助诊断心肌梗死产品 Myoscint，于 1989 年在欧洲获批。不过，该产品直到 1996 年才获得美国 FDA 批准。这款鼠源性单抗效果并不好，后来被撤市。

当然，LMB 自己也早就明白过来，开始研究单克隆抗体药物。埃尔曼·瓦尔德曼（Herman Waldmann）于 1973 年毕业于剑桥大学，留校在病理学系任职。1978 年，他与米尔斯坦一起参加了一个学术旅行而相识，而后被招募到了 LMB 实验室，进行单抗药物研究。1980 年，瓦尔德曼成功制备了 T 细胞抗原的单抗，得到了 MRC 的基金。1982 年，他和团队制备鼠源单抗 Campath-1M，针对 CD52 靶点，这是一个鼠的 IgM 抗体，用于骨髓移植和白血病治疗，但在人体内很快被降解。1985 年，他们又得到了 Campath-1G，这是一个鼠的 IgG 抗体，虽然也面临降解的问题，但药效时间延长。并且瓦尔德曼和卡恩（Roy Calne）合作，尝试将它用于器官移植，但他们的进度还是太慢了。

第一个批准的单克隆抗体药物 Orthoclone OKT3®（muromonab）由美国 Ortho Biotech 的帕特里克·传书·孔（音译）（Patrick Chung-Shu Kung，1947—2022，出生于南京）于 1979 年开发，当时帕特里克担任高级主管职务。OKT3 指 Ortho Kung T 细胞 3 号。它是一种针对人类分化簇 3（或 CD3）表面蛋白的小鼠 IgG 抗体。OKT3 中的 3 号并不是以其靶点命名的，而是指帕特里克实验室笔记本中列出的第三种抗体，直到 1982 年在法国巴黎举行的第一次人类白细胞分化抗原研讨会上，它的靶点 CD3 才被正式命名。

1986 年，OKT3 被 FDA 批准用于防止实体器官移植（尤其是肾移植）的排斥反应。不过，作为一种鼠源单抗，它会导致抗体免疫复合物的形成，被称为人抗鼠抗体反应［human anti-mouse antibody（HAMA）responses］，最终影响该产品的药代动力学，以细胞因子释放综合征形式导致病人出现副作用。

嵌合抗体药物的发现

在研发造影产品时，Centocor 公司受到 OKT3 鼠单抗项目的影响，也决心进入这一领域。评估了多个候选项目后，休梅克选择了新的抗体产品 HA-1A。它是斯坦福大学亨利·卡普兰（Henry Kaplan）和 UCSD 的亚伯拉罕·布劳德（Abraham Braude）于 1984 年开发出的一种 IgM 型单克隆抗体，代号 A6H4C5，是史上第一个含有人源部分的单克隆抗体，特异性结合革兰阴性菌内毒素脂质 A，用于治疗革兰阴性菌感染引起的脓毒症。公司对这一产品抱有极大希望，将之命名为 Centoxin，即奈巴库单抗（nebacumab）。

针对这一适应证，另外一个专注单抗的公司 Xoma 则引进了加州大学洛厄尔·S. 扬（Lowell S. Young）开发的鼠源性的 IgM 单抗 edobacomab（代号 Xomen E5）。

Centocor 公司宣称自己的产品是第一个人源化的单抗，远远优于 Xoma 公司的产品。Centoxin 是一个人 - 鼠嵌合抗体（chimeric antibody），通过基因重组技术，将鼠源单克隆抗体的 V 区（variable region，可变区）和人抗体的 C 区（constant region，不变区）连接，在合适的哺乳动物细胞内表达可得到人 - 鼠嵌合抗体，HAMA 反应比鼠源单抗减弱。1984 年多个团队完成了嵌合抗体这一技术，其中斯坦福大学表现尤为突出。加州大学的舍瑞·L. 莫里森（Sherie L.

Morrison）与斯坦福大学合作，也改进了这一技术。英国 LMB 实验室也构建了鼠源性嵌合抗体。

通过积极宣传，公司融得 5 亿美元，其中 4.5 亿美元用于临床试验研究，并且耗资 3000 万美元在休梅克的老家荷兰建造了一个 4000 平方英尺的抗体工厂。

1991 年，Centoxin 获得了欧洲的批准，美国军方以每支 2500 美元的价格订购了 200 支 Centoxin，以供正在第一次海湾战争中作战的士兵备用。几个月后，产品得到美国 FDA 疫苗和相关生物制品顾问委员会（FDA Vaccinesand Related Biological Advisory Committee）推荐。但是，Xoma 公司向 Centocor 公司提起了专利诉讼，认为对方侵权。因为 Xoma 公司引进的专利中，保护了抗体特异性结合的抗原位点，而 Centoxin 的靶点也是这个位点。

加州大学扬（Young）申请的专利（专利号 4918163，简称 163 专利）于 1986 年申报，其实由加州大学与斯坦福大学共同持有，两个大学都可以对外授权。虽然 Centocor 公司从斯坦福大学引进了嵌合抗体技术，但自行申报了 Centoxin 的专利（在庭审期间于 1991 年 10 月获得授权）。陪审团关注的是，Centocor 公司并没有获得斯坦福大学 163 专利的许可，所以其自行申报的专利侵权了。

Centocor 公司应对失措，在庭审中提前公布了一些临床数据。虽然诉讼双方最终和解，但 FDA 发现 Centocor 公司违规干预了临床试验过程，再加上一些研究团队无法重现其在脓毒症动物模型上的治疗效果，最终 FDA 于 1992 年 4 月拒绝批准 Centoxin 上市。Centocor 公司的股价一天内跌了 41%。这一事件被华尔街媒体戏称"脓毒症休克"，并把 Centocor 改称 Centocorpse。此外，FDA 也以临床资料不足，拒绝批准 Xoma 公司的鼠源单抗。

这不单单是 Centocor 公司自身的挫败，同时也是整个单抗药物领域的挫败。

休梅克力挽狂澜，通过大幅裁员、砍掉冗余项目，开源节流，积极寻求外援。他的信心来源于另一个心血管类单抗药阿昔单抗（abciximab，ReoPro，抗血小板凝聚）。阿昔单抗是 Centocor 公司于 1986 年从纽约大学引进的，1988 年进入一期临床试验，1992 年已经进入三期临床试验。

礼来公司在基因重组胰岛素项目中多头下注，最终收取红利。他们深信生物药的时代即将来临，所以十分看好单抗药物。于是 1992 年 7 月，Centocor 公司与礼来公司达成合作，获得了 1 亿美元。1994 年 12 月，阿昔单抗获批上市，这是第一个被批准的人鼠嵌合单克隆抗体，也是第二个获批的单抗药物。阿昔单抗 1995 年取得 2300 万美元的收入，到 1999 年时达到了 4 亿多美元，提振了制药业对单抗药物的信心。

人源化抗体：CDR 移植抗体

1973 年，格雷戈里·保罗·温特（Gregory Paul Winter，1951—　）在英国 LMB 攻读博士学位。开始他按照桑格的方法，测定与比较色氨酸合成酶（TrpTS）和酪氨酸 tRNA 合成酶（TyrTS）的序列，分析其结构。后来他听到一次桑格关于测定 DNA 序列的报告，意识到可以首先得到 DNA 序列，再反向预测蛋白质序列。

他申请读桑格的博士后，但桑格把他转给了另一位同事，从事流感病毒基因组测序工作。1981 年，三一学院提供他的资金到期，桑格给他安排了一个职位。温特专程去加拿大学习寡核苷酸定向突变技术，用于蛋白质功能研究，随后把定点突变技术应用于多种酶的研究。

1983 年，米尔斯坦接替桑格担任部门主任。他给予温特研究职位，不过，建议他使用定点突变来研究抗体的结构和功能。不久，温特在上班路上遇袭，不能工作。他在养伤期间设想改造鼠抗体的抗原结合区（complementarity determining regions，CDRs）。他设计了一个编码抗体可变结构域的合成基因，其中小鼠单克隆抗体的 CDR 被整合到人类骨髓瘤蛋白的框架区域中，即人源化抗体，使鼠源部分只占抗体的 10% 左右。

嵌合抗体虽然可以部分解决异种蛋白的排斥问题，但由于其还含有鼠源 V 区，依然有可能会诱发 HAMA 反应，干扰抗体疗效，诱发超敏反应。CDR 移植抗体是在嵌合抗体的基础上进一步用人源框架区（framework region，FR）替代鼠源框架区。温特在米尔斯坦的支持下，开发了一套 PCR 引物来扩增和克隆杂交瘤抗体可变区基因。

1986 年，温特等人通过基因工程技术，成功把鼠源单克隆抗体 B1-8 重链可变区的 CDR 替代人类骨髓瘤蛋白（人抗体）的相应 CDR，该抗体结合半抗原 NP-cap（4-羟基-3-硝基苯乙酰己酸），亲和力与鼠源单克隆抗体相似。这样形成的半人源化单克隆抗体，有效减少鼠源单抗的外来抗原问题。研究结果发表于当年 5 月的《自然》杂志。

1987 年 3 月，温特以 MRC 名义申报了专利，专利号 EP0239400，美国专利号 US5225539，这就是 Winter Ⅰ 专利。这一专利经过 MRC 同意，按照非垄断许可的模式，授权 50 多家企业单位，人源化抗体的时代到来了。

温特等发明 CDR 移植技术后，同在 LMB 实验室的瓦尔德曼等与温特合作，在 1988 年成功制备了 Campath-1H（cambridge pathology 1st human 的缩写，alemtuzumab）单克隆抗体，即后来的阿仑单抗，仍是 CD52 靶点。开始它仍然被尝试用于器官移植和类风湿关节炎和非霍奇金淋巴瘤白血病。1991 年，神经学教授、临床神经科学系主任阿拉斯泰尔·康普斯顿（Alastair Compston）才正式把它应用于多发性硬化症（multiple sclerosis，MS）。

该产品的专利授权给了宝来威康药业下属的英国分公司威康生物（Wellcome

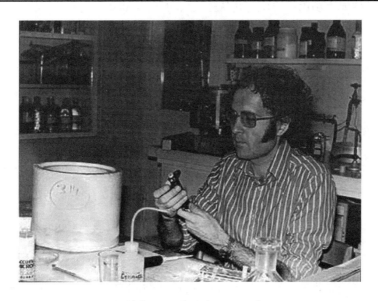

温特在 LMB 实验室，1980 年
图片来源：https://www.nobelprize.org/uploads/2021/02/winter-bio-3-pipetting.jpg

Biotech），并且用加新霉素的 CHO 细胞悬浮培养基大规模生产。1994 年，威康生物认为该产品在类风湿关节炎的治疗效果不好，并且，该公司擅长开发抗 HIV 药物，而该产品却致 T 细胞减少，所以有安全隐患，决定中止项目开发。于是，瓦尔德曼经过几个月的谈判，从中撮合，让威康生物把这一技术转给英国技术集团（British Technology Group，BTG）。1997 年，BTG 又把这一产品转让给美国的 LeukoSite 公司，适应证为慢性淋巴细胞白血病（chronic lymphocytic leukemia, CLL）和 MS。

1997 年，LeukoSite 公司上市，募集了 1700 万美元，公司又与德国勃林格殷格翰公司达成协议，由其负责生产这一药品。1998 年，LeukoSite 公司与 Ilex 公司合作，进行这一产品的临床研究。1999 年，LeukoSite 公司与先灵公司就这一产品达成市场销售协议，并从先灵公司获得 3000 万美元预付款。Ilex 公司与先灵公司也签署合作协议，开发该产品的其他适应证。当年，临床试验结束，93 名病人效果良好。该产品正要上市之际，Millennium 公司以 7.5 亿美元（股权）向 LeukoSite 公司发起收购，并很快完成（相当于合并）。1999 年年底，该产品申请上市。2001 年，该产品先后在美国和欧洲获批。

2003 年，Genzyme 公司准备收购有潜力的小型公司，调研了 300 多家，看中了 Ilex 公司。2004 年，收购以 10 亿美元的价格完成。2006 年，先灵公司与拜耳公司合并。2009 年，Genzyme 公司从拜耳公司购买了 Campath-1H 的全球权益。2010 年，该产品销售 4.37 亿美元。2011 年，Genzyme 公司被赛诺菲公司以 201 亿美元收购。赛诺菲公司发现其治疗 MS 效果更好，所以先把该产品撤市，而后以新的适应证，分别在欧洲（2013）和美国（2014）上市，商品名 Lemtrada。这一药品见证了整整 30 年的世界制药业历史。

Winter I 专利是广域专利，但是其技术烦琐，并且当抗原是蛋白时，其 CDR 移植单抗的亲和力会大幅降低，个别情况下，亲和力会下降至 1/10。如果不能优化这一点，人源化抗体仍无法应用到临床中，这也是 Campath-1H 挫折不断的原因。

另一个案例是 TGN1412，由德国 TeGenero Immuno Therapeutics 公司利用 CDR 移植技术开发，委托勃林格殷格翰公司使用 CHO 细胞工艺生产，用于治疗白血病和自身免疫疾病。2006 年 3 月，美国委托合同研究机构（Contract Research Organization，CRO）类公司 Parexel 在伦敦诺斯威克公园医院（Northwick Park Hospital）挑选了 8 名志愿者，参加一期临床安全性试验。6 人给予药物，2 人给予安慰剂。每人酬劳 2000 英镑（计划两周，每周 1000 英镑）。给药剂量为 0.1 毫克每千克，是动物实验中的毒性剂量的 1/500。

因用于 TGN1412 临床前安全性实验的动物（无菌环境中培养）CD4$^+$ 效应记忆 T 细胞缺乏 CD28 表达，所以未能在动物实验中观察到相应的毒性。再加上临床试验时给药速度过快，引起志愿者严重的细胞因子风暴（cytokine storm）。试药的 6 人发生了严重的不良反应，发冷、组织水肿、呕吐、血压骤降、器官急性衰竭，其中一名志愿者瑞安·威尔逊（Ryan Wilson）昏迷了两周半。TeGenero 公司直接破产，Parexel 公司承担了连带责任。

要减小副作用，就要提高抗体 - 抗原的亲和力。这就需要确定哪些 FR 残基可能直接或间接（通过支持 CDR）与抗原接触，对抗原结合效力起作用。这可基于 X 射线晶体数据分析，并且小鼠抗体的同源性模型（分子建模）也能从其他抗体结构来进行参考。使用不同的抗原与抗体结合位点结合，研究晶体数据和亲和力，推断 FR 残基中的不重要位点，并把它们替换。

加里·L. 奎因（Cary L. Queen）于 20 世纪 70 年代毕业于加州大学伯克利分校数学系，后到康奈尔大学担任副教授。1980 年他转向了生物技术，在 NCI 接受分子生物学训练并工作。1986 年年底，他与斯坦福大学副教授劳伦斯·杰伊·科恩（Laurence Jay Korn）合作，成立了蛋白设计实验室（Protein Design Labs，2006 年后改称 PDL BioPharma）。奎因利用自己的数学专业优势构建分子模型，再利用 X 射线晶体数据，把框架区的残基进行突变，构建了亲和力强的人源化抗体。他用这一人源化技术开发了达利珠单抗（daclizumab），鼠源部分只占抗体的 10%。这个项目与罗氏制药公司合作，于 1997 年在美国上市，商品名 Zenapax，是第一个人源化的 CDR 移植抗体产品，不过，于 2008 年退市。百健公司对这一产品进行改造，降低了糖基异质性，使抗体依赖的细胞介导的细胞毒作用（antibody-dependent cell-mediated cytotoxicity，ADCC）降低，于 2016 年再次上市，但两年后又退市。

奎因通过重链和轻链中的 FR 突变以提高抗体结合力，自 1989 年开始，申请了一系列的专利，包括 US5585089（1995 年申请）等，专利优先权日在 1988 年，这些专利被称为 Queen 专利。

它们也属于宽域专利（broad patent），专利中限定：人源化免疫球蛋白与抗原的亲和力常数至少为 10^7M^{-1}，但不超过供体免疫球蛋白与抗原亲和力常数的 4 倍。另外，还限定了相应的氨基酸序列，以及框架区特定残基与 CDR 之间的距离，这样基本上覆盖了 CDR 移植人源化抗体这一技术领域。所以，一些三代的抗体如曲妥珠单抗（trastuzumab）、赫赛汀（Herceptin）、贝伐单抗（bevacizumab）、阿瓦斯丁（Avastin）和帕利珠单抗（palivizumab、赛纳吉、Synagis）等，都要获得其授权。MRC 下属的公司 Celltech 也须有这一专利的授权。一般是前期 100 万美元，后期 5%~15% 的销售分成。该专利覆盖了市场上 30 余种抗体产品，其中基因泰克公司就有 7 个产品，经过法律纠纷后，仍不得不向 PDL 公司缴纳专利费。

而基因泰克公司则有一组更知名的专利家族，称为 Cabilly 专利，以发明人什穆埃尔·凯比利（Shmuel Cabilly）命名。Cabilly Ⅰ 的专利优先权日在 1983 年，专利却于 1989 年申报，希望之城医院是共有产权人。Cabilly Ⅱ 则在优先权日 18 年后申报（2001 年），Cabilly Ⅲ 是在优先权日 28 年后申报（2011 年），使专利保护期达到 35 年。后两个专利到 2018 年才过期。

Cabilly Ⅱ 的一项专利要求包括：用编码重链、轻链可变区的 DNA 序列一同转化一种宿主细胞内，并使这两个编码序列分别表达。Cabilly Ⅲ 的一项专利要求包括：从宿主细胞培养液中回收抗体重链、轻链或其片段，并限定了所产生的抗体重链需要包含人恒定区序列。虽然转基因动物抗体、杂交瘤细胞抗体（鼠源等非人源化抗体）、融合蛋白等可以避开 Cabilly 专利的权利要求，但抗体工程技术产品基本都包含了进去。Cabilly 专利覆盖了 70 余种抗体产品。

Queen 专利虽然也得到了大量授权费用，但它主要集中于非全人源化抗体。随着技术发展，全人源化抗体成为主流，Queen 专利走向了下坡路。2008 年，公司把研发产品以 4.5 亿美元全部卖出。奎因和其余几位创始人也先后从公司离职。当默沙东公司的 Keytruda 人源化抗体药 2014 年上市后，PDL 公司以侵犯其专利为名上诉，于 2017 年从默沙东公司得到 1950 万美元的赔偿。但这是 PDL 公司的最后荣光了。2020 年，缺乏自己产品、依赖专利许可费的 PDL 公司，在专利到期后，不得不宣布清算解散（dissolution）。

而 Cabilly 专利则包含了部分全人源化抗体的生产。所以得到了更多的收益。单 2006 年，基因泰克公司就通过 Cabilly 专利收取了 1.06 亿美元授权费。随着抗体药物的大跃进，这一专利收入水涨船高。虽然不断有企业挑战这一专利，想要使它无效，但均未成功。2018 年，Cabilly 专利全部过期的当年，罗氏制药公司（基因泰克母公司）仍从这一专利获得了 9.48 亿美元的授权费。

全人源化抗体技术

乔治·P. 史密斯（George P. Smith）于 1963 年在哈佛大学生物学院获得学士学位，1970 年取得了细菌学和免疫学博士学位，并在奥利弗·史密斯兹（Oliver Smithies）实验室进行博士后研究。1975 年他加入了密苏里大学生物系。1985 年，为了研究不同蛋白质肽链片段之间的相互影响，他通过将感兴趣的肽与丝状噬菌体的表面蛋白基因 III 融合，这一噬菌体不裂解细菌，而能够从细菌中分泌出来，相应的多肽在丝状噬菌体表面上展示。这是一项强大的技术，特别是在抗体药物筛选中，用处极大，只不过他没有申请专利。从 2009 年开始，史密斯就无法得到科研经费，只得全职教学。2018 年，他获得诺贝尔生理学或医学奖后，调侃诺贝尔奖委员会："他们真该 15 年前就给我颁这个奖，我就不至于申请不到课题了。"不过，他获得诺贝尔奖后，密苏里大学也没有拨科研经费给他，只是按美国高校对诺贝尔奖得主的传统待遇，给了他一个专属的停车位。

温特因为自己的 CDR 移植抗体技术有提升空间，没能占领市场，便于 1989 年成立了剑桥抗体技术（Cambridge Antibody Technology，CAT）公司，决定使用噬菌体展示技术，开发全人源化抗体。团队的约翰·麦卡弗蒂（John McCafferty）成功用噬菌体展示技术克隆了大量的抗体库，然后分离出针对抗原的人类抗体片段，并据此构建全人源化抗体。就这一技术，他们申请了专利，这就是 Winter Ⅱ 专利。

专利于 1994 年在欧洲授权，2001 年在美国授权，专利号 US6248516，专利权人为 MRC、斯克利普斯研究所（Scripps Research Institute），以及 Stratagene 公司。德国诺尔制药公司（Knoll Pharmaceuticals）（后来被雅培公司收购）与他们合作，开发了阿达木单抗［adalimumab，商品名修美乐（Humira）］。2002 年年底，该产品在美国上市。这是第一个用噬菌体展示技术开发的全人源化抗体。因为修美乐销量持续走高，2013 年艾伯维（Abbvie）公司带着这一产品，从母公司正式拆分出来。而温特在 CAT 公司上市前辞职，新成立了多曼提斯（Domantis）公司，致力于单域抗体药物的研发。通过温特的技术许可费以及后期销售分成，MRC 在 2018 年前就获得了 10 亿英镑的收入，而修美乐单一产品的销售额在 2020 年已经累计超过了 1600 亿美元。

德国抗体公司 MorphoSys 成立于 1992 年，也开发了噬菌体展示技术，并用这一技术构建了人类组合抗体库（Human Combinatorial Antibody Library，HuCAL）。凯龙公司、罗氏公司、杜邦公司、百健公司等都得到了这一技术的授权。因为 MorphoSys 公司与 CAT 公司技术相似，而 Winter Ⅱ 专利又是一个宽域专利，必定影响到它，所以 MorphoSys 公司在 1999 年开始，就在欧洲和美国不断挑战 Winter Ⅱ 专利。多个官司交锋之后，Winter Ⅱ 专利的一些条款在欧洲被迫修改。2002 年年底，双方进行了和解，MorphoSys 每年支付 100 万美元给 CAT 公司，连续 5 年。并且，一些 HuCAL 抗体库的产品也要缴纳一定的费用。

在噬菌体展示技术方面，随着库容量扩增，全人源化抗体片段已经多达 10^{11} 数量级。但是后续的拼接、转染、扩增、培养非常复杂，而且对于抗体的亲和力要求高。而转基因小鼠技术则能节省这些步骤。截至 2021 年 2 月，FDA 累计批准了 39 款全人源抗体药物（有 3 种中和抗体），10 款来自噬菌体展示技术，3 款来自 B 细胞（包括中国研究机构推出的新冠病毒中和抗体），其余 26 款来自转基因小鼠技术。

转基因动物技术是通过对动物进行基因工程改变，以获得人源化免疫球蛋白基因座，从而产生各种全人源抗体，首先由尼尔斯·伦贝格（Nils Lonberg）等人于 1994 年公开，掌握该技术的主要有 Medarex、Abgenix、Regeneron、OMT 和 Ablexis 等公司，基于各公司技术开发的单抗药早已上市，获得认可。

拉朱·库彻拉帕提（Raju Kucherlapati）在伊利诺伊大学乌尔巴纳分校获得博士学位，并在耶鲁大学做博士后研究。1985 年，他发表文章，通过基因靶向技术改变哺乳动物基因。同样在 1985 年，哥伦比亚大学生物化学系副教授弗雷德里克·W. 阿尔特（Frederick W. Alt）等也发表文章，将抗体基因重组进小鼠生殖细胞，使转基因小鼠产生人的抗体。

1987 年，犹他大学的马里奥·卡佩奇（Mario Capecchi）把基因靶向技术应用到小鼠胚胎干细胞。库彻拉帕提考虑这一技术的商业化，在硅谷成立了 Cell Genesys 公司，公司得到了梅菲尔德（Mayfield）基金投资。公司招聘了从基因泰克公司跳槽来的阿亚·雅各博维奇（Aya Jakobovits，以色列魏茨曼科研所博士，

UCSF 博士后）从事转基因小鼠抗体药物开发。而且，公司在 1989 年就聘请了阿尔特担任科学顾问。

1991 年，Cell Genesys 公司得到 JT America 公司［日本烟草公司（Japan Tobacco）美国分公司］的 2000 万美元投资，建立人源抗体转基因小鼠，并成立合资企业 Xenotech，专门销售由转基因小鼠提供的单抗。一开始，他们把小鼠抗体基因的 J 区域敲除，成功沉默了小鼠抗体基因。而后，雅各博维奇带领团队，把人的免疫蛋白轻链和重链相关 DNA 片段，维系种系构型（germline configuration）重组到酵母人工染色体（YACs）中，然后把 YACs 与小鼠胚胎干细胞融合。繁殖小鼠，再得到小鼠抗体基因失活的纯合种系，得到了 IgG2 系转基因小鼠。1994 年，实验成功了，结果发表在《自然遗传学》期刊上。

同在硅谷的 GenPharm 公司建立了 HuMAb 技术，也取得了转基因小鼠人源化抗体的成功，结果发表在《自然》杂志 1994 年第 386 期上，开始与 XenoMouse 技术竞争。就在论文发表两个月前，Cell Genesys 公司就把 GenPharm 公司告上了法庭，理由是窃取自己的技术秘密，因为科学顾问阿尔特于 1989 年 10 月和 1990 年 1 月的两次会议上获得了 Cell Genesys 公司基因沉默技术资料，并告知公司，自己在基因研究所（Genetics Institute，GI）公司担任科学顾问，而 GI 公司与 GenPharm 公司关系密切。

1990 年 2 月，Cell Genesys 公司申报了基因沉默小鼠免疫基因的专利，6 个月后，GenPharm 公司也申请了一个相似的专利。而当事人阿尔特在 1991 年已经担任哈佛大学医学院下属波士顿儿科医院（Children's Hospital in Boston）基因学教授，并于 1991 年 10 月正式担任 GenPharm 公司的科学顾问。他与 GenPharm 公司全都极力否认指控。

GenPharm 公司成立于 1988 年，创始人之一赫尔曼·德·布尔（Herman de

Boer）曾在基因泰克公司担任高级科学家。他在 1988 年从荷兰经济部得到 150 万欧元资助，开展转基因牛生产药物蛋白项目，于是，他成立了 GenPharm 公司。1991 年，公司的欧洲总部开发了第一个转基因牛 Herman，又从荷兰农业部获得了 100 万欧元资助。而美国分部则进行转基因小鼠研究。

伦贝格是 GenPharm 公司的首席科学家，他于 1980 年进入哈佛大学沃尔特·吉尔伯特实验室读博，毕业后到 MSK 医院做基因修饰小鼠。在那里，他接受了奥尔德（Old）关于免疫治疗的思想。他曾在吉尔伯特创立的百健公司短暂工作过。1989 年，他加入了 GenPharm 公司，进行转基因小鼠药物平台开发。

他用同源重组法破坏小鼠免疫球蛋白基因，用原核注射法（pronuclear microinjection）传递抗体轻、重链基因，包括恒定区和可变区（V）、多样性区（D）和连接区（J）。在他看来，自己的技术明显要优于 Cell Genesys 公司，只是自己募集的资金太少，公司又没有上市，难以应付长期的诉讼。两家企业的法庭交锋持续了三年，将 GenPharm 公司逼到了破产边缘。GenPharm 公司被迫拆分，欧洲分部成为 Pharming 公司，发展得挺好，得到了美国红十字会的合约，并在 1998 年上市。但美国分部却不得不大规模裁员，又剥离资产，负责转基因小鼠平台人员只剩 7 人。

1997 年 1 月，GenPharm 公司的另外几项专利获得授权，于是采用了反诉的策略。这次，Cell Genesys 公司寻求和解。3 月，双方签署专利交叉许可协议，GenPharm 公司获得 4000 万美元补偿，但一半用来偿还律师费。

而 1996 年，Cell Genesys 公司把 XenoMouse 技术拆分出去，成立 Abgenix 公司，其转基因抗体多样性可达到 10^{10} 数量级。他们用人宫颈表皮癌细胞 A431（每个细胞表达 10^6 个 EGFR）免疫这一小鼠，筛选高亲和力的抗体及其 B 细胞，通过体外培养，发现抗体产量可达 12 pg/cell/ 天。

2006 年，第一个使用转基因小鼠生产的抗 EGFR 全人源化单克隆抗体帕尼单抗（panitumumab，ABX-EGF）正式上市。这是第一个由 XenoMouse 平台开发的全人源化抗体药物。整个药物开发过程达 15 年，其中包括 6 年的转基因小鼠构建，两年半的抗体临床前研究，以及 6 年半的临床研究。

在 1997 年，Centocor 公司与 GenPharm 公司合作，共同开发单抗药物。1997—1998 年，Centocor 公司的另外两个单抗药依决洛单抗（edrecolomab，商品名 Panorex）和英夫利西单抗（infliximab，商品名 Remicade），以及 IDEC 公司的利妥昔单抗（Rituximab，商品名 Rituxan）也都相继上市，且后两个都成为重磅炸弹级的产品，彻底打开了治疗性单克隆抗体蓬勃发展的新时代。这也是 Medarex 公司在 1997 年 10 月以 6220 万美元的价格收购 GenPharm 公司的原因。

免疫检查点药物：CTLA-4 抗体

詹姆斯·P. 艾利森（James P. Allison，1948—　）从小喜欢踢足球，但后来转向科学，开始自己在车库做化学实验（制作炸药等）和生物实验（解剖青蛙等）。他 11 岁时母亲患癌去世，不久两个舅舅也因癌症离世。因为本地的高中不教授进化论，他不得不选修了得克萨斯大学的生物学，以完成这门必修课，得以高中毕业。进入得克萨斯大学后，他成为一名生化学家，但在同事影响下，对免疫产生了兴趣。

一次，他听了欧文·韦斯曼（Irving Weissman，1939—　，干细胞专家）关于 T 细胞抗原受体（T cell antigen receptor，TCR）的报告，便制备了一系列单克隆抗体来识别小鼠 T 细胞淋巴瘤，与研究生布拉德利·麦金太尔（Bradley McIntyre）等一起通过流式细胞术和放射免疫法，鉴定了 TCR 的结构，研究成果发表于 1982 年。他后来利用学术休假去韦斯曼的实验室，想找到 TCR 的编码基因，但被别的团队抢了先。不过他发现，T 细胞激活不只需要 TCR，还涉及更复杂的机制。

1986 年，罗伯特·诺文斯基（Robert Nowinski）实验室发现一个 T 细胞的抗体 9.3 可以与细胞表面的 Tp44 蛋白结合。并且，在抗体 9.3 存在时，植物血凝素、甲酰缬氨酸 A 或抗 CD3 单克隆抗体激活的 T 淋巴细胞的增殖反应显著增强，刺激 T 细胞分泌 IL-2 因子。后来 Tp44 被命名为 CD28。

1988 年，法国免疫学家皮埃尔·戈尔施泰因（Pierre Golstein）克隆了一个 T 细胞表达蛋白的基因，称为细胞毒性淋巴细胞抗原 -4（cytotoxic lymphocyte antigen-4，CTLA-4）。1991 年，BMS 公司药物研究所免疫学家彼得·林斯利（Peter Linsley）等进一步发现 CTLA-4 的配体 B7-2 分子。而且 CTLA-4 结构上与 CD28 很像，也被认为具有激活作用。BMS 公司甚至提交了一份 CTLA-4 可激发 T 细胞增长的专利申请。

而艾利森在加州大学伯克利分校时，实验室的费奥纳·哈丁（Fiona Harding）于 1992 年克隆了小鼠 T 细胞表面上的 CD28 基因，发现它作为第二信号激活 T 细胞，并防止 T 细胞的无反应性的诱导，在免疫反应中起促进作用。而其余团队发现 B 细胞表达的 B7 蛋白和 B7-2 蛋白，均是 CD28 的配体。

因为 CD28 与 CTLA-4 高度同源，所以艾利森在研究 B7 分子与 CD28 结合激活 T 细胞时，也对 CTLA-4 进行了相关研究。1993 年，芝加哥大学杰夫·布卢斯通（Jeff Bluestone）实验室发现 CTLA-4 起到与 CD28 相反的作用，是一种免疫抑制效应。1995 年，艾利森实验室也确证了这一点。他与达纳·利奇（Dana Leach）设计抗 CTLA-4 抗体，发现对荷瘤小鼠有非常好的疗效。艾利森亲自饲养小鼠，记录肿瘤大小，CTLA-4 抗体实验经过盲法重复，得到确证。据此，艾利森提出了免疫检查点（immune checkpoint）的概念，并推动其进入肿瘤免疫治疗。这是自 BCG 疫苗用于肿瘤后的另一种新型的免疫疗法。

但是，制药界对此心存疑惑。接下来几年，没有企业愿意接手这一项目。1996 年，艾伦·科曼（Alan Korman）从巴斯德研究所回到美国，在 NexStar 公司工作时接触到这一项目。他验证了 CTLA-4 抗体的效果，但抗体并非 NexStar 公司的特长，公司主要产品是抗真菌注射针剂 AmBisome 和抗 HIV 药 DaunoXome，抗肿瘤业务只是一小块。

虽然科曼和艾利森一起制备了一些鼠源抗体，证实了动物实验疗效，但无法作为新药项目推进，并且 NexStar 公司不看好这个项目。于是科曼找到了自己在哈佛大学时的校友、Medarex 公司的首席科学家伦贝格，这时已经是 1998 年。

伦贝格请艾利森一起喝酒。不过，艾利森被多家企业拒绝过太多次，所以并不认真。伦贝格却非常感兴趣，虽然他喝多了，但还是拿出笔记，记下了谈话的要点。很快这一项目启动了，1999 年 2 月，他们就得到了全人源化的 CTLA-4 抗体 MDX-010。1999 年，吉利德公司以小搏大，以 5.5 亿美元收购了 NexStar 公司。但是，科曼所在的抗肿瘤业务被 Medarex 公司收购，科曼在 2000 年加入 MDX-010 项目。

PD-1 药物发现

早在 1992 年，日本的本庶佑（Tasuku Honjo，1942—   ）就发现了程序性死亡受体 1（programmed cell death protein-1，PD-1）。1945 年 8 月，日本投降前两周，美军轰炸富山市，三岁半的本庶佑见证了自己家的木屋被炸毁。战后，他的父亲成为京都大学医院耳鼻咽喉科主任，早早为他请了英语外教。他的母亲送他一本《野口英世》传记，使他决心研究生物医学。

后来他在京都大学跟随在美国工作多年、发现加氧酶的生化学家早石修（Osamu Hayaishi，1920—2015）和蛋白激酶C发现者西塚泰美（Yasutomi Nishizuka，1932—2004）学习。1967年，他读到一篇论文，描述白喉毒素受到烟酰胺腺嘌呤二核苷酸（辅酶Ⅰ，NAD）的影响。而西塚泰美已经开发了NAD标记分子，所以本庶佑利用这一标记分子，很快证明了白喉毒素对NAD的催化作用。研究成果发表于1968年。

不过，1968年，日本学生运动暴力化，数千名学生围攻首相官邸，最终产生了激进的"赤军"组织。高校正常秩序受到影响，本庶佑便到美国巴尔的摩市卡内基研究所唐纳尔·布朗（Donald Brown）实验室进行博士后研究，后转到NIH。他发现Ig-L_k或L_l链基因只有一个或很少的复制，证明布朗所支持的免疫种系假说是错误的，即人体存在上千个免疫蛋白基因负责抗体的多样性。

1969年，毕业于京都大学的利根川进（Susumu Tonegawa）在杜尔贝科（Dulbecco）实验室从事SV40病毒研究。因美国签证到期，他在杜尔贝科的推荐下，进入新成立的瑞士巴塞尔免疫研究所。并因20世纪70年代发现抗体多态性产生机制而获得1987年诺贝尔生理学或医学奖（亚洲第一位诺贝尔生理学或医学奖获得者）。

本庶佑在1974年进入东京大学，1978年，他的团队在瘤细胞中发现抗体重链基因表达（通过cDNA来检测mRNA）缺失，从而提出抗体类别转换重排（class-switch recombination，CSR）。1986年，跳槽到京都大学的本庶佑与团队发明"mRNA文库注入法"，并用这种方法，分离出IL-4、IL-5等细胞因子。

1989年，本庶佑的研究生石田靖雅（Yasumasa Ishida）想寻找与T细胞凋亡相关的基因。以前本庶佑也曾尝试过，但以失败告终。石田靖雅通过比较生长的T细胞与死亡的T细胞内的基因表达谱，终于在1991年5月分离出一个基因。本庶佑将它命名为 PD-1。1992 年，本庶佑和石田靖雅发表了这一结果。后来他们发现它编码的是 T 细胞的表面蛋白，于是在 1994 年通过基因敲除技术进一步研究，但结果与对照组没有区别。不甘心的他们在肿瘤学同事的建议下，建立了一个 PD-1 敲除转基因小鼠系，进一步研究。他们在 1997 年发现，这一转基因小鼠后代免疫性疾病风险增大。研究成果发表于 1999 年 8 月。

1998 年，他们开始研究这一靶点的临床应用可能性，但他们不知道 PD-1 的配体。于是，本庶佑联系美国惠氏制药下属惠氏 - 耶斯特研究中心基因研究所（即被惠氏收购的 GI 公司）的克莱夫·伍德（Clive Wood）合作，一起寻找 PD-1 配体，研究由小野制药出资。本庶佑把 PD-1 的 cDNA 克隆交给伍德，而伍德又拉上了哈佛大学丹纳法伯癌症研究所（Dana Farber Cancer Institute）的戈登·弗里曼（Gordon Freeman）。

1999 年 8 月，弗里曼在表达序列标签（expressed sequence tag，EST）数据库中，发现人卵巢癌细胞表达的一个 B7 蛋白家族分子 292（命名为 B7-4）可以与 PD-1 结合。而后，他制备了这一基因 cDNA 克隆，交给了伍德，进行下一步研究。

但 1999 年 12 月，梅奥医学中心（Mayo Clinic）的陈列平实验室在《自然医学》（Nature Medicine）上发表文章，报道了 B7 家族的第三个成员 B7-H1，具有免疫调节功能。陈列平在梅奥医学中心之前，曾是 BMS 的员工，但当时制药界热衷于小分子药物研发，特别是伊马替尼（格列卫）助推了这一热潮，陈列平的研究不被重视，所以他选择离开。在哈佛大学丹纳法伯癌症研究所和梅奥医学中心之间，陈列平选择了后者。

弗里曼与本庶佑团队联合跟进研究，发现 B7-H1 与自己发现的 B7-4 是同一个蛋白，都与 PD-1 结合，所以把这个分子改名为 PD-L1。弗里曼又发现了一个新的配体，命名为 PD-L2。2002—2003 年，陈列平团队与其他课题组合作，揭示 PD-1/PD-L1 的免疫治疗作用。陈列平团队后续又发现很多新免疫检查点分子及其抗肿瘤功能。

PD-1 专利大战

在 1995 年，还没有确证 PD-1 功效的时候，本庶佑就联系了小野制药（Ono Pharmaceutical Co., Ltd）一起申报了专利。不过，小野制药提出（一旦药品研发成功）本庶佑只能获得 0.75％药品销售额作为专利费。能够看到自己发现的蛋白作为药品推向市场，对基础研究人员来说，全世界也没有几位，所以本庶佑没犹豫，签署了协议。

当 PD-1 的免疫抑制功能被发现后，本庶佑与小野制药又申请了相关专利。弗里曼在发现 PD-1 的配体序列的当月，即 1999 年 8 月，就申请了 B7-4 的专利。两个月后，伍德确证了弗里曼的发现，同样也申请了专利，并很快联系了本庶佑。当年 10 月，本庶佑动身来到美国，三人在伍德的实验室碰面，分享相关的研究资料和信息。2001 年 8 月，三人又在美国开会，分享信息。

当本庶佑得知他们早已经申报了专利后，他发了律师函。不过，伍德的专利申请被驳回了。陈列平则申报了 B7-H1（PD-L1）的多个专利，弗里曼也申报了多个专利。

而本庶佑与小野制药在 2002 年申请 PD-1 用于治疗肿瘤的宽域专利，相关的 6 项专利相继于 2009—2016 年被授权，优先权日均是 2002 年 7 月 3 日。不过，专利上没有弗里曼和伍德的名字。

2005 年，小野制药与 Medarex 公司达成合作。而在此之前，PD-1 人源化抗体已经在 Medarex 公司的转基因小鼠平台上产生了，并完成了初步药效学实验。

因为在 2000 年的时候，Medarex 公司已经得到了 CTLA-4 抗体的实验数据，所以一直密切跟踪免疫检查点领域。

Medarex 公司的王常玉博士和黄海春博士把 PD-1 作为抗原，免疫 HuMAb 小鼠，而后把小鼠相应的脾脏细胞与骨髓瘤细胞融合，再筛选出其中可以稳定、精准地产生高亲和力 PD-1 抗体的细胞，通过改造抗体的亚型，得到了 IgG4 型的 PD-1 单克隆抗体药物 nivolumab（MDX-1106）。

荷兰 Organon 公司于 2003 年开始研究 PD-1 靶点。公司在美国剑桥市分部的格雷格·卡尔旺（Greg Carven）于 2005 年发现了 PD-1 抗体的免疫抑制作用。最后公司决定向抗肿瘤的方向开发，2006 年，他们委托英国的 MRC 技术转移机构 MRC Technology，使用温特的 CDR 移植抗体技术，构建了一个人源化的 PD-1 单抗。2007 年，先灵葆雅公司收购了 Organon 公司，并完成了临床前的研究。

BMS 公司在 2005 年，已经开始和 Medarex 公司共同进行 MDX-010 临床研究。这年艾利森的哥哥因前列腺癌去世，他自己也被诊断为前列腺癌早期，他选择了外科切除手术，并没有使用自己开发的新药。MDX-010 的临床试验出现了麻烦，一些病人注射药物 12 周后，肿瘤反而变得更大，还有部分病人出现副作用。辉瑞公司也测试了一种 CTLA-4 抗体，得出结论是该抗体无效，中止了该项目。

此时的艾利森已经来到 MSK 医院工作，与奥尔德等一起开展 MDX-010 的临床研究。虽然该产品毒性较大，但是对于产生药物应答的病人，药效却相当持久。他们一直记录这些病人的状况，在小部分病人中，疗效优异。于是临床试验得以重新启动。

同一时期，PD-1 项目 MDX-1106 也开始进行临床试验。2009 年，鉴于对 MDX-010 的看好，BMS 公司在 2009 年 7 月以 24 亿美元收购了 Medarex 公司。

9 月，MDX-1106 的 I 期临床试验揭晓，效果更为惊人。两种药品的临床结果于 2010 年对外发表。

2009 年 3 月，默沙东公司以 411 亿美元收购先灵葆雅公司，随后，PD-1 抗体项目放在了转让的名单里。当 BMS 公司发布 PD-1 临床试验初步结果后，得到消息的默沙东公司立刻重启这一项目，并争取于 2010 年 12 月获准进入临床试验，但进度已经落后 BMS 公司 4~5 年。

默沙东公司看到 I 期临床试验中，对黑色素瘤疗效非常好，于是把资源集中在这一适应证上面，其 I 期试验就招募了 655 名黑色素瘤病人，以及 600 余名肺癌病人，这是有史以来最大的肿瘤药物 I 期试验。2012 年，默沙东公司得知 FDA 要在新药开发领域实施突破性疗法资格（breakthrough therapy designation，BTD）激励政策，又发动资源，获得了这一资格。

2011 年 3 月，BMS 公司的抗 CTLA-4 抗体 MDX-010 获得批准，即伊匹单抗（ipilimumab，商品名 Yervoy），用于已经扩散或不能手术的晚期黑色素瘤。并且，PD-1 相关的专利都已经覆盖，所以 BMS 公司照常向前推进 MDX-1106 项目。

而默沙东公司管理层还需要应付 PD-1 专利问题。虽然在研发 PD-1 抗体项目时，Organon 公司就申请了全球专利，但这一专利肯定会与原研方（小野制药）的专利冲突。虽然对方一直沉默，尽可能地拖延专利公开时间，但默沙东公司肯定不可能避开。于是，默沙东公司法务部门制订计划，想尽一切办法使这些专利无效。

在 2011 年，默沙东公司就寻求在欧洲使小野制药的宽域 PD-1 专利无效，但是没有成功。2014 年 5 月，默沙东又在英国向专利部门请求将相应专利无效。默沙东公司认为，小野制药专利的权利要求中，主张抗 PD-1 抗体可用于治疗所有癌症是不合理的，如果一个特定的肿瘤不表达 PD-1 配体（PD-L1 或 PD-L2），抑制 PD-1 受体将不能有效地减少肿瘤细胞的生长，特别是抗 PD-1 抗体对结直肠癌和前列腺癌的治疗前景并不乐观。

BMS 公司和小野制药针锋相对，法官也采信了他们的观点，即专利的权利要求虽然范围广泛，但表达的是一项普遍适用的原则，在有科学创新性以及科研数据支持的情况下，应当予以支持，从而保住了专利。

另外，默沙东公司在临床试验中，采用 PD-L1 生物标志筛选病人，提高治愈率。而 BMS 公司的临床试验因个别病人出现不应答，或者副作用的情况，进一步推迟了试验进度。2014 年，默沙东公司的药品率先被批准，即帕博利珠单抗（pembrolizumab，商品名 Keytruda，K 药）。几个月后，BMS 公司的纳武单抗（nivolumab，商品名 Opdivo，O 药）也在日本获得批准。

BMS 公司联合小野制药分别在美国和欧洲向默沙东公司提起诉讼，称其侵犯自己的专利。默沙东公司承认对方拥有这些专利，但坚持认为这些专利无效。

2015 年，丹纳法伯癌症中心也参与进来，认为小野制药与本庶佑的专利中，必须加上弗里曼和伍德的名字。这一专利战演变成 6 家单位（伍德当时属于惠氏制药），利益三方的争执。局势混乱对默沙东公司是有利的，因为可以从另一个案子里获得更多信息，但却让 BMS 公司一方变得被动起来。

小野制药和 BMS 公司对外宣布，如果默沙东公司同意支付适当的对价（包括特许权使用费），或者如果法院做出此类命令，则他们不会在这些诉讼中寻求停止 K 药的销售，因为 K 药的确在临床中有益于病人。

本庶佑亲自前往美国出庭作证，力主专利的正当性。默沙东公司的一名科学家在法庭上认为，2001 年的拉奇曼［Latchman，在哈佛大学下属布莱根妇女医院（Brigham and Women's Hospital，BWH）工作，弗里曼的合作伙伴］作为

第一作者的文章《PD-L2 是 PD-1 的第二个配体并抑制 T 细胞激活》（*PD-L2 is a Second Ligand for PD-1 and Inhibits T Cell Activation*）让自己能预测到这一靶点可以用于肿瘤治疗，这一文章完全可以让有经验的生物学家制备出 PD-1 抗体药物。而 PD-1 专利优先权日在文章之后，所以专利不具有创新性。

但法官却认为，看到文章后，生物学家会去进行动物模型的验证，并期待成功。这说明，专利相对于论文，仍有其创新性。法院最终裁决，专利是有效的。

默沙东公司最终妥协，2017 年 1 月，默沙东公司与 BMS 公司、小野制药达成协议，支付 6.25 亿美元赔偿，并接下来 10 年内支付 K 药的销售分成（前 7 年按 6.5%，后 3 年按 2.5%）。小野制药和 BMS 公司则按照 1:3 的比例分配这笔赔偿。

这一协议却让本庶佑教授感到不满，他表示在这场维权案中他也有付出，小野制药曾承诺将赔偿总额的 40% 分给他，但他一分钱也没有见到。2020 年，他起诉小野制药，索赔 226 亿日元。而 2020 年，美国的法院则判定，弗里曼和伍德也应当在 PD-1 专利上署名并拥有相应权益。

以上专利涉及的技术问题并不复杂，并没有改变抗体药物的专利竞争情势。但同样在 2014 年，安进公司控告赛诺菲 / 再生元公司的产品 PCSK9 抗体（praluent）侵犯自己的专利一案，影响更大。

赛诺菲以 6750 万美元从 FDA 获得"加速审评券"，最终比安进公司更早获批。两家抗体结构并不一致，专利纠纷的焦点在于：两家抗体结合的 PCSK9 表位重合，而该表位被安进公司保护到了专利中。这一案例将进一步把抗体专利复杂化，增加制药企业的竞争成本。

在 PD-1 药物临床试验中，MSK 医院的奥尔德多有参与。他在肿瘤免疫领域贡献颇多，与爱德华·A. 博伊斯（Edward A.Boyse）合作，在小鼠中发现了第一个细胞表面标记物（抗原），后来被命名为"辅助性"T 细胞的 CD4 受体。他还发现了 P53 蛋白（与其他团队同期发现）和肿瘤坏死因子（tumor necrosis factor，TNF）（与其他团队同期发现），并且帮助开发了抗 TNF-α 单克隆抗体 remicade。

奥尔德是科利·诺兹（Coley Nauts）聘请的 CRI 的第一位科学顾问，对肿瘤免疫治疗坚信不疑。他还推动了肿瘤疫苗 Provenge（Sipuleucel-T）的临床开发，该产品于 2010 年获得 FDA 批准。不过，2011 年，奥尔德因前列腺癌去世。肿瘤免疫治疗，任重而道远。

参考文献

[1] ASHISH H S, JUSUE-TORRES, et al. Pathogens and glioma: a history of unexpected discoveries ushering in novel therapy[J]. Journal of neurosurgery,2018,128:1139-1146.

[2] ESFAHANI K, ROUDAIA L, BUHLAIGA N, et al. A review of cancer immunotherapy: from the past, to the present, to the future[J]. Current Oncology, 2020,27(2): 87-95.

[3] LU R M, HWANG Y C, LIU I J, et al. Development of therapeutic antibodies for the treatment of diseases[J]. Journal of Biomedical Science, 2020,27:1, 1-30.

[4] WELLS W A. Eek, a XenoMouse[J]. Chemistry & Biology, 2000, 7(8):555-556.

[5] MARKS L. The birth pangs of monoclonal antibody therapeutics: The failure and legacy of Centoxin[J]. mAbs, 2012, 4(3):403-412.

[6] NEUBERGER M S, ASKONAS B A. César Milstein CH. 8 October 1927-24 March 2002: Elected F.R.S. 1974[J]. Biogr. Mems Fell. R. Soc, 2005(51): 267-289.

第十一章
永生的幻想：细胞治疗

Spallanzani 的再生学研究

劳拉·巴斯（Laura Bassi，1711—1778）出生于博洛尼亚（今属意大利）的一个律师家庭，是历史上第一位女性物理学教授，与同时期的法国夏莱特侯爵夫人一样，她也一直在传播牛顿物理学。

巴斯在家里接受了私人教育，20 岁时，在博洛尼亚大主教普罗斯佩罗·洛伦佐·兰贝蒂尼（Prospero Cardinal Lambertini）面前答辩了多篇物理学论文，获得博士学位。她是第二位获得博士学位的女性，第一位是威尼斯著名的豪族——科纳罗家族的埃伦娜·科纳罗·皮斯科皮亚（Elena Cornaro Piscopia，1646—1684）于 1678 年，被帕多瓦大学授予哲学博士学位。

1738 年，巴斯与同校医学教授吉奥范尼·吉塞皮·韦拉蒂（Giovanni Giuseppe Veratti）结婚之后，她成为博洛尼亚大学的名誉教授，因为当时是不允许女性在学校里讲课的，她只能在家中开设讲座、开展实验。

1740 年，她的资助者大主教兰贝蒂尼成为教皇本尼狄克十四世（Pope Benedict XIV，也称本笃十四世，1675—1758），他于 1745 年选择巴斯进入一个 25 人组成的科学委员会，每年向他递交一份科学报告。

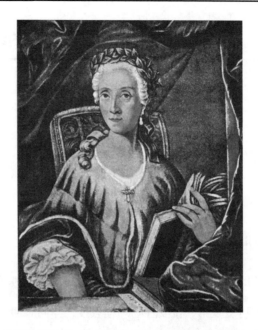

巴斯。伏尔泰曾给她写信："如果能加入你们博洛尼亚学院，我会比加入英国学院高兴得多，即使后者是牛顿的母校。"
图片来源：https://www.vanillamagazine.it/wp-content/uploads/2020/04/Laura-Bassi-5.jpg

巴斯丈夫年轻的表弟斯帕兰扎尼（Spallanzani）进入博洛尼亚大学学习法律，听了她的课后，转而学习物理。1754 年，斯帕兰扎尼被任命为雷吉奥（Reggio）一所学院的逻辑学、理后学和希腊语教授，后来成为摩德纳大学（University of Modena）的物理学教授，并且又成为牧师。

哈维提出了生命的卵源说，后来显微镜发展，科学界出现精源说，二者争论不休。

青蛙是研究生命生成的理想动物。1736 年法国科学家勒内·安托万·费尔绍·德·雷奥米尔（René Antoine Ferchault de Réaumur，1683—1757）用猪膀胱和塔夫绸制成的裤子将雄蛙的后部包裹起来。但这一材料没能阻止青蛙的精卵结合。

18 世纪 60 年代初，为了更好地理解这个过程，斯帕兰扎尼重复了这一实验。他设计了新的"青蛙裤子"，有效地防止了分泌物的溢出，通过实验发现青蛙的卵未能发育成蝌蚪。后来他又设计了新的实验，最终确证，生命是由精卵结合产生的。正是有了这一结论，斯帕兰扎尼才会去挑战尼达姆与布丰的"生命自然发生理论"。1765 年，他发表的关于尼达姆与布丰实验的文章，其实是他第二次的生理学实验，却是第一次微生物实验。

通过这些实验，斯帕兰扎尼打出了名气。他对生物的器官也发生了兴趣，做了一些动物器官、肢体再生实验。据说他还成功地将一只蜗牛的头部移植到另一只蜗牛的身体上。这一移植术应当没有发生，因为他没有受过专业的外科手术训练，这种蜗牛头部移植实验需要精细的技术。

早在 1712 年，雷奥米尔发表过关于昆虫附属物再生的实验，其余科学家也跟进研究再生。雷奥米尔相信预成论，事实上，他还相信胚原（germ，或生命原，后来这一词才被指病原）包含在负责再生的部分中。

瑞士胚胎学家查尔斯·邦内特（Charles Bonnet，1720—1793）也支持胚原观点，是预成论的主要支持者。1765 年 7 月 18 日，斯帕兰扎尼向他发送了两份出版物的副本。1765 年 8 月 24 日，斯帕兰扎尼再次写信给邦内特，批评尼达姆和布丰的自然发生论。

邦内特在 9 月 14 日做出回应，很高兴对方与自己交流观点，并说自己也在研究蚯蚓的再生，还邀请斯帕兰扎尼从事蚯蚓再生的工作。随后，斯帕兰扎尼在一封信中提及自己听从了邦内特的建议，正开展相关实验。

邦内特于是高兴地表示，再生研究应该能够解决胚原的概念，邀请对方对此进行详细阐述。在 1766 年 9 月 21 日写给邦内特的一封长信中，斯帕兰扎尼详细描述了许多生物的再生过程，包括蚯蚓、蜗牛、青蛙和蝾螈。这封信其实是篇研究论文，还包括许多斯帕兰扎尼的绘图。

斯帕兰扎尼在文中描述了蚯蚓的解剖学和生理学，并提供了 3 张动脉和静脉的解剖图。然后，他概述了 6 个不同的蚯蚓再生实验。并且，他还指出，青蛙发育（如蝌蚪）不同阶段，其再生能力是不同的。另外，有些蝌蚪尾巴的再生，血管是有差异的。斯帕兰扎尼写这封信的主要原因之一，是与邦内特讨论胚原理论，根据该理论，生殖和再生是由存在于生物体内的胚原介导的。

在这封信中，斯帕兰扎尼对胚原的存在提出了怀疑，但他非常小心，使用"我对你的正确判断稍稍有点疑惑"（let me have a small doubt to your sound judgment）以免冒犯邦内特。并且，在摆出自己的实验数据后，他恭维地说："你的判断比我好一千倍。"（Now you can see with your own eyes and judge a thousand times better than I can.）他委婉地提出，从植物嫁接的例子来思考动物再生，需要找更多的证据才行。

1768 年，斯帕兰扎尼出版了他关于动物繁殖的著作《征兆》（*Prodromo*）。定义了"再生"（reproduction）一词。他描述了几种类型的再生，并提到了青蛙尾巴和蝾螈四肢的再生。有可能是为了维护邦内特的胚原理论，这本书篇幅较短，也没有插图，但仍被认为是第一部研究再生的专业著作。

邦内特认识到自己的胚原理论难以解释斯帕兰扎尼的再生实验。他于 1771 年 1 月 17 日，写信给斯帕兰扎尼：

我一直真诚地寻求真理，我已经被警告过一百次，我从来没有认为自己已经找到真理。所以不要原谅我的错误，在你认为必要的时候批评我。当大自然反对我时，你不能沉迷于友谊的语言；我将是第一个服从它的决定的人。（I have always sincerely sought the truth and I have warned a hundred times that I never flatter myself with the thought that I have always found it. So don't spare me my errors, and criticize me whenever you judge it necessary. When nature pronounces against me you must not indulge in the language of friendship; and I will be the first to submit to its decisions. ）

正是这种直面真理的信仰和勇敢的认错精神，支持人类不断探索，果真发现了干细胞这种"胚原"。

细胞理论的提出

复式显微镜（compound microscope）最早出现在 1590 年左右，荷兰镜片制造商扎卡赖亚斯·詹森（Zacharias Janssen，1580—1638）的复式显微镜最知名。显微镜为人们打开了微观领域的大门。

1665 年，胡克（Hooke）利用自制的复式显微镜（放大 50 倍），发表了《显

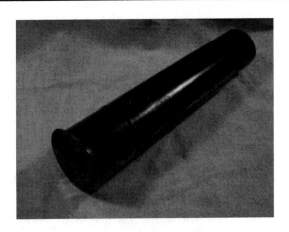

詹森制作的复式显微镜

图片来源：https://bitesizebio.com/wp-content/uploads/2019/07/Martin1.png

微术》(*Micrographia—Some Physiological Descriptions of Minute Bodies Made by Magnifying Glasses with Observations and Inquiries Thereupon*)，他观测到软木片中有些像蜂巢的小格子，他于是命名为 cells，不过，他认为这些软木细胞是植物生长过程中的液体通道。

发现布朗运动的苏格兰植物学家罗伯特·布朗（Robert Brown）于 1831 年，在观察兰花的叶子细胞时，发现"细胞内存在一个单一的圆形乳晕，通常比细胞膜更不透明"，他称为细胞核。布朗认识到，细胞核在各类细胞中普遍存在。

19 世纪 30 年代引进了彩色显微镜，使组织学观察更加精确，组织保存和处理技术也取得了进展。

1834 年在柏林，德国动物学家西奥多·施旺（Theodor Schwann，1810—1882）在约翰内斯·彼得·米勒（Johannes Peter Müller，1801—1858）的实验室工作。施旺在米勒的建议下，研究胃消化液。他于 1836 年，分离出一种具有消化性质的溶液，认为其中有一种催化性质的酶，即胃蛋白酶（pepsin）。接下来，施旺又在米勒建议下研究神经传导，发现了神经细胞，即施旺细胞。

1838 年的一天，施旺和实验室同事德国植物学家马蒂亚斯·雅各布·施莱登（Matthias Jakob Schleiden，1804—1881），正在享用晚餐后的咖啡，谈论他们对细胞的研究。当施旺听到施莱登描述植物细胞中的细胞核时，他被这些植物细胞与他在动物组织中观察到的细胞的相似性所震撼。他们立即去实验室，在显微镜下观察动物细胞。

经过思考，施莱登提出一个观点，植物由细胞及其产物组成，但他认为，细胞的生成过程，首先结晶形成细胞核，逐渐增大成为一个细胞。

第二年，施旺出版了他的《动植物细胞》，他将自己的观察总结为三个关于细胞的结论：

（1）细胞是生物体的结构、生理和组织单位。

（2）细胞作为一个独特的实体和构建有机体的一个组成部分，保持着双重存在。

（3）细胞是由自由细胞形成的，类似于晶体的形成（自发产生）。

施旺进一步宣称："有机体各部分发展（成长）有一个普遍的原则，这一原则存在于细胞的形成过程中。"（There is one universal principle of development for the elementary parts of organisms... and this principle is in the formation of cells.）

1839 年，施旺离开了柏林，其科研产出很快变少。

德国病理学家鲁道夫·菲尔绍（Rudolf Virchow）也是米勒的学生。后来他到慈善医院（Charité hospital）工作，并担任解剖学主任，但因支持 1848 年革命而被开除。五年后，他重新受邀回原单位担任病理学研究所主任，同时兼任柏林大学首席病理解剖与生理学教授。

菲尔绍等在 1855 年发现，细胞是通过分裂，从现有的细胞中产生的。于是他认为，所有细胞都是由细胞产生的。而且，他是第一个认为疾病是由细胞病变引起的，但他并不接受微生物致病学说。

菲尔绍还提出"医学是一个社会科学，而政治只是医学的大样本实例"。（Medicine is a social science, and politics is nothing else but medicine on a large scale.）菲尔绍参与创立了德意志联邦党（Deutsche Fortschrittspartei），并于 1862 年当选普鲁士众议院议员。

由于普鲁士国王与议会的矛盾，预算方案无法通过。威廉国王不得不于 1862 年任命强硬的俾斯麦担任首相。俾斯麦以著名的"铁血演说"上任，推动对外战争，而菲尔绍是最激进的自由派，由此，两人成为冲突的对立面。

1865 年，他们因海军军费预算案产生激烈争执。俾斯麦怒而向菲尔绍发出挑战信，以"自己受到人身侮辱（insult）"为理由，要求决斗，并请战争部长作为见证人。

而菲尔绍坚决拒绝。他的盟友也公开声援称：只有众议院才可以判定，首相是否真的受到了侮辱。

俾斯麦以自己的强硬态度和灵活的政治手腕，裹挟议会，分别在 1864 年和 1866 年，发动了两次战争，并赢得了胜利。普法战争后，德意志帝国成立，新教徒俾斯麦为把天主教纳入国家控制之下，开展"反天主教"运动，采取了许多激进措施。而菲尔绍对此公开表达支持，宣称：这是（俾斯麦）"为人类利益而进行的伟大斗争"。

在 1890 年，俾斯麦被迫退休后，他们决斗的另一版本流出：菲尔绍选择感染旋毛虫的香肠（俾斯麦喜爱香肠）应战，俾斯麦被迫取消决斗。

不过，菲尔绍反对病原致病说，认为所有疾病都是细胞病变引起的。到了 1877 年，他公开反对达尔文的进化论。

米勒的学生们与干细胞概念的提出

1868 年，科学文献中出现了"干细胞"（stem cell）一词，当时德国胚胎生物学家厄恩斯特·海克尔（Ernst Haeckel，1834—1919）用干细胞这个短语来描述受精卵，同时也描述单细胞生物体，它充当了历史上所有生物的祖先细胞。

海克尔同样也是米勒的学生。1854 年 9 月，米勒带海克尔去德国北部海域旅行，让年轻的海克尔爱上了海洋生物。海克尔后来命名了数千个新物种，并用有艺术感染力的绘图把它们画下来。

1858 年，海克尔读了达尔文的《物种起源》后，放弃了医学专业，去学习解剖学、动物学和遗传学。海克尔以 1866 年在自己的《生物的一般形态》中

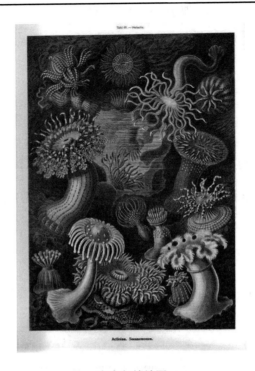

海克尔的绘画

图片来源：https://www.etsy.com/listing/67427583/ernst-haeckel-corals-art-print-2010

提出的"个体发育历史重述种群进化历史"（ontogeny recapitulates phylogeny）而闻名，还创造了许多当今生物学家常用的词汇，如门（phylum）、生态学（ecology）。后来他认为，包括人在内的生物，胚胎中都有一个原肠（gastraea），因此提出了所有动物来源于同一个祖先的"原肠胚假说"。但海克尔只认同进化，而不认同自然选择。海克尔还指出，"政治是应用生物学"（politics is applied biology），被后来的纳粹做宣传用。

虽然海克尔被称为"德国达尔文"，但他的老师米勒信奉上帝。米勒认为有一种特殊的"组织能量"控制着生物进化，达尔文曾对这句话做过讨论。 另外，米勒还支持关键力论，他于 1833 年左右构建了一个基于关键力论的生理学体系，他相信"通过实验创造新现象"（creation of new phenomena through experimentation）。

虽然固执于自己的理念，但米勒能充分调动同事和学生们的创新精神，吸引了大批青年人才。赫尔曼·冯·亥姆霍兹（Hermann von Helmholtz，1821—1894，生物学家、物理学家、发明家，在光学、声学、电磁学和热力学方面都有贡献，能量守恒定律的创立者）就在米勒实验室研究神经系统。

当时，米勒的另外两名学生埃米尔·雷蒙德（Emil Reymond，1818—1896，创立电生理学）和厄恩斯特·布吕克（Ernst Brucke，1819—1892）反对关键力论，就私下拉上其他几名同窗，包括亥姆霍兹和卡尔·路德维希（Carl Ludwig）等，于 1842 年秘密做了一个宣誓，称物理化学力誓言（Physical Chemical Force

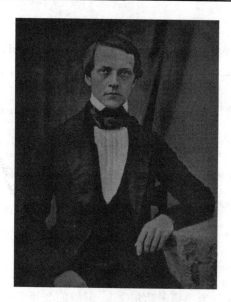

年轻时的亥姆霍兹

图片来源：https://pictures.royalsociety.org/assets/object_images/3/83/11383/v0_web.jpg

Oath），后来因亥姆霍兹名气最大，又称亥姆霍兹誓言。誓言的主要内容是一切生物体也遵从物理和化学的规律。不过，同在实验室的菲尔绍（比亥姆霍兹晚一年毕业）却没有参与。

后来，一起宣誓的几人在 1845 年创立德国物理学会。布吕克后来又成为著名生理学教授，弗洛伊德跟随他学习期间，也进行了亥姆霍兹誓言的宣誓。

抛开米勒的个别学术观点，他的确是位优秀的教师。海克尔曾回忆，米勒的比较解剖学和生理学的讲座是他所听过的最有启发性和刺激性的讲座。他允许有艺术天赋的海克尔在他创立的比较解剖学博物馆内绘制所有样本的图画。米勒称生命为"神圣的谜"（holy enigma）。1899 年，海克尔出版了《宇宙之谜》（*Riddle of the Universe*），也是对米勒的纪念。

反对获得性遗传的奥古斯都·魏斯曼（August Weismann，1834—1914），连续 22 代剪掉近千只小鼠的尾巴，但新出生的小鼠的尾巴没有什么异常。他在 1885 年提出了延续的种质论（germ-plasm），受精卵不断分化，形成"生殖细胞"（种）和"体细胞"（质）。

在海克尔提出"原肠胚细胞是干细胞"的 1892 年，西奥多·博韦里（Theodor Boveri，1862—1915）也提出，沿着受精卵和特定生殖细胞之间的分化阶段细胞称为干细胞。

卡雷尔的永生细胞

1882 年，悉尼·林格（Sydney Ringer，1835—1910）开发了林格溶液（Ringer solution），一种成分接近体液的平衡盐溶液，成功使青蛙心脏离体后保持跳动，第一次实现了动物组织体外培养。之后，平衡盐溶液相继被开发出来，包括洛克溶液（Locke's solution）、克雷布斯-林格碳酸氢盐溶液（Krebs-Ringer bicarbonate solution）、Hanks 溶液（Hanks′ solution）等。

这些平衡盐溶液的组成很简单，只包括无机盐，有时还添加葡萄糖作为营养素。尽管如此，它们的 pH 值、渗透压和无机盐浓度都是根据生理条件调整的，这些溶液可以成功地使体外的组织和细胞存活很短时间，通常只有几天。

1907 年，罗斯·格兰维尔·哈里森（Ross Granville Harrison，后来在1938—1946 年担任美国国家研究委员会主席，在青霉素大生产项目中起到中介桥梁作用）使用成体青蛙淋巴囊中提取的淋巴液培养青蛙神经纤维，可以体外生长数周，这个实验被认为是动物细胞培养的开始。

当这一消息传来后，正在做器官移植的卡雷尔派助手蒙特罗斯·托马斯·伯罗斯（Montrose Thomas Burrows，1884—1947）前去学习。在哈里森实验室，伯罗斯使用青蛙淋巴培养温血动物细胞时遇到困难，他改用血浆，取得了很好的效果。他首创了使用鸡血清培养鸡胚胎细胞的办法，这一方法被迅速推广。

1912 年，在伯罗斯的协助下，卡雷尔从鸡胚心脏上取下一小团组织，放到培养皿中，然后用稀释的鸡血浆（去除血细胞、血小板的血液部分）来培养它。接下来两个月，细胞被不断添加（更换）培养液、更换新的器皿 18 次后，仍然存活。卡雷尔认为通过定期更换培养基，长期培养从鸡胚组织中获得的细胞是可能的（长达几个月，他认为这一组织还像心脏一样微弱地"跳动"）。随后他发表文章《论有机体外组织的永生》（*On the Permanent Life of Tissues outside of the Organism*），认为体外培养的细胞（组织）可以无限生长。当年，他获得了诺贝尔奖，很多人认为原因是他发现了"永生"的细胞。

1913 年，卡雷尔发现在血浆中添加胚胎提取物可以显著增加细胞增殖，延长鸡胚心脏成纤维细胞的寿命。他开始宣称这些细胞是不朽的，在此后的 30 年里，卡雷尔与同事们小心地保持了这一鸡心细胞的培养。媒体大肆宣传，每天都有人络绎不绝地参观这一"不朽"的细胞。

因为这一成果，卡雷尔被广泛认为是世界上第一个成功培养哺乳动物体细胞的人，但是早在 1908 年，玛格丽特·里德［Margaret Reed，1881—1970，后与沃伦·哈蒙·刘易斯（Warren Harmon Lewis，1870—1964）结婚］就培养了豚鼠的骨骼细胞。

刘易斯夫妇在 1911 年发现，培养液中的葡萄糖不足，会引起细胞的变性死亡。并且，他们得到了一种培养液组分，可以刺激细胞生长。他们还证实了氨基酸对鸡胚成纤维细胞的促生长活性，其中谷胱甘肽是控制细胞培养过程中氧化还原环境所必需的。

永生化细胞的出现与海弗里克极限

1940 年，威尔顿·鲁宾逊·厄尔（Wilton Robinson Earle，1902—1964）等利用致癌物质成功地制造出永生化的小鼠成纤维细胞（L 细胞）。随后，更多的细胞系在不同实验室被培养出来。

1951 年，美国黑人女子亨丽埃塔·拉克斯（Henrietta Lacks，1920—1951）怀上第五个孩子，她在约翰斯·霍普金斯医院查出宫颈癌。医院为她进行了镭放射疗法，但她仍在当年 10 月去世，年仅 31 岁。她的一份活检癌细胞样本被送往乔治·奥托·盖（George Otto Gey，1899—1970）博士的组织培养室。

多年来，盖博士一直在收集来自所有来医院就诊的宫颈癌病人的细胞，但是，每一个样本很快都在实验室里死亡。他很快发现，拉克斯太太的细胞与众不同：细胞每 20~24 小时就翻一番。他把这些细胞命名为 HeLa 细胞。这是第一个永生化的人的肿瘤细胞。盖博士免费将这些细胞连同他开发的培养材料与技术赠给任何有需求的科学家。

20 世纪 50 年代，索尔克（Salk）使用 HeLa 细胞测试了自己研发的脊髓灰质炎灭活疫苗。发现 HeLa 细胞很容易被脊髓灰质炎病毒感染致死，所以把 HeLa 细胞用于疫苗效价检测。索尔克疫苗研究需要大量的 HeLa 细胞，促使国家婴儿麻痹基金会（National Foundation for Infantile Paralysis，NFIP）于 1953 年春，在塔斯基吉大学［Tuskegee University，当时美国公共卫生服务局（Public Health Service，PHS）资助该大学正在进行一项"黑人男子梅毒非治疗观察实验"，从 1932 年开始，到 1972 年被强制结束］建立了一个细胞培养工厂，为索尔克和其他实验室提供 HeLa 细胞。

1959 年，威斯塔研究所的海弗里克就从流产胎儿肺中分离正常细胞进行培养，最终发现肺成纤维细胞成活最好。但是，培养一段时间后，所有的细胞即便没有细菌污染，也会老化死亡。1960 年，他和同事保罗·穆尔黑德（Paul Moorhead）合作，用一种老化的男性（XY 染色体）WI-1 细胞，与新分离培养的女性（XX 染色体）细胞 WI-25 混合起来。结果，在显微镜下，仍然看到 XY 染色体细胞不断凋亡，而 XX 染色体细胞却迅速繁殖。这一实验排除了培养、污染等因素，说明细胞的老化、凋亡是一个自然过程。

这一论文最初投稿被拒，《实验医学期刊》主编劳斯（Rous）认为细胞永生化的概念不能轻易被否定，所以文章改投《实验细胞研究》并发表。

海弗里克得出结论，正常的二倍体细胞在体外有一个有限的增殖寿命，即海弗里克极限（分裂 50 次左右就会死亡）。其他实验室证实了海弗里克的研究结果，而且除了卡雷尔的研究小组之外，没有其他研究小组培养正常鸡细胞的时间超过两年，因此有人推测，在卡雷尔的实验中，一定发生了一些错误，导致了他的培养物寿命极长。

海弗里克认为，卡雷尔实验室所用的胚胎提取物中，可能残留了鸡心组织细胞，成为新的活跃生长细胞来源。还有另一种说法，那就是实验室人员故意添加了一些新的细胞。

不过，文章发表后，海弗里克实验室因为停电事故，所有细胞都被毁掉。于是，1962 年，海弗里克使用一个流产的白人（来自瑞典）女性胎儿的肺组织，分离到成纤维细胞系 WI-38，并一口气冷冻保存了几百支传代次数较少的该细胞。

WI-38 细胞法律纠纷与污染问题

1961 年，用于培养脊髓灰质炎病毒的猴肾细胞中，发现有 SV40 病毒。所以，科学界积极研发新的疫苗培养细胞。WI-38 细胞在疫苗研究中大放异彩。1966 年，英国科学家也按照海弗里克的方法制备了 MRC-5 细胞，同样是从一个流产胎儿的肺组织培养的。

不过，1968 年，海弗里克离职前往斯坦福大学，并把存有 WI-38 细胞的几百个安瓿瓶转移到液氮罐中全部带走。而这一细胞的培养，曾接受了 NIH 资助。在资助合同中，明确规定了 WI-38 细胞归政府所有。但当时 NIH 并没有对海弗里克这一行为做出反应。1974 年海弗里克创办了公司，用来出售 WI-38 细胞。

当越来越多的疫苗、生物制品使用这一细胞培养时，NIH 开始重视。1975 年，一个专门成立的委员会决定接管所有的 WI-38 细胞，海弗里克妥协。103 瓶 WI-38 细胞被送到美国典型培养物保藏中心，其中 46 瓶是第 9 代细胞，57 瓶是最年轻的第 8 代细胞，而这 57 瓶中，只有 7 瓶没有被污染，可以正常使用。

因为这一事件，刺激了 MRC-5 细胞的使用。原本使用 WI-38 细胞进行疫苗生产的默沙东公司也改用 MRC-5 细胞研发新的疫苗产品。

20 世纪 80 年代，生物公司遍地开花，海弗里克起诉政府，认为自己作为 WI-38 细胞的发明者，有权享受相关利益。1981 年，政府与海弗里克达成庭外和解，使其获得了部分 WI-38 细胞的利益。

就在 NIH 从海弗里克手中收回 WI-38 细胞之时，1976 年 10 月，约翰·L. 穆尔（John L. Moore）在加州大学洛杉矶分校医学中心诊断出患有毛细胞白血病（hairy-cell leukemia），医生戴维·W. 戈尔德（David W. Golde）建议他切除脾脏。

戈尔德和同事雪利·G. 康（Shirley G. Quan）发现穆尔的 T 淋巴细胞很特别，于 1979 年培养了一个细胞系 Mo 细胞。穆尔每隔一段时间，就去复诊（含血液检测）。他只签署了手术的知情同意书，而没有签署开发细胞系的知情同意书。1981 年 1 月，加州大学申请了 Mo 细胞系的专利，并于 1984 年 3 月获得授权。

1984 年 9 月，穆尔对戈尔德、G. 康、加州大学、遗传研究所（Genetics Institute，Inc.）和山德士公司提起诉讼，认为专利应该属于自己。法庭虽然认为穆尔的知情同意权被侵犯，但专利却与穆尔没有关系。

1991 年，穆尔又向最高法院提起诉讼，要求分享专利带来的收益，依旧被驳回。2001 年，穆尔因毛细胞白血病复发去世。

这一官司失败，使 HeLa 细胞的主人拉克斯（及其亲属）也不能从中获益。HeLa 细胞可以无限增殖，应用更加广泛，大约 1.1 万个专利和 11 万篇论文与 HeLa 细胞有关。因为它增殖极快，很多其他细胞被 HeLa 细胞污染。1973 年，研究人员找到拉克斯的直系亲属，想确定 HeLa 细胞的遗传标记，来确定哪一些细胞被 HeLa 细胞污染了。拉克斯的亲属这才知道来源于拉克斯的细胞被全世界科学家应用了 20 余年。

1966 年斯坦利·加特勒（Stanley Gartler，1923— ）通过对同工酶表达水平的鉴定，首次提出来源于 18 个独立个体的细胞系，如正常肠上皮细胞（Int-407 cell）、人羊膜细胞（WISH）、人张氏肝细胞（Chang liver）、喉癌细胞（Hep-2）和口腔癌细胞（KB），可能全是 HeLa 细胞。

20 世纪 70 年代，沃尔特·纳尔逊-里斯（Walter Nelson-Rees，1929—2009）在利用细胞遗传学分析（核型分析）对细胞进行鉴定后，才证实了细胞库中的一系列细胞系确实存在着大量的 Hela 细胞交叉污染，研究成果发表于 1981 年。越来越多的细胞系被建立，而后又被污染。科学界不得不成立了国际细胞系认证委员会（International Cell Line Authentication Committee，ICLAC）来解决这一问题。2020 年，该机构发布了一个新版的包含 509 种细胞系被污染的数据库。

造血干细胞与骨髓移植

俄国组织学家亚历山大·A. 马克西莫（Alexander A. Maximow，1874—1928）于 1891 年进入圣彼得堡皇家军事医学院，因研究动物肝脏淀粉样变性的组织发生机制等成果获得荣誉，以第一名的成绩毕业，并继续攻读，于 1899 年取得博士学位。一年后他到弗赖堡（Freiburg）和柏林研究胚胎学与实验病理学，于 1902 年回到圣彼得堡母校工作，首先担任无薪讲师（privat-dozent），1903—1922 年，他担任组织学和胚胎学教授。1914 年，他出版了《组织学的本质》（*The Essence of Histology*），该书很快成为俄国多所大学的教科书。

1906 年，马克西莫就发展了造血理论，认为血细胞的起源和分化是基于造血细胞的，即造血一元论（unitarian theory of hematopoiesis）。他发现血液中的未分化细胞（他称为多原细胞 polyblasts），并于 1909 年进一步提出了"干细胞"一词。

1920 年，在巴甫洛夫的支持下，马克西莫成为苏联科学院院士。不过，两年后他还是移民美国，到芝加哥大学担任解剖学教授。1924 年，他在间充质中发现了一种单一类型的前体细胞，可以发育成不同类型的血细胞，后来被证实是间充质干细胞。

美国医学家弗洛伦丝·R. 萨宾（Florence R. Sabin，1871—1953）于 1900年在约翰斯·霍普金斯医学院博士毕业。她留校工作，并且是第一位在该校担任正式教授的女性（1917）。她还是第一位当选为美国国家科学院院士的女性（1925），以及第一位在洛克菲勒研究院担任系主任的女性（1925）。

科赫发现结核分枝杆菌后，研究人员发现当结核杆菌感染肺等组织时，周围形成由免疫系统细胞层组成的团块，它们包围并试图破坏细菌，后来又发现，即使是死亡的结核分枝杆菌也能刺激这种反应。20 世纪 20 年代，萨宾着手研究细菌的哪种成分激发了免疫系统细胞的活性。在这一过程中，她发现了单核细胞是如何进化成多核"巨细胞"的。

1932 年，萨宾对胚胎发育过程中血细胞起源做了开创性研究，并发现功能性骨髓中未分化造血干细胞。她用当时新的组织培养方法研究鸡胚，观察到血管内皮中出现红细胞和白细胞。她还完善了细胞染色技术，用以区分活血细胞。此外，她证实淋巴系统的结构是从胚胎的静脉发展而来的。

爱德华·唐纳尔·托马斯（Edward Donnall Thomas，1920—2012）的父亲是名村医，他于 1937 年进入得克萨斯大学学习化学。因为家境困难，他只能课外打零工，其中一项工作是在女生宿舍当服务员，这让他认识了后来的妻子。1943 年，他到哈佛大学医学院学习，期间，他参与一项通过辐射酵母研究其释放的"刺激"因子的项目。在住院医师期间，他开始对白血病治疗感兴趣。

1952 年，他在 PBBH 任首席住院医师，与肾移植团队的默里成为朋友。默里很乐意分享自己的成果，使托马斯开始对移植有了兴趣。

丹麦裔科学家艾伦·J. 厄斯莱夫（Allan J. Erslev, 1919—2003）于 1946 年来到美国学习，他在 1953 年于耶鲁纽黑文医院（Yale New Haven Hospital）研究促红细胞生成素，确认它是红细胞生成的主要调节因子，能够刺激红细胞生成并增加红细胞比容。另外，还有一些团队得到骨髓移植能够缓解小鼠辐射损害的结论。托马斯得知这些后，开始考虑白血病病人的骨髓移植疗法。

1955 年，托马斯担任纽约玛丽·伊莫金·巴塞特医院（Mary Imogene Bassett Hospital，哥伦比亚大学附属医院）的主任医师。此时，默里的团队刚刚进行了大名鼎鼎的双胞胎肾移植。托马斯认为，进行双胞胎的骨髓移植，也能够治疗白血病。他和团队在狗身上做了大量的骨髓移植实验。首先抽取狗的骨髓，再对狗进行三次致死剂量辐射，输入骨髓后，狗能够恢复过来。

1957 年，他们为一位病人进行了骨髓移植，因病情严重治疗效果不好，但他们建立了抽取骨髓、静脉输注的方法。1960 年，他又为一个有双胞胎的再生障碍性贫血的病人做了骨髓移植，取得了成功。

1958 年，法国国家输血中心免疫血液学实验室主任让·多塞（Jean Dausset, 1916—2009）发现了第一种白细胞抗原 MAC，它后来被称为 HLA-A2。1963 年他担任巴黎医学院血液学教授，兼任圣路易斯医院免疫学系主任。他在 1965 年描述了第一个组织分类系统（Hu-1，后来命名为人白细胞抗原 HLA）。使 HLA 匹配后，异基因移植成功率提升。因为这一发现，多塞于 1980 年获得诺贝尔生理学或医学奖。

托马斯团队，一直在跟踪多塞等的研究。他们于 1968 年进行了第一例 HLA 匹配的异基因骨髓移植，取得了成功。因为这些成绩，托马斯于 1990 年与朋友默里一起获得了诺贝尔生理学或医学奖。

现代细胞生物学的建立

1934 年，钱秀玲（1912—2008）取得了比利时鲁汶大学（University of Louvain）化学博士学位，成为继郑毓秀（1891—1959，法国索邦大学法学博士，法学家）之后，又一位华裔女博士。

克里斯蒂安·德·迪夫（Christian de Duve，1917—2013）于 1934 年进入比利时鲁汶大学学习，当时他已经熟悉四种语言。他听过生理学教授约瑟夫·博卡特（Joseph Bouckaert）的课后，就热爱上了医学，于 1938 年进入医学院。1939 年"二战"爆发，迪夫被征入军队，担任军医。1940 年 5 月 10 日，德军空降兵突袭比利时，5 月 28 日，比利时军队投降，他进了战俘营。

亚力山大·冯·法肯豪森（Alexander von Falkenhausen，1878—1966，曾经参加八国联军侵华，后任驻日使馆武官，"一战"中担任奥斯曼土耳其军队顾问，对抗英法联军）是占领区最高军事长官。他在 1934—1938 年担任中国军事顾问，帮助中国引进德国军事装备，并协助制定了最初阶段的抗日战争策略。因这一贡献，1950 年，蒋介石（1887—1975）从台湾向他寄了张 100 万美元的支票作为"生日礼物"，并宣布他为"中国的朋友"。

钱秀玲的堂兄与法肯豪森是朋友，曾写信请他照看堂妹。于是钱秀玲多次找法肯豪森营救比利时爱国青年。而法肯豪森也有反战思想，同情比利时的遭遇，多次提供帮助。战后，法肯豪森被判无罪，钱秀玲获得了比利时的荣誉勋章。

因为这些因素，迪夫得以与其余战俘短时间内被释放，到鲁汶大学继续学业，于 1941 年获得医学博士学位。但因为战争，他只得继续化学专业本科课程学习，利用课余时间研究胰岛素。1945 年，盟军获得胜利，他也发表了一篇胰岛素研究论文。1946 年，迪夫因研究青霉素的纯化，获得了化学专业的硕士学位。

他随后到瑞典胡戈·特奥雷尔（Hugo Theorell，1903—1982，因氧化酶研究获得1955年诺贝尔生理学或医学奖）实验室学习，而后到美国进修。期间，他到洛克菲勒研究院，与同样来自比利时的科学家艾伯特·克劳德（Albert Claude，1899—1983）会面。克劳德把自己的文章等材料给了迪夫一份。

克劳德于1929年从欧洲来到洛克菲勒研究院，从事劳斯病毒的分离和研究工作。1938年，他首次将该肿瘤的致病因子作为核糖核蛋白（最终命名为RNA）进行分析和纯化，并将其作为亚型肉瘤病毒的一个组成部分进行了分析和纯化。

1945年左右，克劳德对细胞成分进行了一系列开创性的研究。他利用新开发的电子显微镜，捕捉到以前无法获得的细节层次的图像，确定了线粒体的能量代谢作用。克劳德还发明了用离心机对粉碎后的细胞成分进行梯度离心的方法，可以分离细胞不同组分（结构单位），并最先发现了内质网（endoplasmic reticulum）。

迪夫回到鲁汶大学后，他就使用克劳德的技术研究葡萄糖-6-磷酸酶的酶活性，确认它是内质网的一个标记酶。接着他又研究酸性磷酸酶，发现酶集中于某一个细胞部分，于是他迅速把当时已知的水解酶都研究了一遍，发现多数集中在特定的细胞组分内，于是提出了细胞内有溶酶体（lysosome）的假设。1955年，迪夫与亚历克斯·B.诺维科夫（Alex B. Novikoff，1913—1987）合作，用电子显微镜观察与酶相关的细胞组分，验证了溶酶体的存在。应用相同的办法，后来迪夫团队又发现了过氧化物酶体（peroxisomes）。

克劳德1949年离开洛克菲勒研究院后，他的学生，来自罗马尼亚的乔治·埃米尔·帕拉德（George Emil Palade，1912—2008）接替他的职位。迪夫经常与帕拉德交流，此时帕拉德正研究细胞分泌。1962年，在帕拉德的协调下，迪夫兼任了洛克菲勒大学[①]的研究员，同时领导美国和比利时的两个实验室。1973 年迪夫团队的唐纳德·G. 林德马克（Donald G. Lindmark）和米克洛斯·米勒（Miklós Müller）在研究滴虫内的过氧化物酶体时（没有线粒体这一动力结构），发现那不是过氢化物酶体，而是一种新颖的动力结构——氢化酶体（hydrogenosome），揭开了甲硝唑这种药物通过氢化酶体起作用的机制。

1974 年，克劳德、迪夫、帕拉德一起获得了诺贝尔生理学或医学奖，他们的研究开启了现代细胞生物学。

DC 细胞与首个肿瘤疫苗

拉尔夫·M. 斯坦曼（Ralph M. Steinman，1943—2011）于 1970 年加入洛克菲勒大学做博士后研究。1973 年他与赞维尔·A. 科恩（Zanvil A. Cohn，1926—1993）一起发现了一种免疫细胞——树突状细胞（dendritic cell，DC）。

早在 1868 年，保罗·朗格汉斯（Paul Langerhans，1847—1888）就在皮肤组织切片中发现了朗格汉斯细胞，它其实是树突状细胞家族的一员。DC 表现出显著的树突形态、特征性表型和强大的抗原递呈（antigen presentation）能力。

1973—1978 年，斯坦曼连续发表文章，描述 DC 的功能和特征。但因为单克隆抗体技术横空出世，人们对 DC 关注度不大。

斯坦曼认为，无论是过敏原、病毒还是肿瘤，DC 都可以启动相应的免疫应答。另外，DC 还参与产生免疫记忆和诱导耐受等。1979 年，斯坦曼从 CRI 得到了一笔经费，用于其抗肿瘤研究。

2011 年，斯坦曼因发现 DC 而获得了诺贝尔生理学或医学奖，但宣告获奖的三天前，他因肿瘤去世。早在 2007 年 3 月斯坦曼被确诊患有晚期胰腺癌，他

---

① 1965 年，洛克菲勒研究院改名为洛克菲勒大学。

就使用自己开发的 DC 免疫疗法，使自己的生命延长。洛克菲勒大学把手术切除的（斯坦曼体内的）部分肿瘤组织移植到小鼠，建立肿瘤模型。在德国的另一位合作者则主要从事肿瘤表面蛋白多肽的提取，然后利用这些蛋白进行疫苗开发。斯坦曼团队定制了 3 种 DC 疫苗。

另外，基因泰克公司构建细胞系，检测各种药物对斯坦曼肿瘤细胞的治疗效应。加拿大多伦多的一位研究人员负责对肿瘤的 DNA 进行测序，以寻找一些基因突变，帮助选择治疗药物。在多种疗法的支持下，斯坦曼坚持到了 2011 年。而基于 DC 的肿瘤疫苗也于 2010 年上市。

1989 年，斯坦福血液中心的病理和免疫学家埃德加·恩格尔曼（Edgar Engleman）完善了从人体分离得到 DC 的技术。他与斯坦福大学的肿瘤学教授罗纳德·利维（Ronald Levy）合作，寻找肿瘤的特定标记抗原，用来免疫 DC，不久，在动物模型上获得了良好的肿瘤抑制效果。

1992 年，恩格尔曼在硅谷成立了激活细胞治疗公司（Activated Cell Therapy Inc.）。几年后，公司改名为 Dendreon，并迁到西雅图。期间，恩格尔曼团队对 4 名淋巴瘤病人进行 DC 的肿瘤免疫治疗试验，所有病人都出现了可测量的反应；其中一名病人的肿瘤被完全抑制。相关结果被发表在 1996 年《自然医学》上。

Dendreon 公司不断完善流程，首先从病人身上抽取血液，分离得到 DC，再运到公司的"工厂"，用基因工程蛋白前列腺酸性磷酸酶（prostatic acid phosphatase，PAP，前列腺癌标志物）孵育，再从细胞工厂运回诊所冷藏。病人在一个月（后来改为两个星期）内在诊所里注射 3 次。公司自 1999 年，将该产品命名为 Provenge（Sipuleucel-T），开始进行正式的临床试验。公司当时还有一个 Frovenge（又名 APC8015F）项目，与 Provenge 有工艺差异，但因临床表现不佳而放弃。

2002 年，他们招募 35 名 B 细胞淋巴瘤病人进行了一项大型试验，也获得了可喜的结果，论文发表在 2002 年的《血液》杂志上。但是，对 127 名男性前列腺肿瘤病人进行第一次临床试验没有达到主要目标（肿瘤抑制率）。2002 年，公司股票跌到两美元以下。不过，Dendreon 公司对结果进行重新分析，认为对于肿瘤生长较慢的病人来说，Provenge 体现出了疗效。

FDA 要求该公司在整整三年内跟踪这些病人。2005 年的最终分析显示，使用 Provenge 的病人最终的平均寿命比安慰组病人长 4.5 个月。并且，Provenge 组有 1/3 的病人还活着，是安慰组的 3 倍，并且药物副作用很小。

2007 年 3 月 29 日，FDA 的细胞组织和基因治疗（Cellular,Tissue and Gene Therapies，CTGT）审评委员会，以 13:4 票认为它有效，17:0 票认为它安全。第二天，Dendreon 公司的股票从 5.22 美元升到 12.93 美元，成为全球最活跃的股票，几天后到达峰值 24 美元，公司管理层大量抛售股票。

而审评委员会、肿瘤药物咨询（Oncologic Drug Advisory）委员会中的个别专家发出了公开信，认为临床数据没有达到主要终点，只是 Dendreon 公司更改了方案设计，才使数据好看。

FDA 受此影响，没有按照 GTGT 审评委员会的意见批准该药，并且要求Dendreon 公司提供更多的临床数据。2007 年 5 月 9 日，Dendreon 公司宣布，FDA 拒绝了该产品的上市申请。同时，公开喊话，要求 FDA "澄清" 让公司提供更多数据的真实意图。消息发布后，公司股票再次成为全球最活跃的股票，一天内跌到 6.33 美元。

发出公开信的专家们收到了人身威胁信件，警方不得不为他们出席的学术会议加强安保。一些病人组织甚至到国会前示威反对。2007 年 10 月，东方研究集团公司（ERG，一家咨询公司）向 FDA 提交了一份报告，发现 "FDA 审评委员会的许多成员（持反对批准意见）存在实质性的利益冲突"。而几名国会议员，在 2008 年也就反对的专家们举行了听证会，以排除是否存在利益冲突。不过，专家们公开回应，自己的潜在利益冲突（担任 Dendreon 公司潜在竞争对手的顾问）在之前就如实向 FDA 汇报过。最终，反对的专家们、FDA 局长等还因 Provenge 事件被告上了联邦法庭。

2009 年 3 月，Dendreon 公司得到了 512 名病人的Ⅲ期临床实验数据，结果达到了预期，实验组生存中位时间延长了 4 个月。公司很快募资 6 亿美元，用于增加两座"细胞工厂"。2010 年 4 月 29 日，FDA 最终批准了该产品，治疗无症状或症状轻微的转移性去势抵抗性前列腺癌（metastatic castration-resistant prostate cancer，mCRPC）。

Provenge 上市后，销量并没有大幅增加。因为多款治疗前列腺癌的小分子药物接连上市，抢占了该产品的市场。2020 年，一篇文章对 6000 名接受 Provenge 治疗的病人进行回顾性调查发现，在治疗方案中添加 Provenge，死亡风险降低了 45%，总生存期（overall survival，OS）延长了 14.5 个月。

参考文献

[1] TSONIS P A, FOX T P. Regeneration according to Spallanzani[J]. Developmental Dynamics An Official Publication of the American Association of Anatomists, 2010, 238:2357–2363.

[2] MA H B, YANG Y, MA M. The Discovery History of Stem Cell[J]. Stem Cell, 2013,4(1).4-6.

[3] YAO T, ASAYAMA Y. Animal‐cell culture media: History, characteristics, and current issues[J]. Reproductive Medicine & Biology, 2017, 16(2):99-117.

[4] FRIEDMAN S G. Alexis Carrel: Jules Verne of cardiovascular surgery[J]. American Journal of Surgery, 1988, 155(3):420-424.

[5]　　BARDOSSI F, SCHWARTZ J N. An Unconventional Traveler: [Dr. Christian de Duve] [J]. Rockefeller University Research Profiles,1984. 1-6.

[6]　　HAYFLICK L. The illusion of cell immortality[J]. Br J Cancer, 2000, 83(7):841-846.

[7]　　GOLDBERG P. Dear FDA: Provenge provokes letters from opponents, advocates, investors[J]. The Cancer Letter,2007,33(16):1-9.

结　语

做科研有三个阶段。"路漫漫其修远兮，吾将上下而求索"，这是艰苦奋斗的阶段；"山重水复疑无路，柳暗花明又一村"，这是灵感出现的阶段；"登东山而小鲁，登泰山而小天下"，这是引领行业前沿、拓展新领域的阶段。

探索与奋斗，才能获得必要的知识与技能，才能不断试错，把设想变成现实。还有一个不可或缺的，是思维的碰撞。有着共同语言（speak the same language）的人，经过思维碰撞，就能思如泉涌，否则，只通过外界的偶尔触发，要得到灵感很难。

科学的基础是逻辑，我们的知识结构都是基于逻辑建立起来的。科学发展的矛盾在于，科技体系是完全开放的，每一个科学发现，每一种科学理论，都面临着被颠覆的可能，但人的思维却是一个闭环的逻辑回路。

个体逻辑自洽的知识结构处于不断学习、建构、完善、解构、再学习的循环过程中，在这一过程中，个体会把习得的理论、实践的经验、实验的成果，通过逻辑形成知识体系，在此体系基础上，附以各种逻辑自洽的假说，从而把无法解释的、自身未习得的部分合理化，建立一个完整的自我意识。

不同的自我意识有着不同的优缺点，在不同的环境下，有着不同的创新需求、传播需求。所以我们要不断探索、不断追寻、不断研究、不断传递、不断交流。单个人必定有不足之处，所以需要构建社会科技创新系统，来解决这一矛盾。只有建立了完善而又充分的社会科技创新系统和全民知识传播体系，个体的创新能力才能真正得到解放。

不断扩展视野，才能不断突破认知界限。简单来说，当前望远镜和显微镜的极限，可看作人类知识的界限。界限内外的知识是一体的，我们只是把界限内的知识逻辑自洽起来。对于人类命运有决定意义的，是我们突破认知界限的能力。

我们不断探索未知，不断创新，在宏大和幽微的认知尺度上持续突破，就像在沙漠中不断扩大绿洲，改善绿洲生态，才有了工业革命、新技术革命的突破。新药发现，正是科学革命的硕果。而新药发现的深层逻辑，与基础科学研究紧密结合。